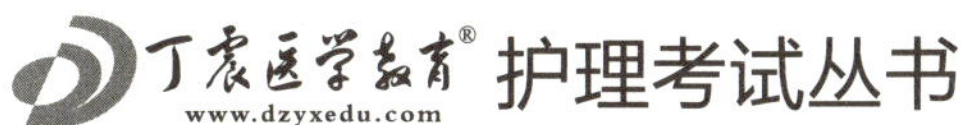

护理考试丛书

丁震护考急救包®

护士执业资格考试

冲刺 4 套卷全解析

丁 震 编著

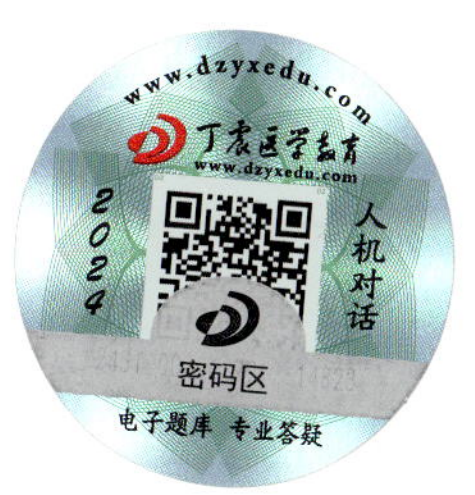

山东城市出版传媒集团·济南出版社

图书在版编目（CIP）数据

护士执业资格考试冲刺4套卷全解析 / 丁震编著. —
济南：济南出版社，2023.10
（丁震护考急救包）
ISBN 978-7-5488-5914-7

Ⅰ.①护… Ⅱ.①丁… Ⅲ.①护士—资格考试—题解
Ⅳ.①R192.6-44

中国国家版本馆CIP数据核字(2023)第181590号

丁震护考急救包　护士执业资格考试冲刺4套卷全解析
DING ZHEN HUKAO JIJIUBAO　HUSHI ZHIYE ZIGE KAOSHI CHONGCI 4 TAO JUAN QUANJIEXI
丁震 / 编著

出版人　田俊林
责任编辑　张所建
装帧设计　舜思教育

出版发行　济南出版社
地　址　济南市市中区二环南路1号（250002）
总编室　（0531）86131715
印　刷　河北文扬印刷有限公司
版　次　2023年10月第1版
印　次　2023年10月第1次印刷
成品尺寸　210mm × 285mm　16开
印　张　11.25
字　数　421千
定　价　39.00元

内容简介

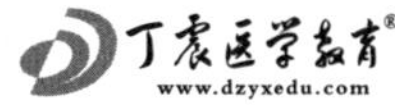

本书是“丁震护考急救包”系列图书之一，共包含4套试卷960题。每套卷分为第一科专业实务，第二科实践能力。每个科目的题型构成与比例与最新考试一致。解析部分是对960题的全解析，即每道试题均做解析，且对有干扰价值的选项做逐项解析。考试前大量综合“刷题”往往是通过考试的优选途径，丁震版综合刷题卷题量大，“护考6＋5＋4刷题三本套”，共15套卷3600题，可供参加全国护士执业资格考试的考生使用。

前　言

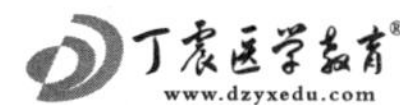

根据2008年国务院颁布的《护士条例》和2010年卫生部、人力资源社会保障部颁布的《护士执业资格考试办法》文件精神，全国护士执业资格考试（简称护考）实行国家统一考试大纲、统一组织命题和统一合格标准的考试制度。考试成绩合格者，方可申请护士执业资格注册。

现行的护考分为专业实务和实践能力2个科目，每个科目有120道试题，采用标准分报告成绩，目前固定合格分数线，2个科目均为300分通过，一次通过2个科目为成绩合格。2011年作为护考的分水岭，2010年之前，护考与护理学（师）和护理学（中级）考试的考试形式和命题特点相同，难度较低；2011年之后，护考命题特点发生巨大变化，难度加大，且已形成独特的命题风格。难度提升主要体现在新考点比例高、命题范围大、出题思路绕3个方面。

2015年以来，每年考试之后都会在网上听到众多考生的抱怨之声，这说明有相当比例的考生并没有做好护考难度加大的学习准备和心理准备。为了适应目前护考命题的难度特点，我认为最重要的前提就是选择高质量的考试图书。质量高的考试图书应该具备两个基本特点：一是考点、试题的覆盖面足够大。现行护考的命题范围很大，过于简单的图书会缺失大量考点，严重误导考生，容易导致考生进入考场后心理防线崩溃，所以提醒考生一定不可轻信只复习高频考点就可以轻松通过考试的宣传。护考复习有方法、有技巧，但每年与全国的70万考生竞争，并无捷径。二是能够帮助考生梳理清楚考试所要求的庞大考点体系的内在联系，化繁为简，使考生能在理解的基础上掌握、记忆。注意复习一定要建立在理解的基础上，不求甚解地死记硬背或总结一些没有内在联系的顺口溜并不能有效地应对目前命题灵活的考试。

我已经跟踪护考20年，并不断分析、总结每年护考的命题规律和变化趋势，目的是为考生提供质量更高、更权威的考试图书和培训课程。2024年“丁震护考急救包”系列图书共有7本，略有变化，原《护士执业资格考试点线学习法考点背诵及强化1000题》和《护士执业资格考试考点背诵掌中宝》2本图书停止出版，取而代之的2本新书分别是《护士执业资格考试历年真题考点解读5套卷》和《护士执业资格考试札记》。7本图书简介如下：

1．《丁震护士执业资格考试护考急救包》：是全国护考经典的培训教材，自2009年出版以来，已助力全国数百万考生顺利通过考试。该书包含上、中、下3册图书和1张网络学习卡，上册为应试指导教材，坚持及时修订，考点覆盖全，编写精练，经历年考试验证，每个批次考试考点的押中比例高于同类书20%左右，但篇幅却比同类书少20%以上；全书共有表格200余个，插图、彩图近100幅，绝大多数为我归纳的原创图表。中册为包含2024道题的章节练习。下册为5套模拟试卷。网络学习卡中包括“护考核心专题课”“护考历年题讲解课”“护考病例分析分析专项课”等总时长超过60个小时的优质课程。

2．《护士执业资格考试应试指导》：与《丁震护士执业资格考试护考急救包》的上册应试指导内容相同，便于考生与其他图书搭配选购。

3. 《护士执业资格考试模拟6套卷全解析》：精选1440题。

4. 《护士执业资格考试预测5套卷全解析》：精选1200题。

5. 《护士执业资格考试冲刺4套卷全解析》：精选960题。

以上3本试卷共有3600题，每套试卷中包含8道图形题。每套试卷均高度仿真历年机考，精心组卷。每道试题均配有作者的原创解析，对有干扰价值的选项逐项解析，解析可帮助考生不仅掌握考点，更可以理清解题的逻辑思路，特别适合应对目前灵活的护考命题。3本试卷之间的试题不同，且与《丁震护士执业资格考试护考急救包》中、下册中的试题也不相同。为适应护考难度加大的要求，建议考生加大做题量。

6. 《护士执业资格考试历年真题考点解读5套卷》：是根据近2年多批考试原创的全真试卷和解析，体现近年考试命题微妙变化，参考价值特别高。

7. 《护士执业资格考试札记》：是一本图表化的记忆手册，以表格总结归纳历年考试的高频知识点，以流程图和思维导图梳理重点疾病的知识逻辑，并配套近20节重点、难点疾病的精品课程。

由于护考难度较大，对基础比较差的考生，跟着老师的思路，认真听考试的培训课程可以大幅度降低复习备考难度和时间成本，有效提高分数。

从2010年到2019年，每年考试前，我都应邀到全国护理院校为考生做“点线学习法”现场冲刺培训，共培训200余场。2020年以后，课程转向线上直播和录播，课件经过不断地修订完善，试题和考点覆盖更广。2023年起课程已全部转变为线上录播课的形式，有以讲题为主的“护考预测课”“护考押题课”“护考历年题讲解课”“护考病例分析专项课”，也有以讲知识点为主的“护考核心考点课”等。“护考预测课”“护考押题课”是主干课程，以“点线学习法”的思路展开讲解，重在类似知识点的分类和归纳，对知识点的扩展是课程的最大特色，有助于考生深刻理解每道题和每个知识点，融会贯通，举一反三。课程充分体现了我和我的讲师团队对护考教学的专业研究成果，对考生应考将大有裨益。

在图书编写和课程录制过程中，我和我的团队始终坚持两个基本原则，一是内容原创原则，二是及时修订原则，每年增补新的知识总结和新试题。只有不断努力，才能出精品。

由于编写和出版的时间紧、任务重，书中不足之处，请考生批评指正。

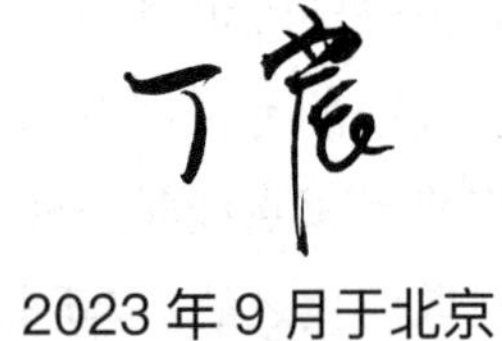

2023 年 9 月于北京

目　录

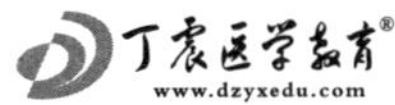

冲刺试卷一

专业实务

一、单选题（每题 1 个得分点）：以下每道试题有 5 个备选答案，请从中选择 1 个最佳答案。提示：本部分在答题过程中可以回退（对已作答试题可以返回检查或修改答案）。

1. 氨茶碱治疗急性左心衰的主要机制是
   A. 降低血压
   B. 强心、利尿
   C. 扩张支气管
   D. 扩张外周血管
   E. 兴奋中枢

2. 按照《医疗事故处理条例》规定，重大医疗事故的报告时限是
   A. 2 天
   B. 1 天
   C. 12 小时
   D. 5 小时
   E. 2 小时

3. 毕Ⅱ式胃大部切除术，与残胃吻合的器官是
   A. 空肠近端
   B. 空肠远端
   C. 十二指肠
   D. 回肠远端
   E. 结肠远端

4. 属于外邪致病的先导邪气是
   A. 凉邪
   B. 冷邪
   C. 风邪
   D. 燥邪
   E. 湿邪

5. 初产妇，足月顺产，胎盘娩出后阴道流血多，子宫软，按摩后子宫变硬，流血停止。助产护士考虑阴道流血的原因是
   A. 阴道撕裂伤
   B. 子宫收缩乏力
   C. 宫颈息肉
   D. 凝血功能障碍
   E. 胎盘娩出不完整

6. 某护士根据注射单给患者输液。在操作后查对时，发现误将邻床患者的液体输给该患者。护士立即停止输液并更换了正确的液体，未给该患者造成任何不良后果。这种情况属于
   A. 四级医疗事故
   B. 三级医疗事故
   C. 二级医疗事故
   D. 一级医疗事故
   E. 不属于医疗事故

7. 导致脓性指头炎最常见的致病菌是
   A. 草绿色葡萄球菌
   B. 表皮葡萄球菌
   C. 变形杆菌
   D. 金黄色葡萄球菌
   E. 溶血性链球菌

8. 肺结核患者便盆的消毒方法是
   A. 浸泡
   B. 喷洒
   C. 日光暴晒
   D. 消毒剂擦拭
   E. 清洗

9. 肝硬化上消化道大出血止血后，最易诱发的情况是
   A. 腹水
   B. 肝肾综合征
   C. 肝性脑病
   D. 感染

E. 黄疸

10. 各种原因所致的皮质醇分泌增多引起的临床综合征称为
A. 肾上腺皮质肿瘤
B. 马方综合征
C. 库欣综合征
D. 肾病综合征
E. 医源性皮质醇增多症

11. 关于焦虑症的叙述，正确的是
A. 焦虑发作是先天对可怕情景的条件反射
B. 焦虑是害怕某些环境刺激所形成的条件反射
C. 女性患病率明显低于男性
D. 发作时紧张程度与现实环境相符
E. 焦虑人格特质与遗传物质无关

12. 关于女性外生殖器，描述正确的是
A. 外阴的范围包括大阴唇、小阴唇、阴蒂和子宫附件
B. 阴蒂损伤后易形成血肿
C. 阴道前庭位于两侧大阴唇之间
D. 前庭大腺又称巴多林腺
E. 大阴唇富含神经末梢，很敏感

13. 护士为婴儿静脉输液时，最常选择的静脉是
A. 手背浅静脉
B. 颞浅静脉
C. 足背静脉
D. 贵要静脉
E. 股静脉

14. 护士小王清晨在为一患者行术前准备时，同病房的另外一位患者如厕时发生跌倒，此时尚未到白班上班时间，病区只有她一名护士。小王对跌倒的患者首先应该
A. 立即联系病区护士长汇报意外事件
B. 立即通知主管医生检查患者的情况
C. 初步检查、判定患者跌倒后受伤的情况
D. 教育患者注意防止再次跌倒
E. 立即联系家属

15. 护士组长小江今天对新入护士行病区基本管理知识的考试。当问到新护士如何处理医用垃圾时，新护士作了如下回答，其中提示组长还需要再次强调垃圾处理方法的一项是
A. 病区的垃圾可分为医用垃圾和生活垃圾
B. 针头放在锐器盒中
C. 医用垃圾使用红塑料袋
D. 废弃的血标本放在黄色袋中
E. 综合处理医用垃圾时做好个人防护

16. 化学消毒灭菌法不包括
A. 浸泡法
B. 喷雾法
C. 擦拭法
D. 清洗法
E. 熏蒸法

17. 患者基础代谢率为＋ 55%，其甲状腺功能为
A. 功能低下
B. 正常范围
C. 重度甲亢
D. 轻度甲亢
E. 中度甲亢

18. 急性肺水肿患者给予高流量氧气吸入的目的是
A. 减低肺泡内泡沫的表面张力
B. 减少肺泡内毛细血管渗出液
C. 改善心肌缺氧而增加心肌收缩力
D. 改善肺组织的缺氧状态
E. 减少回心血量

19. 急诊室负责预检分诊的某护士突然接诊十余位患者，这些患者均有恶心、呕吐、腹痛、腹泻的症状，护士应立即
A. 通知科主任
B. 实施抢救
C. 通知值班医师和抢救室护士
D. 报告保卫部门
E. 通知护士长和医务部门

20. 可使痔核逐步缺血坏死脱落的治疗方法是
A. 温水坐浴
B. 冷冻疗法
C. 红外线凝固
D. 胶圈套扎法
E. 硬化剂注射法

21. 可以成为窦性心动过缓发病因素的是
A. 发热
B. 情绪激动
C. 使用普萘洛尔
D. 使用阿托品
E. 使用肾上腺素

22. 控制能反映其在计划实施前就采取预防措施的是
A. 定期控制
B. 间接控制
C. 前馈控制
D. 资金控制
E. 人员控制

23. 临床上需要避光使用的药物是
A. 垂体后叶素
B. 复方氨基酸
C. 尼可刹米
D. 脂肪乳
E. 硝普钠

24. 男，42 岁。急性胆囊炎入院。患者住院期间，病案中排列在最前面的是
A. 体温单
B. 入院记录
C. 病程记录
D. 辅助检查报告单
E. 医嘱单

25. 门静脉高压症可出现侧支循环的建立和开放，其中最重要的交通支为

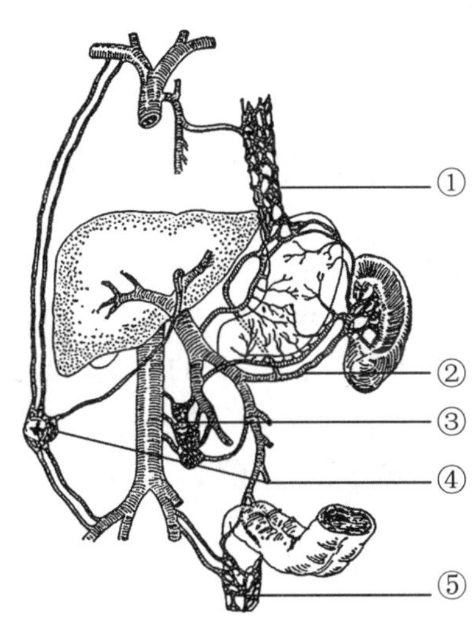

A. ①
B. ②
C. ③
D. ④
E. ⑤

26. 男，7 岁。因上呼吸道感染在某医院治疗，护士遵医嘱给其输液，输液中出现休克症状，经全力抢救无效死亡。检测发现治疗药物质量不合格，是从某医药公司购买，由某药厂生产。应对甲某的损害承担赔偿责任的对象是
A. 医院和医药公司
B. 医药公司和药厂
C. 医院和药厂
D. 医生和护士
E. 医院、医药公司和药厂

27. 某患者使用静脉留置针，在输液完毕后常规使用肝素液封管，但第 2 天仍然发生导管堵塞。导致堵管的可能原因不包括
A. 患者血液处于高凝状态
B. 输入高渗液体后冲洗不彻底
C. 患者穿刺侧肢体活动过度
D. 患者血压过高
E. 封管的肝素液浓度过高

28. 某患者头部外伤后出现昏迷、休克，急诊入院，病室值班护士首要的护理措施是
A. 准备床单位，迎接患者
B. 做简单的入院介绍和指导
C. 向患者家属介绍住院环境和探视规则
D. 边通知医生，边做好抢救准备工作
E. 立即人工呼吸、胸外按压

29. 某孕妇，妊娠 35 周，有规律宫缩，胎膜未破，宫口未开，胎心 142 次 / 分，估计胎儿大小为 2200g。目前的处理原则是
A. 立即人工破膜
B. 药物控制宫缩
C. 温肥皂水灌肠
D. 终止妊娠
E. 观察阴道流血情况

30. 某住院患者因持续咳黏痰，经 X 线和痰菌检查，

诊断为真菌性肺炎。在护理评估时，需要考虑的发病因素不包括

A．是否使用过免疫抑制药
B．是否长期使用广谱抗生素
C．是否使用过糖皮质激素
D．是否有口腔假丝酵母菌感染
E．是否有鼻导管吸氧史

31. 男，26 岁。下肢挤压伤，血钾 6.2mmol/L，心率 54 次 / 分，心律不齐。应选用的药物是

A．5%NaHCO₃ 溶液
B．5% 葡萄糖加胰岛素
C．10% 葡萄糖酸钙
D．生理盐水
E．透析疗法

32. 男，29 岁。拟行中段尿细菌培养及药物敏感试验，护士指导其采集标本，其中不正确的是

A．应尽量采用新鲜晨尿
B．要排尿“成线”不中断
C．将尿液直接排到清洁干燥容器内
D．在有关医疗文件上注明标本已采集
E．尿液量以 5~10ml 为宜

33. 男，38 岁。因车祸后大出血导致休克。入院后测脉搏 120 次 / 分，血压 80/50mmHg。护士应给患者采取的体位是

A．屈膝仰卧位
B．中凹卧位
C．头高足低位
D．头低足高位
E．左侧卧位

34. 男，40 岁。急性出血坏死型胰腺炎入院，护士为其床上洗发时，发现其面色苍白，出冷汗，呼吸急促，应立即

A．通知医生及时处理
B．加快动作完成洗发
C．加强沟通，了解患者感受
D．鼓励患者坚持片刻
E．停止操作，及时处理

35. 胆固醇结石多原发于

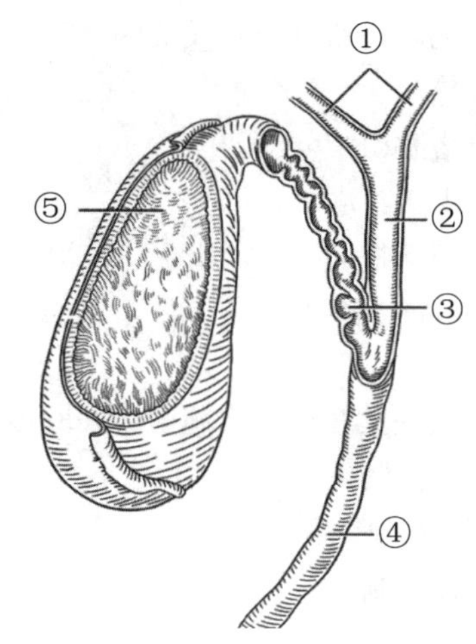

A．①
B．②
C．③
D．④
E．⑤

36. 男，56 岁。上腹痛半年，体重下降 10kg，上消化道 X 线钡剂检查发现在胃小弯有一个直径 1.5cm 的溃疡。首选的处理是

A．内科治疗 1 个月后复诊
B．测空腹血清促胃液素水平
C．胃镜检查并活组织检查
D．胃液分析
E．手术切除溃疡

37. 男，5 个月。腹泻 3 天，大便为黄绿色、稀薄，内有奶瓣和泡沫，每次量少。为防止患儿发生脱水，应采取的措施是

A．禁食
B．静脉应用抗生素
C．服用双歧杆菌
D．少量多次喂服口服补液盐（ORS）
E．静脉补充 5% 葡萄糖氯化钠注射液

38. 男，60 岁。持续心前区疼痛 2 小时入院，心电图示Ⅱ、Ⅲ、aVF 导联 ST 段抬高。为证实是否患有心肌梗死，特异性最高的实验室检查指标是

A．血脂
B．血胆固醇
C．血白细胞
D．血肌酸磷酸激酶
E．血沉

39. 男，65 岁。慢性阻塞性肺疾病 10 年。2 天前呼吸困难加重。查体：明显发绀，颈静脉怒张，肝颈静脉反流征阳性，下肢水肿。心电图：电轴右偏、肺型 P 波。引起该疾病肺动脉高压最主要的原因是
A. 肺血管器质性改变
B. 血液黏稠度增加
C. 长期缺氧
D. 二氧化碳潴留
E. 血容量增加

40. 男，68 岁。因发热待查入院。护士为其测量生命体征，4 次 / 天，此措施属于
A. 护理管理
B. 身体评估
C. 基础护理
D. 专科护理
E. 健康教育

41. 男，68 岁。因患肺癌住院接受化疗，但效果不佳，患者时常伤心流泪。护士与患者恰当的沟通方式为
A. 告知医生
B. 通知家属，说服继续治疗
C. 问其流泪原因
D. 讲述其他患者的事情
E. 给予安慰

42. 男，72 岁。肺性脑病，昏迷，给予呼吸机辅助呼吸。近 1 周患者高热并发肺部感染，给予大量抗生素治疗。今晨护士为其口腔护理时发现口腔黏膜破溃，创面上附着白色膜状物，拭去附着物可见创面轻微出血。最适宜的漱口液是
A. 蒸馏水
B. 0.1% 醋酸溶液
C. 过氧化氢
D. 0.02% 呋喃西林溶液
E. 1%~4% 碳酸氢钠溶液

43. 男，75 岁。良性前列腺增生。患者排尿困难，腹痛，尿潴留，已 16 小时未排尿。护士应为患者采取的最合适的护理措施是
A. 更换体位协助患者排尿
B. 用温水冲洗会阴部
C. 行导尿术
D. 听流水声
E. 下腹部热毛巾热敷

44. 女，42 岁。诊断为甲型肝炎。对她所用的票证和钱币消毒，合适的方法是
A. 过氧乙酸擦拭
B. 压力蒸汽灭菌
C. 过滤除菌
D. 微波消毒
E. 液氯喷洒

45. 某护士为女性患者行会阴擦洗，如图所示。第 1 遍的顺序为

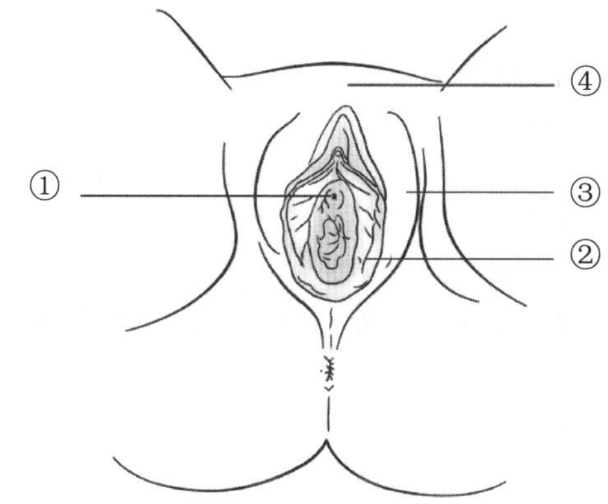

A. ④③①②
B. ①②③④
C. ②①④③
D. ④③②①
E. ③④①②

46. 年轻貌美的舞蹈演员小青在一场车祸中失去了双腿，出现哭闹、拒食拒饮、拒绝治疗、拒绝见家属和朋友等反应。患者的情况属于
A. 患者角色行为消退
B. 患者角色行为冲突
C. 患者角色行为强化
D. 患者角色行为缺如
E. 患者角色行为适应

47. 女，18 岁。因月经过多、重度贫血住院。患者诉说其月经一直不规律，经量多，经期 10~20 天。医生按照其主诉和平时经验实施相应治疗。一位正在妇科实习的护士和患者很谈得来，成了无话

不谈的好朋友。在一次聊天中谈及病情时，患者说其实自己是因为服用了流产药物造成的出血不止，并要求这位护士为她保密。实习护士应该
A. 为了不使患者得罪医生，坚决对医生保密
B. 拒绝为其保密的要求
C. 遵守保密原则，不将患者真实情况告诉任何人
D. 说服患者将真实情况告诉医生，但对其他人保密
E. 病情诊断和治疗是医生的事，与护士无关，故应尊重患者的决定

48. 女，25 岁。异位妊娠破裂出血，住院手术治疗。护士看到患者伤心流泪，应采取的沟通措施是
A. 坐在患者身边，轻轻地给她纸巾
B. 不打扰患者，默默离开
C. 制止患者哭泣
D. 告诉患者异位妊娠不是大病，没什么大不了
E. 将患者情况告诉医生

49. 女，2 岁。呼吸困难，给予氧疗，合适的方法是
A. 氧气枕法
B. 氧气头罩法
C. 鼻塞法
D. 鼻导管法
E. 面罩法

50. 女，30 岁。被确诊为早期乳腺癌。患者积极调整心态，面对现实，此种适应为
A. 生理适应
B. 心理适应
C. 社会文化适应
D. 技术适应
E. 对特异性反应的调整

51. 女，32 岁。1 天前饮用不洁水后突发高热，继而出现腹痛、腹泻，里急后重，黏液脓血便，急诊诊断为细菌性痢疾。治疗药物使用过程中不正确的是
A. 喹诺酮类药物是目前治疗细菌性痢疾相对理想的药物
B. 孕妇和儿童应慎用喹诺酮类药物
C. 应积极分离病原菌并行药物敏感试验
D. 复方新诺明（TMP-SMZ）耐药虽然增多，但对多数患者仍有效
E. 青霉素为治疗首选药物

52. 女，35 岁。胆道感染。非手术治疗中，患者出现阵发性寒战、高热、面色潮红、呼吸急促、腹泻。行血培养，最佳的采血时间是
A. 发热高峰时
B. 腹泻缓解后
C. 寒战前
D. 寒战时
E. 呼吸平稳后

53. 女，35 岁。因发热待查入院，患者面色潮红、皮肤灼热，体温 39.7℃。拟行乙醇拭浴降温，乙醇的浓度是
A. 10%~20%
B. 25%~35%
C. 40%~50%
D. 55%~65%
E. 70%~80%

54. 女，37 岁。因肠粘连合并肠梗阻须行手术治疗，患者的丈夫、父母、哥哥及 10 岁的儿子都到了医院。医务人员介绍完手术的重要性及风险后，要求签订手术协议书，签订人应首选
A. 患者本人
B. 患者的父母
C. 患者的丈夫
D. 患者的哥哥
E. 患者的儿子

55. 男，79 岁。因伤寒入院，需要行大量不保留灌肠。操作方法如图所示，错误的是

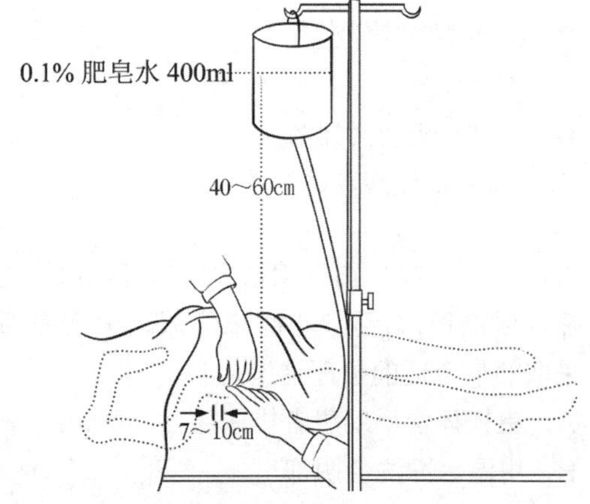

A．患者体位
B．肛管插入直肠的深度
C．灌肠溶液的名称
D．桶内液面距肛门的距离
E．灌肠溶液的用量

56．女，45 岁。腹股沟韧带下方卵圆窝处出现半球形的突起，诊断为股疝，行无张力疝修补术。护士采取的术后饮食护理措施正确的是
A．术后无恶心、呕吐，6~12 小时可进流质饮食
B．术后禁食 24 小时，胃肠减压
C．术后禁食 48 小时，胃肠减压
D．术后无恶心、呕吐即可进流质饮食
E．术后无恶心、呕吐即可进普食

57．女，45 岁。有甲状腺功能亢进症病史 9 年，拟择期手术治疗。术前准备使用抗甲状腺药物加碘剂。护士与患者交谈时，应采用的距离是
A．＜ 0.5m
B．0.5~1.0m
C．1.5~1.8m
D．2.0~4.0m
E．＞ 4.0m

58．女，45 岁。子宫内膜癌术后，为其行化疗，主诉口干、咽燥、头痛眩晕，腰酸腿软。查体：消瘦，舌红少苔，脉细弱。患者的症候属于
A．脾阳虚衰证
B．肝肾阴虚证
C．水湿浸渍证
D．湿热壅滞证
E．气虚气滞证

59．女，4 岁。急性扁桃体炎。体温 38.5℃，食欲减退。护士应为该患儿提供的饮食是
A．高脂饮食
B．半流质饮食
C．高蛋白饮食
D．高纤维素饮食
E．流质饮食

60．女，50 岁。车祸造成脑外伤急诊入院。入院后患者呕吐频繁、头痛剧烈，两侧瞳孔不等大，患侧瞳孔逐渐散大，急诊 CT 检查示小脑幕切迹疝，急诊手术。术后患者排便困难，采取的措施正确的是
A．高压大量灌肠
B．口服蓖麻油
C．低压小量灌肠
D．肛塞开塞露
E．腹部按摩配合针灸

61．女，52 岁。因头痛、头晕 3 天，加重 1 天伴视物模糊住院，血压 190/135mmHg，脉搏 95 次 / 分；眼底检查可见视神经乳头水肿；心电图示左心室肥大。首要的处理是
A．硝酸甘油舌下含服
B．服用硝苯地平
C．静脉注射毛花苷丙
D．静脉给予速尿
E．甘露醇快速静脉滴注

62．女，53 岁。因哮喘急性发作，急诊入院。护士的初步护理不妥的是
A．护士自我介绍，消除陌生感
B．立即给患者吸氧
C．安慰患者，减轻焦虑
D．详细介绍病区环境及规章制度
E．通知医生，给予诊治

63．女，54 岁。体重 85kg，子宫切除术后第 3 天。护士查房时发现患者身体滑向床尾，护士协助患者移向床头，正确的方法是
A．尽快完成，防止患者受凉
B．应由两名护士共同完成
C．移动之前应将枕头移到床尾
D．移动时患者双手放在胸腹前
E．护士一手托患者头部，另一手托腰部

64．女，55 岁。拟明天上午行胃镜检查。患者紧张地问护士："明天是谁给我做胃镜检查呀？听说胃镜检查时会很疼，是吗？"此时护士恰当的沟通是
A．"不用担心，好好休息，有利于明天的检查。"
B．"不用担心，胃镜检查很简单。"
C．"不用担心，明天是主任亲自给你做，他技术很好的。"
D．"你的心情我们理解，现在胃镜检查技术很先进，患者不会很痛苦的。好好休息，有利

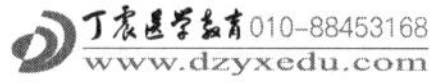

于明天的检查。”
E. “一个胃镜检查都担心成这样，好好休息，有利于明天的检查。”

65. 女，55 岁。职业为某公司总经理。护士为其治疗时喊床号，患者不悦。患者未能满足的需要是
A. 工作的需要
B. 安全的需要
C. 家庭支持的需要
D. 尊重的需要
E. 生活自理的需要

66. 女，58 岁。晨练时突然倒地，意识消失，触摸不到脉搏。紧急实施心肺复苏，胸外按压操作中错误的是
A. 患者仰卧在硬质平板上
B. 按压部位为胸骨下段
C. 按压使胸骨下陷 3~5cm
D. 按压频率 100~120 次 / 分
E. 下压和放松时间比为 1:1

67. 女，60 岁。确诊为急性呼吸窘迫综合征，给予面罩吸氧。为了使吸入氧浓度能够达到 53%，需要将氧流量调节到
A. 10L/min
B. 6L/min
C. 4L/min
D. 8L/min
E. 2L/min

68. 女，60 岁。输血 15 分钟后感觉头胀，四肢麻木，腰背部剧痛，脉搏细弱，血压下降。病区护士为患者立即采取针对性的护理措施不包括
A. 热水袋敷腰部
B. 维持静脉输液通道
C. 心理护理
D. 观察记录血压、尿量
E. 减慢输血速度

69. 女，70 岁。慢性支气管炎，经治疗好转出院。护士对其床单位的处理，不妥的是
A. 床单送洗
B. 床褥日光暴晒 6 小时
C. 痰杯、便盆浸泡于消毒剂中
D. 消毒剂擦拭桌椅
E. 立即铺好备用床

70. 侵蚀性葡萄胎最易转移的部位是
A. 胃
B. 骨
C. 肺
D. 阴道
E. 卵巢

71. 人际沟通包括的两种形式是
A. 语言性沟通和非语言性沟通
B. 口头沟通和语言性沟通
C. 书面沟通和非语言性沟通
D. 口头沟通和书面沟通
E. 语言性沟通和书面沟通

72. 妊娠合并心脏病的孕妇在妊娠期易发生心力衰竭的时间是
A. 妊娠 20~24 周
B. 妊娠 25~30 周
C. 妊娠 32~34 周
D. 妊娠 35~36 周
E. 妊娠 37~39 周

73. 妊娠期妇女乳房的特点是
A. 大量雌激素刺激乳腺腺泡发育，乳房明显增大
B. 大量孕激素刺激乳腺腺管发育，乳房明显增大
C. 乳晕处皮肤平滑
D. 乳头和乳晕有色素沉着
E. 妊娠晚期无乳汁分泌

74. 上、下消化道的分界线是
A. 食管穿膈处
B. 回肠
C. 十二指肠空肠曲
D. 十二指肠乳头
E. 十二指肠悬韧带（屈氏韧带）

75. 属于开放式提问的是
A. “您昨天大便了几次？”
B. “您晚餐后服过药了吗？”

C.“现在您肚子还痛吗？”
D.“您需要吃点什么吗？”
E.“您昨天的尿量有多少？”

76. 属于良性肿瘤病理特点的是
A. 无痛性肿块
B. 可出现坏死、溃疡
C. 细胞分化成熟
D. 无包膜
E. 生长迅速

77. 膝关节单纯滑膜结核患者除全身治疗外，局部治疗首选的方法是
A. 膝关节加压融合术
B. 石膏固定
C. 穿刺引流脓液，注入链霉素或异烟肼
D. 膝关节病灶清除术
E. 皮牵引

78. 洗胃时每次灌入的液体不可过多，其原因不包括
A. 可导致心脏骤停
B. 可使交感神经过度兴奋
C. 可能导致窒息
D. 可使胃内渗透压下降
E. 促进毒物吸收

79. 胸廓前后径增大，肋间隙增宽，称为
A. 桶状胸
B. 扁胸
C. 鸡胸
D. 漏斗胸
E. 气胸

80. 药疗护士在发晚间药时，未认真核对，误将已自动出院15床患者的药发给了新入院的15床患者，但因患者提出疑问及时发现未造成不良后果。护士的该行为属于
A. 意外事故
B. 二级乙等医疗事故
C. 三级甲等医疗事故
D. 四级医疗事故
E. 不属于医疗事故

81. 一位护士正在为一位刚入院的患者做入院介绍，此时护患关系处于
A. 初始期
B. 结束期
C. 工作期
D. 准备期
E. 工作前期

82. 一位经常住院的慢性病患者提出由护士长来为其输液，因为担心新护士的操作水平不高。面对患者的这种要求，新护士应当首先
A. 说服患者不用担心，告诉患者自己会尽力
B. 不做解释，直接给患者输液
C. 不满患者要求，与患者据理力争
D. 找有经验的高年资护士为患者输液
E. 找家属让其劝说患者同意为其输液

83. 医嘱本保存的时间要求是
A. 3个月
B. 6个月
C. 1年
D. 2年
E. 5年

84. 宜餐前服用的药物是
A. 阿奇霉素
B. 氨茶碱
C. 阿司匹林
D. 维生素C
E. 西咪替丁

85. 引起病毒性心肌炎最常见的病毒是
A. 疱疹病毒
B. 柯萨奇病毒
C. 肝炎病毒
D. 流感病毒
E. 轮状病毒

86. 应用呼吸机辅助呼吸时，吸/呼为
A. 1:1~1:1.5
B. 1:1.5~1:2
C. 1:2~1:2.5
D. 1:2.5~1:3
E. 1:2~1:3

87. 应用糖皮质激素治疗系统性红斑狼疮的目的是
A. 缓解疼痛
B. 预防感染
C. 控制炎症，抑制免疫反应
D. 增强免疫力
E. 减轻过敏反应

88. 婴幼儿上呼吸道感染易并发中耳炎的原因是
A. 咽鼓管短、宽、粗，呈水平位
B. 缺乏免疫球蛋白
C. 咽部狭窄、垂直
D. 鼻窦口相对较大
E. 扁桃体炎症扩散

89. 与防止感染无关的注射原则是
A. 药液临用时再抽吸
B. 注射前洗手、戴口罩
C. 注射部位皮肤保持无菌
D. 长期注射者要经常更换注射部位
E. 注射器活塞轴、针尖和针梗保持无菌

90. 早产儿，女。出生后 4 小时出现呼吸困难，拒乳，口唇青紫。查体：三凹征明显，双肺闻及湿啰音，胸部 X 线检查示肺透亮度降低。护士制订的护理计划中最主要的护理诊断是
A. 有皮肤受损的危险
B. 活动无耐力
C. 营养失调：低于机体需要量
D. 气体交换受损
E. 有感染的危险

91. 正常小儿白细胞分类出现2次交叉的时间(或年龄)分别是
A. 出生后 2~4 天和 1~3 岁
B. 出生后 4~6 天和 4~6 岁
C. 出生后 6~8 天和 4~6 岁
D. 出生后 8~10 天和 8~10 岁
E. 出生后 13~15 天和 13~15 岁

92. 支气管扩张症早期的特征性病理改变是
A. 气管黏膜溃疡形成
B. 支气管壁平滑肌萎缩
C. 支气管呈柱状扩张
D. 气管周围组织纤维化
E. 支气管壁血管增生

93. 治疗性沟通的双方是护士和患者，是护理范畴内与健康有关的专业性内容，其特点是
A. 以患者为中心
B. 可随意与患者交谈
C. 一般性的治疗性沟通
D. 调整身心状态使疾病康复
E. 与治疗措施有关的交谈

94. 子宫肌瘤可能的发病因素为
A. 吸烟
B. 酗酒
C. 体内雌激素水平过高
D. 生育过多
E. 肥胖

95. 在我国，引起急性胰腺炎最常见的原因是
A. 胆道因素
B. 特异性感染
C. 暴饮暴食
D. 高钙血症
E. 创伤

二、共用题干单选题（每个提问 1 个得分点）：以下每道试题有 2~6 个提问，每个提问有 5 个备选答案，请选择 1 个最佳答案。提示：进入此部分试题后，您不能返回前面部分查看试题或修改答案；本部分在答题过程中不能回退（对已作答试题不能返回检查或修改答案）。您是否进入共用题干单选题部分？

（96~97 题共用题干）

实习护士甲，19 岁。中职护理应届毕业生，拟申请护士执业注册。

96. 第 1 问：申请护士执业注册应具备的条件不包括
A. 8 个月以上护理临床实习
B. 通过护士执业资格考试
C. 户籍证明
D. 健康证明
E. 18 周岁以上

97. 第 2 问：从事护理活动之前必须先得到
A. 护士执业资格证书

B. 护士执业资格考试合格证明
C. 健康证明
D. 医院实习证明
E. 学校毕业证书

（98~100 题共用题干）

女，65 岁。多器官功能障碍综合征。患者处于昏迷状态，呼之不应，牙关紧闭，双眼不能闭合。

98. 第 1 问：活动性义齿的正确处理方法是
A. 洗净，用含氯消毒剂擦拭消毒
B. 洗净，用 75% 乙醇浸泡消毒
C. 洗净，用环氧乙烷气体熏蒸
D. 洗净，用纱布包裹煮沸消毒
E. 洗净，置于冷开水浸泡

99. 第 2 问：患者涎腺分泌少，口臭，宜选用的最佳漱口液是
A. 生理盐水
B. 1% 过氧化氢溶液
C. 0.08% 甲硝唑溶液
D. 0.1% 醋酸溶液
E. 1% 碳酸氢钠溶液

100. 第 3 问：为该患者做口腔护理，正确的操作是
A. 特殊口腔护理，1 次 / 周
B. 用压舌板轻叩牙齿，检查有无松动
C. 从门齿放入开口器，协助开口
D. 棉球宜多蘸水，便于彻底擦洗
E. 取出活动义齿，以免意外

（101~103 题共用题干）

男，62 岁。慢性喘息型支气管炎 10 年，本次因发热、咳喘加重入院。为患者行超声雾化治疗。

101. 第 1 问：护士在为患者介绍超声雾化器工作特点时，表述正确的是
A. 雾滴小而均匀，可吸入终末支气管
B. 雾滴颗粒大小不一
C. 产生气雾温度低，治疗后不易着凉
D. 雾量大小固定，不必调节
E. 用氧量小，节约资源

102. 第 2 问：能够帮助患者祛痰、稀释痰液的药物是
A. α- 糜蛋白酶
B. 庆大霉素
C. 沙丁胺醇
D. 青霉素
E. 地塞米松

103. 第 3 问：可用于超声雾化吸入的药物<u>不包括</u>
A. α- 糜蛋白酶
B. 庆大霉素
C. 沙丁胺醇
D. 青霉素
E. 地塞米松

（104~107 题共用题干）

女，3 个月。母亲带其去儿童保健门诊接种百白破混合制剂。

104. 第 1 问：接种前，护士应询问的内容<u>不包括</u>
A. 家族史
B. 疾病史
C. 过敏史
D. 目前健康状况
E. 接种史

105. 第 2 问：接种结束后，<u>错误</u>的健康指导是
A. 可以立即回家
B. 多饮水
C. 多休息
D. 饮食不需要忌口
E. 观察接种后反应

106. 第 3 问：接种后，小儿出现烦躁不安、面色苍白、四肢湿冷、脉搏细速等症状。该小儿最可能发生了
A. 低钙血症
B. 过敏性休克
C. 全身反应
D. 全身感染
E. 低血糖

107. 第 4 问：患儿母亲非常焦虑，不停哭泣。针对患儿母亲的心理护理，<u>错误</u>的是
A. 告诉其患儿目前的状况
B. 告诉其当前采取的措施和原因

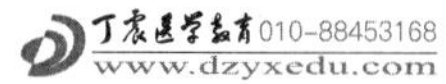

C. 不可陪伴患儿，以免交叉感染
D. 告知其以往类似情况的处理效果
E. 帮助其选择缓解焦虑情况的方法

（108~110 题共用题干）

女，37 岁。足底刺伤 8 天。患者自行包扎处理，未求医。1 天前患者出现头痛、烦躁、张口困难、颈强直。诊断为破伤风。

108. 第 1 问：护士向患者解释足底刺伤后的正确处理方法是
A. 清洗伤口，注射抗生素
B. 彻底清创后注射 TAT
C. 清除坏死组织及异物后及时缝合
D. 清创后用清洁敷料包扎伤口
E. 高锰酸钾消毒后包扎伤口

109. 第 2 问：护士为该患者注射破伤风抗毒素（TAT）的目的是
A. 中和游离毒素
B. 抑制破伤风梭菌
C. 防止心脏损害
D. 中和已经结合的毒素
E. 解除痉挛

110. 第 3 问：护士向患者家属解释住院期间限制探视的原因是
A. 避免降低患者抵抗力
B. 保证患者充分休息
C. 预防患者继发感染
D. 减少对患者的刺激
E. 维持病房良好秩序

（111~112 题共用题干）

女，30 岁。发热待查。查体：体温 39℃，早晚高低不一，日差约 2℃，持续 5 天不退；脉搏 96 次 / 分，呼吸 23 次 / 分；口腔黏膜干燥，左颊黏膜有一 0.2cm×0.2cm 溃疡面，基底潮红。

111. 第 1 问：根据体温曲线，该患者发热的热型是
A. 癌性热
B. 不规则热
C. 弛张热
D. 稽留热
E. 间歇热

112. 第 2 问：为患者做口腔护理时，溃疡面宜涂的药物是
A. 锡类散
B. 藿香散
C. 维生素 C
D. 制霉菌素
E. 碳酸氢钠溶液

（113~114 题共用题干）

女，10 岁。因双眼睑水肿、尿少 2 天就诊，初步诊断为肾病综合征。查体：双下肢水肿明显。实验室检查：血浆白蛋白 25g/L，尿蛋白定性（＋＋＋）。

113. 第 1 问：该疾病临床最常见的并发症是
A. 感染
B. 水中毒
C. 栓塞
D. 急性肾损伤
E. 动脉粥样硬化

114. 第 2 问：该患儿首要的护理问题是
A. 营养失调
B. 抑郁
C. 体液过多
D. 有感染的危险
E. 活动无耐力

（115~116 题共用题干）

男，75 岁。有慢性支气管炎病史 20 年。2 周前受凉后出现咳嗽、咳白色黏痰，伴呼吸困难、胸闷、乏力。诊断为慢性支气管炎，慢性阻塞性肺疾病。

115. 第 1 问：患者最可能出现的并发症是
A. 心力衰竭
B. 上消化道出血
C. 急性肾损伤
D. 呼吸衰竭
E. 弥散性血管内凝血

116. 第 2 问：患者呼吸困难加重。查体：口唇发绀，颈静脉怒张，双肺散在湿啰音；心率 120 次 / 分，律齐；肝肋下 3cm，双下肢可见凹陷性水肿。此

时患者治疗应避免使用的药物是
A. 溴己新
B. 氨茶碱
C. 可待因
D. 盐酸氨溴索
E. 沙丁胺醇

（117~118 题共用题干）

男，48 岁。因左下肢沉重、乏力，下肢静脉纡曲前来就诊，医生诊断为左下肢静脉曲张。

117. 第 1 问：下肢静脉曲张形成的主要病因是
A. 腹腔内负压改变
B. 心力衰竭
C. 下肢运动过多
D. 静脉瓣膜功能不全
E. 长期卧床

118. 第 2 问：治愈下肢静脉曲张的方法是
A. 多休息、抬高患肢
B. 硬化治疗
C. 手术治疗
D. 抗生素治疗
E. 戒烟

（119~120 题共用题干）

某孕妇，25 岁。妊娠 18 周。末次月经为 2010 年 12 月 4 日，已建立围生期保健卡。

119. 第 1 问：护士向患者交代产前检查的间隔是
A. 自 20 周起每周 1 次
B. 自 20 周起每 2 周 1 次
C. 20~36 周期间每 4 周 1 次，自 37 周起每 2 周 1 次
D. 20~36 周期间每 4 周 1 次，自 37 周起每周 1 次
E. 20~36 周期间每 2 周 1 次，自 37 周起每 1 周 1 次

120. 第 2 问：护士向患者解释若为初产妇，自觉胎动的时间是
A. 妊娠 12~16 周
B. 妊娠 16~18 周
C. 妊娠 18~20 周
D. 妊娠 20~24 周
E. 妊娠 24~28 周

实践能力

一、单选题（每题 1 个得分点）：以下每道试题有 5 个备选答案，请从中选择 1 个最佳答案。提示：本部分在答题过程中可以回退（对已作答试题可以返回检查或修改答案）。

1. 保证老年人居家安全的照顾方法，正确的是
A. 冬季房间要减少通风时间，避免受凉感冒
B. 沐浴时，浴室温度以 20~22℃为宜
C. 夜晚入睡点亮地灯，保证夜间如厕安全
D. 家用通道两侧应多摆放家具，便于行走扶持
E. 老年人皮肤感觉下降，提高保暖热水袋水温

2. 产后出血是指胎儿娩出后 24 小时出血量超过
A. 100ml
B. 200ml
C. 300ml
D. 400ml
E. 500ml

3. 胆道蛔虫病患者临床表现最重要的特点是
A. 发作时伴恶心、呕吐
B. 症状与体征不符
C. 症状可自行缓解
D. 多不伴黄疸
E. 疼痛呈反复、间歇发作

4. 典型心绞痛发作的部位常位于
A. 心前区且向左上肢前外侧放射
B. 胸骨体中段或上段后且向左上肢前内侧放射
C. 胸骨下段且向左肩背部放射

D. 心尖区且向左肩背部放射
E. 左肋缘且向左上肢前外侧放射

5. 对慢性阻塞性肺疾病的诊断，最有价值的检查结果是
A. 肺活量低于正常
B. 中性粒细胞增高
C. PaO_2 下降
D. $PaCO_2$ 升高
E. 残气量占肺总量百分比增加

6. 对妊娠合并糖尿病，描述正确的是
A. 分娩过程中，产妇血糖更高
B. 可选择口服降糖药控制血糖
C. 前置胎盘的发生率增加
D. 妊娠期高血压疾病发生率低
E. 易出现新生儿低血糖

7. 对于过敏性紫癜的辅助检查结果，正确的是
A. 血小板减少
B. 出凝血时间延长
C. 贫血
D. 血块收缩试验阳性
E. 毛细血管脆性试验阳性

8. 对于行经皮穿刺肝胆道成像（PTC）检查后的患者，护士应重点观察
A. 呼吸、体温
B. 血压、腹部症状和体征变化
C. 切开渗血情况
D. 心率
E. 肝浊音界、腹胀

9. 法洛四联症患儿喜欢蹲踞的原因是
A. 缓解肺动脉漏斗部痉挛
B. 使心脑供血量增加
C. 使腔静脉回心血量增加
D. 增加体循环阻力，减少右向左分流
E. 增加肺循环血量，减少左向右分流

10. 腹腔中最容易损伤的脏器是
A. 肾
B. 胰
C. 脾
D. 直肠
E. 小肠

11. 肝硬化肝功能失代偿期患者的饮食，特别强调
A. 禁食蛋白质，以防诱发肝性脑病
B. 进营养丰富的普食
C. 少量饮酒可扩张血管，改善门静脉循环
D. 饮食宜清淡，避免粗糙食物
E. 腹水者补水量≥ 2000ml/d

12. 关于急性肾小球肾炎的临床表现，描述正确的是
A. 多发于 1~3 岁的小儿
B. 发病前 3 天常有感染史
C. 典型表现为水肿、血尿及高血压
D. 发病 4 周后尿量增多
E. 血清补体 C3 增高

13. 护士为亚急性细菌性心内膜炎患者采集血培养标本时，最适宜的采集时间应在
A. 无论有无发热，抗生素应用前
B. 发热前，抗生素应用后
C. 发热时，抗生素应用后半小时
D. 发热后，抗生素应用 1 天后
E. 任何时间均可

14. 急性心肌梗死时，血清酶中升高最早、恢复最快的是
A. 乳酸脱氢酶
B. 谷草转氨酶
C. 肌酸激酶同工酶
D. 谷丙转氨酶
E. 碱性磷酸酶

15. 既能明确先天性心脏病的诊断，又是无创性检查项目的是
A. 动态心电图
B. 常规心电图
C. 超声心动图
D. 心导管检查
E. 心血管造影

16. 接种卡介苗的正确时间是
A. 出生时
B. 出生后 4~5 天

C．出生后 1 个月
D．出生后 2 个月
E．出生后 3 个月

17. 结肠造口的患者，宜食用的蔬菜是
A．芹菜
B．韭菜
C．洋葱
D．辣椒
E．菜花

18. 具有扩血管作用的药物不包括
A．硝普钠
B．硝酸甘油
C．尼莫地平
D．利多卡因
E．酚妥拉明

19. 可有发作性呼气性呼吸困难的疾病是
A．肺气肿
B．胸膜粘连
C．支气管扩张症
D．COPD
E．支气管哮喘

20. 流行性脑脊髓膜炎患者最常见的皮疹是
A．水疱
B．丘疹
C．斑丘疹
D．玫瑰疹
E．瘀点、瘀斑

21. 颅内压增高三主征是指
A．头痛、呕吐、脑膜刺激征
B．昏迷、同侧瞳孔放大、对侧偏瘫
C．头痛、呕吐、视神经乳头水肿
D．血压升高、脉搏慢、呼吸慢
E．血压下降、脉搏快、呼吸浅

22. 慢性髓系白血病的突出体征是
A．出血
B．脾大
C．低热
D．贫血
E．淋巴结肿大

23. 某患儿因上呼吸道感染发热，家属向社区护士咨询，其处理不正确的是
A．房间经常通风
B．多饮水
C．保持衣物干燥
D．体温升至 38.5℃时，给予乙醇拭浴降温
E．避免热性惊厥发生

24. 某社区出现 1 例流行性乙型脑炎疑似病例。居民甲询问社区护士预防的方法。护士应重点建议做好
A．灭鼠工作
B．宠物清洁
C．室内通风
D．饮食卫生
E．防蚊灭蚊

25. 如图所示，该患者的心律失常类型为（附图见本卷末 P25）
A．窦性心动过速
B．频发房性期前收缩
C．室内差异性传导
D．房性心动过速
E．室性心动过速

26. 某孕妇，28 岁。妊娠 26 周，既往身体健康，因头晕、头痛 1 天入院。查体：血压 150/100mmHg，心肺功能正常，尿蛋白（+），胎心率 145 次 / 分。目前首要的处理原则是
A．利尿
B．解痉
C．休息
D．扩容
E．终止妊娠

27. 某孕妇，35 岁。妊娠 40 周，因早上洗漱时突然胎膜破裂，急送医院，15 小时后行会阴后 - 侧切开术顺利娩出一男婴，3500g。产后第 3 天正常出院。产后第 5 天，患者出现发热、测体温 38.8℃，下腹疼痛，恶露有臭味，诊断为急性子宫内膜炎、子宫肌炎收治入院。针对患者目前的情况最有效的措施是

A. 高热量、高营养、高维生素饮食
B. 缓解患者焦虑情绪
C. 会阴后 - 侧切开术后切口换药
D. 输入足量液体
E. 用敏感、足量、高效抗生素

28. 男，10 个月。呕吐、腹泻 3 天，大便次数多，7~8 次 / 天，呈蛋花汤样。家长告诉护士，患儿近几天不喜仰卧，仰卧时常哭闹。护士应注意评估患儿的
A. 精神状态
B. 肛周皮肤
C. 心率
D. 血压
E. 皮肤弹性

29. 男，25 岁。转移性右下腹疼痛，右下腹有固定压痛和腹肌紧张。首选的治疗方法是
A. 大剂量抗菌药物治疗
B. 中医中药治疗
C. 大剂量抗菌药物治疗 3 天，无效再行手术治疗
D. 大剂量抗菌药物结合中医中药治疗
E. 立即手术

30. 男，27 岁。右股骨上段闭合性骨折，行骨牵引复位固定。护士采取的可防止牵引过度的措施是
A. 将床尾抬高 15~30cm
B. 每天用 70% 乙醇消毒牵引针孔
C. 嘱患者及家属不要擅自改变体位和增减牵引重量
D. 定时测量肢体长度
E. 保持牵引锤悬空、滑车灵活

31. 男，30 岁。近 2 个月右腰部有隐痛、钝痛。今晨 7 时突然出现阵发性刀割样疼痛，向下腹及会阴部放射。患者辗转不安、呻吟呼痛、面色苍白，伴镜下血尿。此疼痛为
A. 心绞痛
B. 肠绞痛
C. 胆绞痛
D. 肾绞痛
E. 腰椎间盘突出症

32. 男，32 岁。慢性肾小球肾炎。为减轻肾小球的高灌注、高压力、高滤过状态，护士为患者选择的饮食应为
A. 低蛋白、低磷饮食
B. 低蛋白、低磷、低盐饮食
C. 高蛋白、低磷、低盐饮食
D. 高蛋白饮食
E. 高蛋白、低磷饮食

33. 男，34 岁。因严重出血坏死型胰腺炎导致多器官功能障碍综合征，患者最早受累的器官是
A. 肝
B. 心
C. 大脑
D. 肾
E. 肺

34. 男，37 岁。劳累受凉后，水肿、尿少（约每天 400ml）5 天。实验室检查：血压 150/98mmHg；血红蛋白 60g/L，红细胞 2.0×10^{12}/L，胆固醇 7.7mmol/L，血清白蛋白、球蛋白各 0.03；尿蛋白（+），红细胞（+），白细胞（+）。患者的临床表现中，可提示尿毒症早期征象的是
A. 贫血
B. 呼吸深而长
C. 记忆力下降
D. 食欲减退、恶心、呕吐
E. 皮下出血

35. 男，45 岁。有长期坐位工作史。近来感到腰骶部有持久性钝痛，弯腰负重、咳嗽、喷嚏、长时间强迫体位可加重，休息后症状缓解。其病变部位为附图中的 A 处。下列说法不正确的是

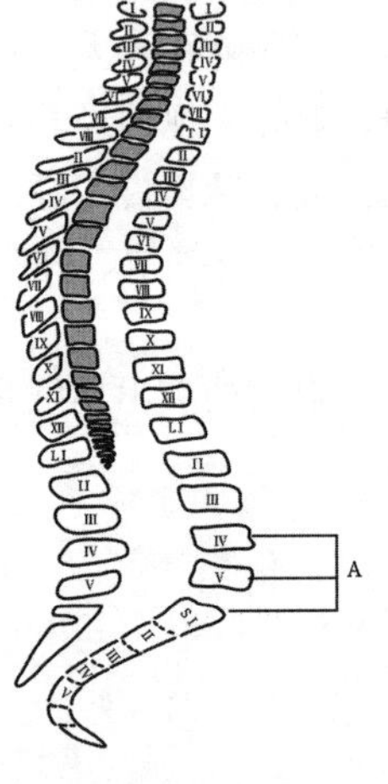

A. 初次发作应卧软床休息
B. 可选用糖皮质激素治疗
C. 非手术治疗者，病情缓解后 3 个月内避免弯腰持物
D. 行手术治疗者术后平卧 2 小时，禁止翻身
E. 行手术治疗者术后第 1 天开始股四头肌等长舒缩和直腿抬高活动

36. 男，41 岁。因细菌性肝脓肿行经腹腔切开引流术。该疾病早期的典型表现是
A. 恶心、呕吐
B. 寒战、高热
C. 腹肌紧张
D. 局限性隆起
E. 黄疸

37. 某孕妇，25 岁。早孕反应较重，现妊娠 23 周，子宫明显大于妊娠周数，体重剧增，胎动部位不固定且频繁，B 超显示 2 个胎头光环。评估该孕妇的情况，最有价值的依据是
A. 子宫大小
B. B 超检查
C. 胎动
D. 早孕反应情况
E. 体重

38. 男，48 岁。2 天前突然寒战、高热，胸痛，咳嗽、咳脓痰，气短。查体：精神萎靡，四肢末梢凉，体温 39℃，血压 75/55mmHg，脉搏细弱，双肺下部闻及湿啰音。考虑可能是
A. 膈下脓肿合并感染性休克
B. 肺炎合并感染性休克
C. 脓胸合并感染性休克
D. 急性胆道感染合并感染性休克
E. 盆腔脓肿合并感染性休克

39. 男，4 个月。发热、咳嗽 2 天，以支气管肺炎收入院。入院 2 小时，患儿烦躁不安，呼吸困难，发绀。查体：呼吸 60 次 / 分，脉搏 190 次 / 分；心音低钝、奔马律，双肺细湿啰音密集，肝肋下 3cm。患儿可能并发
A. 脓胸
B. 感染性心内膜炎
C. 肺不张
D. 心包积液
E. 心力衰竭

40. 男，4 个月。牛奶喂养，常有便秘。啼哭时脐部有肿块脱出，安静时消失，诊断为脐疝。护士健康指导不恰当的是
A. 尽早手术治疗
B. 回纳疝块用硬币压迫，绷带固定
C. 牛奶调制时减少奶量，增加糖量
D. 绷带固定后经常检查，防止移位
E. 建议家长定期带患儿复查

41. 男，4 岁。体重 25kg，该患儿的营养状况属于
A. 轻度营养不良
B. 轻度肥胖
C. 中度肥胖
D. 重度肥胖
E. 中度营养不良

42. 男，60 岁。支气管哮喘。患者突然出现极度呼吸困难，发绀，右胸剧痛。查体：右胸部叩诊鼓音，听诊呼吸音消失。该患者可能发生了
A. 自发性气胸
B. 哮喘持续状态
C. 肺栓塞
D. 肺水肿
E. 肺不张

43. 男，62 岁。全程肉眼血尿 2 天，无疼痛感，间歇发生。首先考虑
A. 膀胱癌
B. 膀胱炎
C. 肾积水
D. 良性前列腺增生
E. 肾盂肾炎

44. 男，65 岁。支气管扩张症 5 年。近来病情加重，咳大量黄色脓痰。胸部 X 线检查显示病变位于左肺下叶。体位引流时护士应指导患者采取
A. 半坐卧位
B. 左侧卧位，头高足低
C. 左侧卧位，头低足高
D. 右侧卧位，头高足低
E. 右侧卧位，头低足高

45. 如图所示，心电图检查时胸导联 V_2 导联放置的位置是

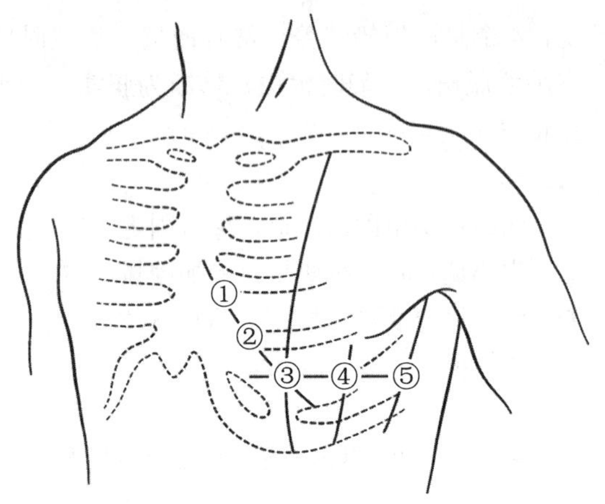

A. ①
B. ②
C. ③
D. ④
E. ⑤

46. 男，71 岁。患高血压 18 年，服药不规律，无明显症状时常自行停药，血压在 165/100mmHg。今晨因心前区持续疼痛、出冷汗伴恶心、呕吐 2 小时来院急诊，心电图检查确诊为急性前间壁心肌梗死。给予该患者吸氧的主要目的是
A. 改善心肌缺氧，减轻疼痛
B. 预防心源性休克
C. 降低血压
D. 防止肺栓塞
E. 改善呼吸功能

47. 男，9 个月。单纯羊奶喂养。为预防营养性巨幼细胞贫血，护士可向家长推荐的富含叶酸的食品有
A. 甜食
B. 腌制品
C. 海产品
D. 干果类
E. 新鲜绿叶蔬菜

48. 女，15 岁。外伤后出现肘部关节肿胀。可鉴别肱骨髁上骨折和肘关节脱位的是
A. 肘关节功能障碍
B. 局部有无淤血、水肿
C. 是否可触及尺骨鹰嘴
D. 肘后三点是否失去正常关系
E. 跌倒后因肘部撑地而受伤

49. 女，20 岁。感冒 2 周后出现胸闷、心悸、乏力症状。查体：心率 102 次 / 分，血压 110/70mmHg。实验室检查：C 反应蛋白增高。拟诊病毒性心肌炎，收治入院。患者紧张焦虑，为缓解其情绪，护士应告知该患者
A. 目前可下地活动
B. 出院后即可上体育课
C. 出院后即可复学
D. 该病可治愈，不会有任何后遗症
E. 症状消失，血液学指标恢复正常后可增加活动量

50. 女，20 岁。寒战、发热，右小腿内侧皮肤出现鲜红色片状疹，烧灼样疼痛，附近淋巴结肿大、疼痛。护理措施<u>错误</u>的是
A. 遵医嘱使用抗生素
B. 嘱患者勿抬高患肢
C. 局部湿热敷
D. 给予物理降温
E. 嘱患者卧床休息

51. 女，22 岁。海边玩耍时不幸溺水。被救出后意识丧失，大动脉搏动及呼吸消失，皮肤发绀。现场护士抢救的首要步骤是
A. 立即胸外按压
B. 紧急拨打 120
C. 仰卧，人工呼吸
D. 清理呼吸道
E. 松开领口及腰带

52. 女，26 岁。口服避孕药物 2 年，体重增加明显，面部有色素沉着，连续 3 个月停经，十分紧张。护士给予其正确的健康宣教是
A. 避孕药以激素成分为主，会使体重增加，引起肥胖
B. 避孕药以激素成分为主，激素药物会使体重增加，但不引起肥胖
C. 服药后有食欲减退、恶心等类早孕反应，应停药处理
D. 连续 3 个月发生停经，应继续观察，不作处理

E．避孕药中炔诺酮能促进代谢，雌激素使水钠潴留，使体重增加，但不引起肥胖

53．女，26 岁。右胫前有一鸡蛋大小隆起，质硬，边界欠清，局部剧痛，夜间痛尤甚，皮温高，X 线检查有骨膜反应。首先考虑为
A．骨巨细胞瘤
B．转移性骨肿瘤
C．骨软骨瘤
D．骨髓瘤
E．骨肉瘤

54．女，30 岁。误服毒物昏迷不醒，被送急诊。查体：呼气有大蒜味，双侧瞳孔缩小，压迫眶上无疼痛反应，家属不能准确说出毒物名称。为患者洗胃时宜采取的体位是
A．平卧位
B．端坐位
C．俯卧位
D．去枕左侧卧位
E．头高足低位

55．如图所示，掌中间隙感染发生的部位是

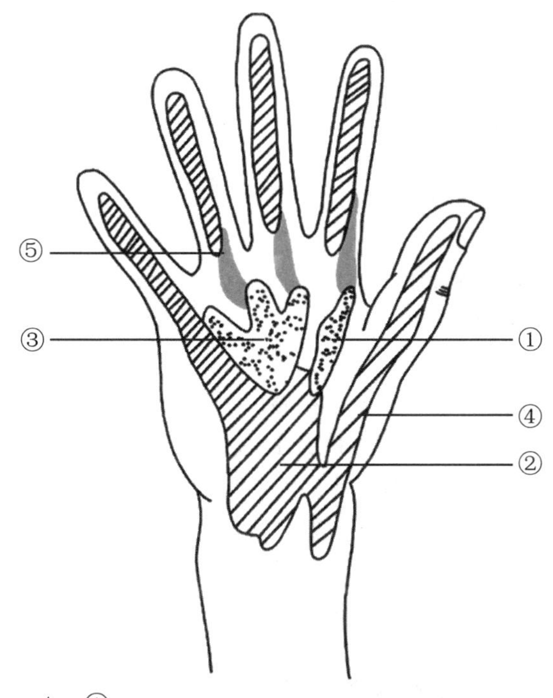

A．①
B．②
C．③
D．④
E．⑤

56．女，39 岁。因肛门疾病须温水坐浴，适宜的水温是
A．34~36℃
B．37~39℃
C．40~45℃
D．46~48℃
E．50~52℃

57．女，43 岁。腹胀、食欲减退、消瘦 2 个月。查体：颈部有 3 个蜘蛛痣，肝肋下 3.9cm，质硬。腹腔内抽出淡红色液体少许，比重 1.013。可用于该病的普查、诊断、判断疗效及预测复发的检验项目，首选
A．甲胎蛋白
B．胆红素
C．血白蛋白
D．胆碱酯酶
E．碱性磷酸酶

58．女，45 岁。胸部术后给予胸膜腔闭式引流。引流管不慎从胸壁引流口脱出，首要的处理是
A．立即汇报医生
B．更换引流管重新插入
C．迅速捏紧胸壁引流口皮肤，勿使进气
D．到换药室取凡士林纱布堵塞引流口
E．急送手术室

59．女，48 岁。子宫次全切除术及双卵巢切除术后第 2 天，患者自觉腹胀，术后尚未排气、排便。关于护理措施错误的是
A．针灸疗法
B．腹部热敷
C．床上多翻身
D．给予阿托品肌内注射
E．床边多活动

60．女，53 岁。胆囊炎非手术疗法好转。恢复期肝功能正常，饮食应给予
A．低脂、低碳水化合物、高维生素、高蛋白
B．低脂、高碳水化合物、高维生素、高蛋白
C．低脂、高碳水化合物、高维生素、适量蛋白

D. 高脂、高碳水化合物、高维生素、适量蛋白
E. 高脂、高碳水化合物、高维生素、无蛋白

61. 女，53岁。乳腺癌。患者的癌肿已经侵犯了乳房悬韧带（Cooper韧带），护士查体可观察到的症状是
A. 橘皮样改变
B. 乳头溢液
C. 波动感
D. 湿疹样改变
E. “酒窝征”

62. 女，55岁。诊断为胰腺癌，诉全身瘙痒。查体：皮肤、巩膜黄染。护理措施不正确的是
A. 协助患者抓挠减轻瘙痒
B. 指导患者涂抹止痒药膏
C. 温水拭浴
D. 剪除患者指甲
E. 避免用力搓擦

63. 女，60岁。近1个月出现下肢麻木，行走困难。患者颈椎病类型是
A. 神经根型
B. 脊髓型
C. 椎动脉型
D. 食管型
E. 颈型

64. 女，62岁。近1年来血压逐渐升高，伴头痛、烦躁、心悸、多汗等，上周出现视物模糊。查体：血压190/110mmHg，心率180次/分，心浊音界向左下扩大。考虑该患者为
A. 2级高血压
B. 1级高血压
C. 高血压脑病
D. 恶性高血压
E. 高血压急症

65. 女，65岁。近3年感外阴有物脱出，休息后不能恢复。妇科检查：宫颈脱出阴道口外，宫体后位，在阴道口内。诊断为
A. Ⅰ度轻型子宫脱垂
B. Ⅰ度重型子宫脱垂
C. Ⅱ度轻型子宫脱垂
D. Ⅱ度重型子宫脱垂
E. Ⅲ度子宫脱垂

66. 女，66岁。自诉上腹疼痛5天，在进餐后发作或加重，伴反酸、嗳气。咨询社区卫生服务中心应做的检查项目，社区护士的建议是
A. 腹部X线
B. 妇科B超
C. MRI
D. 胃镜
E. 螺旋CT

67. 判断溃疡性结肠炎活动期的标志性检查项目是
A. 红细胞沉降率降低
B. 白细胞增多
C. C反应蛋白增高
D. 大便检查见血、脓液和黏液
E. X线钡剂灌肠显示黏膜粗乱

68. 评估睡眠障碍最重要的检查方法是
A. 头颅CT检查
B. 脑电图
C. 头颅DSA检查
D. 头颅MRI检查
E. 头颅X线检查

69. 破伤风阵发性痉挛最先累及的肌肉是
A. 背腹肌
B. 四肢肌
C. 肋间肌
D. 颈项肌
E. 咀嚼肌

70. 剖宫产术后的护理措施，正确的是
A. 术后4周内禁止性生活
B. 鼓励早期下床活动，减少并发症
C. 手术当天进牛奶、豆浆等流食
D. 术后12小时拔除导尿管
E. 阴道冲洗2次/天

71. 容易引起颅内感染的骨折是
A. 颅盖骨折
B. 颅底骨折
C. 单纯线形骨折

D. 凹陷性骨折
E. 颅顶骨折

72. 男，38岁。腹泻、腹胀伴牙龈出血3个月，既往有肝炎病史。要了解有无门静脉高压症，最有意义的检查项目是
A. 血常规
B. 食管X线钡剂
C. 腹部X线
D. 腹部CT
E. 出、凝血时间

73. 男，70岁。咳嗽、咳痰，痰液黏稠不易咳出，措施错误的是
A. 给予祛痰药
B. 多饮水
C. 叩背
D. 雾化吸入
E. 体位引流

74. 女，31岁。车祸造成多发性损伤。急诊护士首先要处理的是
A. 窒息
B. 骨盆骨折
C. 股骨干开放性骨折
D. 休克
E. 胸腹部联合伤

75. 三腔二囊管的护理措施，正确的是
A. 拔管后24小时内仍有出血的可能，须严密观察
B. 48小时内未出血可拔管
C. 食管气囊和胃气囊各注气200ml
D. 置管期间每隔24小时放气1次
E. 先向食管气囊注气，再向胃气囊注气

76. 疝内容物与疝囊发生粘连不能完全回纳，可伴胀痛的疝是指
A. 直疝
B. 斜疝
C. 难复性疝
D. 嵌顿性疝
E. 绞窄性疝

77. 顺铂和足叶乙苷不同的不良反应是
A. 神经毒性
B. 耳毒性
C. 肝损害
D. 骨髓抑制
E. 听力损害

78. 缩窄性心包炎最早出现的症状是
A. 劳力性呼吸困难
B. 夜间阵发性呼吸困难
C. 端坐呼吸
D. 呼气性呼吸困难
E. 胸痛

79. 胎动减少是指胎动2小时少于
A. 5次
B. 10次
C. 15次
D. 20次
E. 25次

80. 外伤后失血性休克患者，护士为其补充血容量，调整补液速度最有效的观察指标为
A. 尿量
B. 呼吸
C. 血压
D. 末梢循环
E. 体温

81. 为尿道外伤术后的患者行健康指导，告知导尿管留置的时间是
A. 3~4天
B. 6~7天
C. 8~10天
D. 10~14天
E. 14~21天

82. 下肢静脉曲张患者，属于后期下肢下1/3处主要表现的为
A. 乏力
B. 湿疹和溃疡
C. 沉重酸胀
D. 浅静脉曲张
E. 疼痛

83. 小儿腹泻最常见的水电解质紊乱是
A. 代谢性酸中毒
B. 呼吸性酸中毒合并代谢性碱中毒
C. 代谢性碱中毒
D. 呼吸性碱中毒
E. 呼吸性碱中毒合并代谢性碱中毒

84. 小脑幕切迹疝患者呼吸、脉搏的变化是
A. 呼吸深慢，脉搏减慢
B. 呼吸深慢，脉搏增快
C. 呼吸浅慢，脉搏增快
D. 呼吸深快，脉搏减慢
E. 呼吸浅快，脉搏减慢

85. 心脏骤停患者行心肺复苏时，最常用的给药途径是
A. 中心静脉注射
B. 舌下含服
C. 心腔内注射
D. 外周静脉注射
E. 皮下注射

86. 血栓闭塞性脉管炎坏疽期的典型体位是
A. 屈曲位
B. 弯腰侧卧位
C. 屈膝抱足位
D. 膝胸卧位
E. 仰卧屈膝位

87. 阴道分泌物呈大量泡沫状，灰黄色，质稀薄伴腥臭味，最可能是
A. 外阴阴道假丝酵母菌病
B. 外阴炎
C. 萎缩性阴道炎
D. 滴虫阴道炎
E. 宫颈糜烂

88. 引起咯血最常见的疾病是
A. 肺癌
B. 肺炎
C. 支气管扩张症
D. 肺脓肿
E. 肺结核

89. 有关小儿腹泻补钾原则，错误的是
A. 尽可能口服补钾
B. 见尿补钾
C. 每天补钾静脉滴注时间不少于 6~8 小时
D. 静脉滴注浓度＜ 0.3%
E. 重症患儿可缓慢静脉推注

90. 支气管哮喘急性发作患者短期糖皮质激素治疗的原理为
A. 促进支气管扩张
B. 祛痰
C. 抗感染
D. 预防呼吸道感染
E. 增加痰液分泌

91. 治疗骨质疏松症服用阿仑膦酸钠的方法，正确的是
A. 睡前服用 1 天的剂量
B. 服药后卧床休息半小时
C. 为充分吸收，应嚼服
D. 用 300ml 清水送服
E. 可导致继发性甲状旁腺功能亢进症

92. 治疗进行性血胸的首选措施是
A. 行胸膜腔闭式引流术
B. 立即开胸止血
C. 大剂量应用止血药
D. 采取休克体位，静脉输液、输血
E. 立即加压包扎

93. 重度有机磷农药中毒的瞳孔变化是
A. 瞳孔针尖样大小
B. 瞳孔扩大
C. 两侧瞳孔不等大
D. 瞳孔缩小固定，约 3mm
E. 瞳孔无异常

94. 最简单、可靠判断异位妊娠的方法为
A. 腹部检查
B. B 超检查
C. 妇科检查
D. 腹腔镜检查
E. 后穹隆穿刺

95. 葡萄胎清宫术后最适宜的避孕方法是
A. 中药
B. 口服避孕药
C. 阴茎套
D. 长效避孕针
E. 女用避孕套

二、共用题干单选题（每个提问1个得分点）：以下每道试题有2~6个提问，每个提问有5个备选答案，请选择1个最佳答案。提示：进入此部分试题后，您不能返回前面部分查看试题或修改答案；本部分在答题过程中不能回退（对已作答试题不能返回检查或修改答案）。您是否进入共用题干单选题部分？

（96~98题共用题干）

早产儿，1天。有窒息史。目前患儿嗜睡。查体：瞳孔缩小，对光反射迟钝，前囟张力稍高，拥抱反射、吸吮反射弱，肌张力下降。头颅CT检查示脑室及其周围出血。

96. 第1问：治疗原则应除外
A. 加强支持疗法
B. 减少致病因素
C. 控制惊厥
D. 治疗脑水肿
E. 及早喂哺

97. 第2问：患儿入院后突发惊厥，首选药物是
A. 地西泮
B. 呋塞米
C. 苯妥英钠
D. 苯巴比妥
E. 糖皮质激素

98. 第3问：经治疗该患儿病情平稳，护士为促进其脑功能恢复，应采取的护理措施是
A. 固定肢体在功能位
B. 遵医嘱应用镇静药物
C. 输注营养药物
D. 不能进食者给予鼻饲喂养
E. 给予动作训练和感知刺激的护理干预措施

（99~100题共用题干）

女，68岁。2个月前因脑血栓形成致左侧肢体偏瘫入院治疗。现社区护士定期家庭访视：血压维持在145/95mmHg上下，左侧肢体偏瘫，右侧肢体肌力好，皮肤完整性好，语言表达部分障碍，目前基本卧病在床。

99. 第1问：社区护士对该患者及家属的健康教育的重点是
A. 家庭环境的改建
B. 遵医嘱服药
C. 常见并发症的预防
D. 患肢康复锻炼
E. 死亡教育

100. 第2问：最适合该患者及其家属的健康教育形式是
A. 介绍加入病友会
B. 推荐相关健康教育网站
C. 邀请参加健康教育讲座
D. 对其行个别教育
E. 发放健康教育手册

（101~102题共用题干）

女，65岁。患风湿性心脏病8年余，近来上呼吸道感染后出现乏力，稍事活动就心悸、气促，伴有乏力，食欲减退，肝区胀痛，双下肢轻度水肿。查体：双肺底湿啰音，肝大，肝颈静脉反流征阳性，心率128次/分。

101. 第1问：用地高辛治疗后，患者出现头晕、头痛、恶心、呕吐、黄视，心率为45次/分，心律不齐。护士考虑患者出现的情况应是
A. 心力衰竭加重
B. 急性前壁心肌梗死
C. 洋地黄中毒
D. 心源性休克
E. 全心衰竭

102. 第2问：护士告诫患者不适宜的饮食是
A. 低盐饮食
B. 粗纤维食物
C. 少食多餐
D. 禁烟酒
E. 禁食辛辣、刺激性食物

（103~104题共用题干）

女，57岁。胆总管结石。入院行胆总管切开探查，T管引流术。

103. 第1问：术后针对T管引流的护理措施，不妥的是
A. 记录引流胆汁的量、色及性状
B. 每天用生理盐水冲洗T管
C. 一般留置2周

D. 拔管前经 T 管行胆道造影
E. 拔管前夹管观察 1~2 天

104. 第 2 问：若患者出院时仍不能将 T 管拔除，出院指导不妥的是
A. 穿柔软宽松衣物，以防引流管受压
B. 避免过度活动，以防牵拉 T 管致其脱出
C. 避免淋浴，以防感染发生
D. 更换引流袋时注意消毒连接口
E. 出现引流异常或管道脱出应及时就诊

（105~107 题共用题干）

女，40 岁。心悸、呼吸困难、发绀 3 个月，以二尖瓣狭窄收入院。

105. 第 1 问：护理查体，可见该患者的面容特点是
A. 两颊部蝶形红斑
B. 两颊部紫红，口唇轻度发绀
C. 两颊黄褐斑
D. 午后两颊潮红
E. 面部毛细血管扩张，口唇樱红

106. 第 2 问：护理查体，该患者最可能发生的心律失常是
A. 窦性心动过速
B. 窦性心动过缓
C. 室性期前收缩
D. 心房颤动
E. 心室颤动

107. 第 3 问：心脏听诊，该患者最重要的体征是
A. 舒张期隆隆样杂音
B. 舒张期吹风样杂音
C. 收缩期隆隆样杂音
D. 收缩期吹风样杂音
E. 舒张期隆隆样杂音和收缩期吹风样杂音

（108~110 题共用题干）

女，32 岁。月经不规律 1 年，闭经 9 个月，发现溢乳 5 个月余，头痛 1 个月余。CT 检查示鞍区内有一 2.1cm×1.4cm 低密度灶，增强扫描有轻度强化，鞍区膨隆，诊断为催乳素细胞瘤。拟行鞍区肿瘤切除术。

108. 第 1 问：诊断颅内肿瘤，首选的检查是
A. PET
B. 脑脊液检查
C. 脑血管造影
D. CT
E. SPECT

109. 第 2 问：该患者术后可能出现的最危险的并发症是
A. 颅内出血
B. 失用性肌萎缩
C. 癫痫发作
D. 颅内感染
E. 肺不张

110. 第 3 问：患者术后第 3 天出现高热、头痛、脑膜刺激征阳性。护士考虑可能的原因为
A. 颅内感染
B. 中枢性高热
C. 脑脊液丢失过多
D. 脑出血
E. 脑水肿

（111~112 题共用题干）

女，21 岁。公司白领，近来工作紧张，情绪低落，对周围事情淡漠。今天发现其动作迟缓，表情呆板，卧床不起，拒绝生活料理，呼之推之无反应。

111. 第 1 问：该患者最可能的情况是
A. 癔症
B. 偏执状态
C. 木僵状态
D. 延迟性应激反应
E. 缄默状态

112. 第 2 问：护理该患者最应该注意的问题是
A. 给予正性鼓励
B. 提供精神安慰
C. 满足患者自尊需要
D. 保证患者安全
E. 保证患者的饮食需要

（113~114 题共用题干）

男，64 岁。患糖尿病 8 年。近 3 天受凉后出现发热、咳嗽、咳黄痰，24 小时尿量 3000ml，口渴、乏力明显。今天突然出现意识不清，呼之不应。护理查体：体温 38.8℃，血压 135/85mmHg，呼吸 32 次 / 分，双侧瞳孔等大等圆，对光反射存在，双下肺可闻及湿啰音。

113. 第 1 问：为进一步明确诊断，最有意义的检查是
A. 尿糖

B．肝功能
C．糖化血红蛋白
D．血糖
E．头颅 CT

114. 第 2 问：经胰岛素治疗后患者的血糖为 10mmol/L，意识逐渐恢复。为防止复发，去除诱因，下一步应做的检查是
A．肾功能
B．肝功能
C．糖化血红蛋白
D．血糖
E．胸部 X 线检查

（115~117 题共用题干）

男，32 岁。因发热、恶心、食欲减退伴尿黄、明显乏力 7 天入院，患者主诉症状出现前无明确诱因。查体：巩膜皮肤中度黄染，肝下缘于肋下 2cm 触及，质软有触痛，脾未触及。实验室检查示谷丙转氨酶（GPT）832U/L，总胆红素 70μmol/L。

115. 第 1 问：该患者最可能的疾病是
A．淤胆型肝炎
B．急性黄疸型肝炎
C．急性重型肝炎
D．慢性重型肝炎
E．慢性肝炎

116. 第 2 问：进一步诊断须做检查应除外
A．抗 HAV IgM
B．腹部增强 CT 检查
C．乙型肝炎病毒病原学 5 项检查
D．腹部 B 超检查
E．血清谷草转氨酶（GOT）测定

117. 第 3 问：确诊最可靠的检查项目是
A．抗 HAV IgG
B．抗 HBV IgM
C．抗 HDV
D．抗 HEV
E．抗 HAV IgM

（118~120 题共用题干）

某孕妇，29 岁。妊娠 32^{+3} 周。晨起醒来发现阴道流血，量较多。查体：宫高 26cm，腹围 83cm，胎心 154 次 / 分，未入盆。

118. 第 1 问：最可能的诊断是
A．早产
B．流产
C．前置胎盘
D．胎盘早剥
E．子宫破裂

119. 第 2 问：患者入院后非常紧张，不停地询问："对胎儿影响大吗？我有生命危险吗？"目前对其首要的护理是
A．心理护理，减轻恐惧
B．输液、输血
C．抗生素预防感染
D．吸氧
E．给予镇静药

120. 第 3 问：在进行身体评估时，错误的是
A．监测血压、脉搏、呼吸
B．腹部检查时注意胎位有无异常
C．做输血输液的准备时做阴道检查
D．行肛门检查
E．行 B 超检查

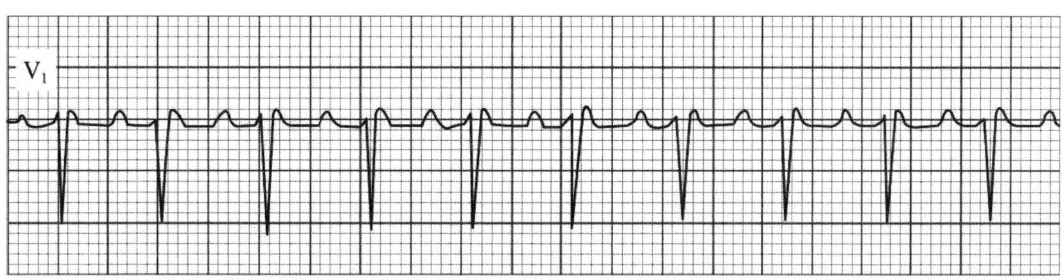

实践能力 25 题图

冲刺试卷二

专业实务

一、单选题（每题 1 个得分点）：以下每道试题有 5 个备选答案，请从中选择 1 个最佳答案。提示：本部分在答题过程中可以回退（对已作答试题可以返回检查或修改答案）。

1. “未病先防”的特点，应除外
A．顺应自然
B．锻炼身体
C．调节饮食
D．人工免疫
E．早期诊治

2. CCU 护士发现新入院的大面积急性心肌梗死患者，血压下降。为抢救患者生命实施必要的紧急救护时，护士不用必须做到的是
A．依照诊疗和护理技术规范
B．等待医师，必须有医师在场指导
C．根据患者的病情变化和自身能力立即急救
D．避免对患者身心造成伤害
E．立即通知医师

3. PDCA 循环管理中计划阶段的步骤应除外
A．调查质量现状，分析并找出问题
B．按照拟订的质量目标组织实施
C．拟订针对主要原因的对策和措施
D．找出影响质量的主要因素
E．分析并提出产生质量问题的可能原因

4. 鼻饲液的温度为
A．28~30℃
B．30~31℃
C．32~34℃
D．38~40℃
E．35~36℃

5. 产妇，29 岁。分娩后出血不止，急需输入血液。护士在输血前需要输入的溶液是
A．5% 葡萄糖氯化钠溶液
B．1.4% 碳酸氢钠溶液
C．平衡盐溶液
D．生理盐水
E．10% 葡萄糖溶液

6. 大肠癌最好发的部位是
A．乙状结肠
B．直肠
C．降结肠
D．升结肠
E．横结肠

7. 导致产后出血排名第一的原因是
A．凝血功能障碍
B．软产道裂伤
C．子宫收缩乏力
D．胎盘部分残留
E．胎盘植入

8. 到门诊就诊的患者首先应采取的措施是
A．挂号
B．预检分诊
C．测量生命体征
D．安排候诊
E．健康教育

9. 对护患交流不利的是
A．真诚友善
B．面带微笑
C．谦虚有礼
D．轻松自然
E．自以为是

10. 对正常宫缩的描述，错误的是
A. 对称性：起自两侧宫角部，扩展至整个子宫
B. 极性：宫底部收缩力最强、最持久
C. 缩复性：宫缩时宫体平滑肌纤维短缩变宽，收缩后肌纤维松弛恢复原长度
D. 有使宫口逐渐开大、胎先露部逐渐下降的作用
E. 宫缩达高峰时，宫体隆起变硬

11. 法洛四联症的 4 种病理变化中最重要的是
A. 房间隔缺损
B. 肺动脉狭窄
C. 室间隔缺损
D. 主动脉骑跨
E. 动脉导管未闭

12. 感染后可引起急性肾小球肾炎等变态反应性疾病的病原体是
A. 腺病毒
B. 衣原体
C. 链球菌
D. 葡萄球菌
E. 白假丝酵母菌

13. 关于感染性心内膜炎的叙述，正确的是
A. 心肌内部的炎症
B. 以左心室扩张为主
C. 心包的微生物感染
D. 心包内有赘生物形成
E. 心内膜表面的微生物感染

14. 关于女性各阶段的生理特点，正确的是
A. 儿童期卵巢有少量卵泡发育，并排卵
B. 青春期是卵巢生殖内分泌功能最旺盛的时期
C. 月经初潮标志着生殖器官发育成熟
D. 绝经过渡期一般历时 1~2 年
E. 绝经过渡期的突出表现为卵巢功能逐渐衰退

15. 关于小儿腹泻的治疗措施，不包括
A. 纠正水、电解质紊乱
B. 严重脱水应及时补液
C. 及时使用止泻药
D. 给予助消化药
E. 注意补钾

16. 护士的做法不符合护士执业伦理原则的是
A. 为了防止患者摔倒，擦洗地板后应放置小心滑倒的提示牌
B. 小儿病房有棱角的地方用防撞角和防撞条加以保护
C. 肌内注射时选择正确部位，防止坐骨神经损伤
D. 为患者插胃管前，做好解释工作，取得患者的知情同意
E. 为使患者配合治疗，在患者之间对病情展开讨论

17. 护士与患者家属的沟通中，错误的是
A. 尊重患者家属
B. 不必给予患者家属心理支持
C. 指导患者家属对患者行生活照顾
D. 指导患者家属参与患者的护理过程
E. 指导患者家属参与患者的治疗过程

18. 护士在查房时，某床女患者和护士说：我明天要手术了，可我现在好害怕。该患者的沟通层次为
A. 事务性沟通
B. 一般性沟通
C. 共鸣性沟通
D. 分享性沟通
E. 情感性沟通

19. 护士增进个人人际关系吸引力的要素，不包括
A. 提供治疗性的环境
B. 无条件地关心患者，给予温暖
C. 适度的同感心
D. 绝对保密
E. 敏锐地询问

20. 护校学生小何 2017 年 7 月通过了护士注册资格考试，她的护士执业注册申请必须在
A. 1 年内提出
B. 2 年内提出
C. 3 年内提出
D. 4 年内提出
E. 5 年内提出

21. 患儿，4 岁。原发性肾病综合征。护士告诉患儿家长，应用糖皮质激素长程疗法，其总疗程为

A. 12 周
B. 1 个月
C. 5 个月
D. 8 个月
E. 9 个月

22. 男，8 岁。流行性脑脊髓膜炎，痊愈出院。护士拟消毒病室空气（病室长 5m，宽 4m，高 4m），则纯乳酸的用量为
A. 2.4ml
B. 3.6ml
C. 6.8ml
D. 8.4ml
E. 9.6ml

23. 急性梗阻性化脓性胆管炎最常见的梗阻因素是
A. 胆道息肉
B. 胆管结石
C. 胆道蛔虫
D. 壶腹部肿瘤
E. 原发性硬化性胆管炎

24. 急性疱疹性咽峡炎的病原体是
A. 冠状病毒
B. 金黄色葡萄球菌
C. 柯萨奇 A 组病毒
D. 肺炎链球菌
E. 柯萨奇 B 组病毒

25. 男，10 岁。走路时不慎摔倒，手肘着地，导致肱骨干骨折，左手如图所示，阴影处感觉障碍，拇指不能伸直。该患儿可能损伤了

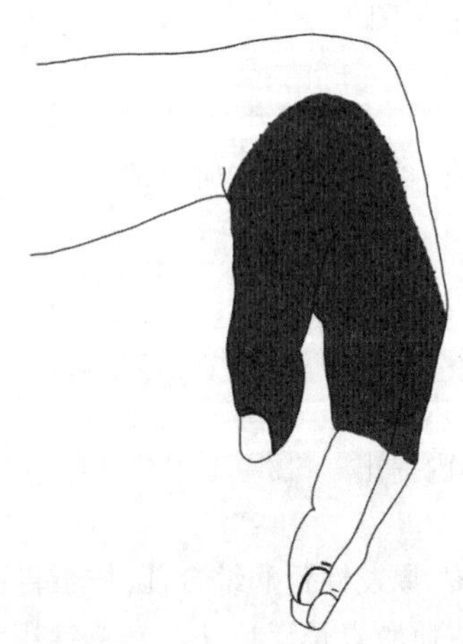

A. 正中神经
B. 桡神经
C. 尺神经
D. 桡动脉
E. 肱动脉

26. 颈椎病类型中发病率最高的是
A. 神经根型
B. 脊髓型
C. 交感型
D. 椎动脉型
E. 混合型

27. 雷贝拉唑最佳服用时间是
A. 清晨服用
B. 睡前服用
C. 餐后服用
D. 餐前服用
E. 3 次 / 天，顿服

28. 利尿药不包括
A. 卡托普利
B. 氢氯噻嗪
C. 呋塞米
D. 布美他尼
E. 氨苯蝶啶

29. 流行性乙型脑炎病毒主要侵犯的人体系统是
A. 呼吸系统
B. 中枢神经系统
C. 血液系统
D. 骨骼肌肉系统
E. 循环系统

30. 慢性呼吸衰竭最常见的病因是
A. 支气管 - 肺疾病
B. 严重胸廓畸形
C. 神经肌肉病变
D. 大量气胸或胸腔积液
E. 肺间质纤维化

31. 慢性乙型肝炎抗病毒治疗的首选药物是
A. α- 干扰素
B. 拉米夫定和膦甲酸钠

C. α- 干扰素和拉米夫定
D. γ- 干扰素和拉米夫定
E. β- 干扰素和拉米夫定

32. 某患者明晨将行二尖瓣修复手术。夜班护士估计患者今晚最可能影响其睡眠的因素是
A. 术前焦虑
B. 病室气温过高
C. 不适应留置导尿管
D. 熄灯时间
E. 角色压力

33. 某孕妇，28 岁。患妊娠期高血压疾病，妊娠 36^{+3} 周。临产 2 小时后，出现胎儿窘迫，护士向孕妇及家属解释原因为
A. 早产
B. 胎盘老化
C. 母体血氧含量不足
D. 子痫前期
E. 脐带受压

34. 某中年男患者因心脏病发作被送到急诊室，症状及检查结果均明确提示心肌梗死，患者很清醒，但拒绝住院，坚持要回家。此时医生应该
A. 尊重患者自主权，自己无任何责任，同意他回家
B. 尊重患者自主权，但应尽力劝导患者住院，无效时办好相关手续
C. 尊重患者自主权，但应尽力劝导患者住院，无效时行使干涉权
D. 行使医生自主权，为救治患者，强行把患者留在医院
E. 行使家长权，为治病救人，强行把患者留在医院

35. 肾小管结构如图所示，关于肾小管及其邻近部分的结构及功能，说法错误的是
A. 正常情况下，葡萄糖在②被全部重吸收
B. ②③④构成了肾小管
C. 醛固酮可促进④⑤重吸收 Na^+，排出 K^+，使血钾降低
D. ①内滤过膜上机械屏障受损，可导致蛋白尿
E. 致密斑位于⑤，可调节球旁细胞分泌肾素

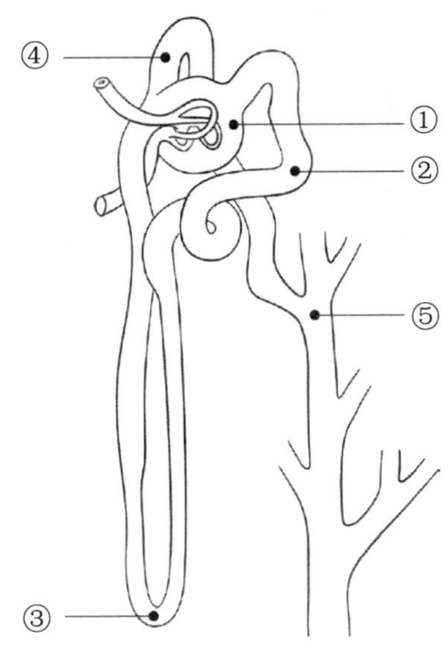

36. 降糖药中最易并发严重低血糖的是
A. 二甲双胍
B. 格列本脲
C. 阿卡波糖
D. 罗格列酮
E. 达格列净

37. 男，25 岁。遭遇车祸，腹部损伤，出血1200ml，发生失血休克。护士此时应首先满足的需要是
A. 生理需要
B. 生存需要
C. 爱与归属需要
D. 家属知晓需要
E. 自我实现需要

38. 男，36 岁。躯干烧伤。若采用暴露疗法，宜选用的保护具是
A. 床栏
B. 宽绷带
C. 支被架
D. 肩部约束带
E. 膝部约束带

39. 男，37 岁。体温 39.4℃，服用阿司匹林退热，5 分钟后开始干咳、胸闷，半小时后出现张口抬肩，大汗淋漓，呼吸困难。静脉给予甲泼尼龙的主要作用是
A. 抑制气道炎症反应
B. 松弛支气管平滑肌

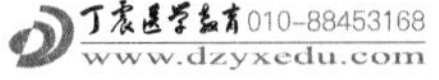

C．增强膈肌收缩力
D．兴奋呼吸中枢
E．稳定肥大细胞膜

40．男，38 岁。因车祸后大出血导致休克。入院后测脉搏 120 次 / 分，血压 75/60mmHg。护士需要将其头胸和下肢分别抬高
A．头胸 5°~10°、下肢 15°~20°
B．头胸 20°~30°、下肢 15°~20°
C．头胸 5°~10°、下肢 20°~30°
D．头胸 15°~20°、下肢 10°~15°
E．头胸 20°~25°、下肢 20°~25°

41．男，41 岁。足部被铁钉扎伤后 5 天，出现张口受限、苦笑面容、肌肉强直、频繁抽搐。首选的抗生素是
A．甲硝唑
B．青霉素
C．红霉素
D．新诺明
E．氧氟沙星

42．男，44 岁。因阿米巴痢疾入院治疗，行保留灌肠。护士为患者置右侧卧位的目的是
A．减轻不良反应
B．使患者感到舒适
C．便于护士操作
D．提高治疗效果
E．利于液体灌入

43．男，47 岁。咳嗽、咳痰 3 年，在门诊行支气管镜检查。浸泡其用过的支气管镜应选择的消毒剂是
A．碘伏
B．2 倍浓度器械消毒剂
C．75% 乙醇
D．0.2% 过氧乙酸
E．2% 戊二醛

44．男，48 岁。慢性肝炎合并肝硬化，10 分钟前呕鲜红色血液，量约 500ml，患者诉头晕、乏力，反复说："都别管我了，我的病治不好了。"并拒绝护士为其输液。患者此时的心理状态为
A．焦虑
B．紧张
C．绝望
D．抑郁
E．恐惧

45．如图所示为直肠肛管周围脓肿的位置示意图，其中有里急后重表现的是

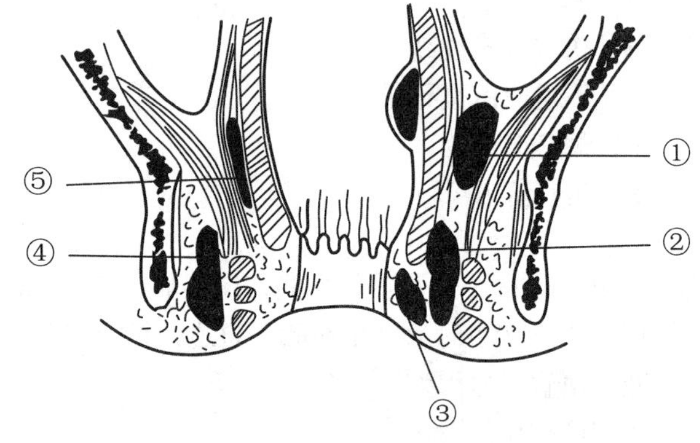

A．①
B．②
C．③
D．④
E．⑤

46．男，51 岁。平素体健，喜欢游泳、爬山，急性心肌梗死出院后 3 个月，活动时常感乏力，于是儿女限制其外出。近来患者闷闷不乐，喜欢一个人独处，对任何事物都不感兴趣。该患者最主要的心理问题是
A．绝望
B．恐惧
C．无助感
D．悲哀
E．抑郁

47．男，52 岁。从事搬运工作 28 年，双下肢内侧出现隆起、纡曲、扩张的静脉，部分呈团块状，足靴区出现淤滞性皮炎，诊断为原发性静脉曲张。原发性静脉曲张发病原因不包括
A．先天性的静脉壁薄弱
B．在湿冷的环境下工作
C．下肢静脉压力增高
D．静脉瓣膜发育不良
E．从事负重工作使腹压增高

48．男，55 岁。以腹泻、呕吐急诊入院，确诊为霍乱。

因病情严重，最终患者死亡。对此患者的尸体处理正确的是

A. 立即火化
B. 停尸屉内冷藏保存待检
C. 立即行卫生处理，就近火化
D. 上报卫生防疫部门批准后火化
E. 立即送往偏远地方填埋

49. 男，10 岁。因右胫骨上端干骺端骨肉瘤入院治疗，手术过程中医生误将其左下肢截肢。遵照《医疗事故处理条例》的规定，该情况属于

A. 四级医疗事故
B. 二级医疗事故
C. 三级医疗事故
D. 一级医疗事故
E. 不属于医疗事故

50. 男，56 岁。胃癌行胃大部切除术，术后 24 小时内应给予

A. 一级护理
B. 二级护理
C. 三级护理
D. 特级护理
E. 监护

51. 有关尿培养标本采集，正确的是

A. 留取首段尿送检
B. 标本在 1 小时内送检
C. 用消毒剂清洗外阴部
D. 宜在抗生素应用后收集标本
E. 为得到尿液鼓励患者多饮水

52. 男，72 岁。气管插管 3 天后出现寒战、高热，体温 39.5℃，有黏稠黄脓痰，怀疑肺炎。最有可能的致病菌是

A. 肺炎链球菌
B. 金黄色葡萄球菌
C. 军团菌
D. 流感嗜血杆菌
E. 肺炎克雷伯菌

53. 男，72 岁。因第 2 天要行胃部切除术，护士告诉患者："您明天要手术，从现在开始，不要喝水，不要吃饭。"患者答应。第 2 天术前护士询问患者时，患者回答说："我按你说的没有喝水，也没吃饭，就喝了 2 袋牛奶。"影响护患沟通的因素为

A. 经济收入
B. 疾病程度
C. 个人经历
D. 理解差异
E. 情绪状态

54. 男，75 岁。因喉癌手术行气管切开，为其气管内吸痰时，正确的操作是

A. 用同一根吸痰管吸净口腔痰液后，再吸气管内痰液
B. 由气管深部开始上下反复提拉吸痰
C. 吸痰负压为 40.0~53.3kPa
D. 储液瓶内的吸出液应及时倾倒，一般不应超过瓶的 1/2
E. 如痰液较多，可持续吸引至痰液吸尽

55. 下图为门静脉高压症常用手术术式之一。关于该术式的说法，正确的是

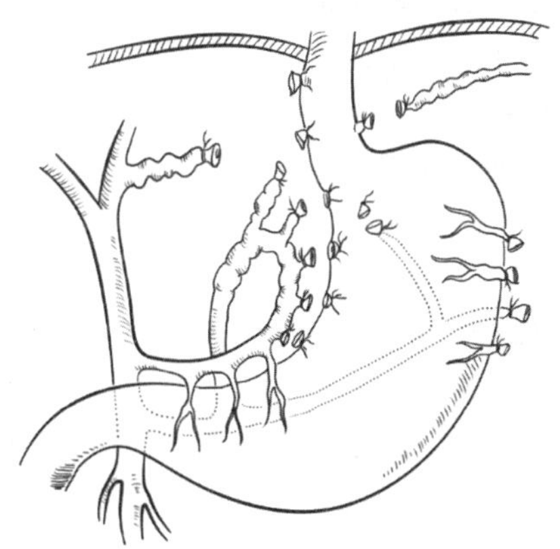

A. 该术式为门体分流术
B. 术后易出现肝性脑病
C. 可以离断食管胃底的静脉侧支
D. 是治疗门静脉高压症最彻底的手术方法
E. 适用于严重脾大、合并明显脾功能亢进者

56. 男，85 岁。因肺炎入院治疗。患者听力严重下降，护士在与其沟通过程中做法不妥的是

A. 可以通过触摸加强沟通的效果
B. 让患者看见护士的面部表情和口形
C. 做适当的小结
D. 用手势和面部表情辅助信息的传递

E. 让患者用点头或摇头来回答问题

57. 能反映阴虚发热特点的是
A. 午后热盛
B. 口淡不渴
C. 高热不退
D. 寒热往来
E. 四肢不温

58. 女，21 岁。眼部整形术后局部有少量出血及眼部肿胀。护士为配合止血，可在其眼部
A. 用手掌根部压迫上下眼睑
B. 放置冰囊
C. 局部涂凡士林保护皮肤，放置热水袋，注意避免烫伤
D. 行红外线照射
E. 用 50% 硫酸镁湿热敷

59. 女，23 岁。车祸致大量失血，入院时已昏迷。为抢救患者生命，需要立即手术治疗，但短期内无法联系到患者家属。此时，合理的处理措施是
A. 继续尝试联系家属
B. 联系患者单位
C. 转诊其他医疗机构
D. 请示上级卫生主管部门
E. 由医院负责人决策

60. 女，32 岁。胸部外伤，右侧第 4~7 肋骨骨折，呼吸极度困难，发绀，出冷汗。查体：血压 60/40mmHg，右胸饱满，气管移向左侧，叩诊鼓音，颈、胸部有广泛的皮下气肿。处理应首选
A. 开胸手术
B. 胸膜腔穿刺排气减压
C. 气管切开
D. 胸膜腔闭式引流
E. 骨折复位固定

61. 女，35 岁。临床表现为向心性肥胖、痤疮、高血压，疑为皮质醇增多症，行尿 17- 羟类固醇检测。为防尿中激素被氧化，24 小时尿中应加入浓盐酸
A. 1~2ml
B. 4~5ml
C. 5~10ml
D. 12~15ml
E. 20~25ml

62. 女，36 岁。因车祸致腹部闭合性损伤入院。患者左中下腹持续性剧烈疼痛伴腰背部酸痛，出现烦躁不安，诉口渴，血压下降。具体诊断尚未确定。拟行腹部 X 线检查，适宜的护理措施是
A. 布桂嗪镇痛
B. 哌替啶镇痛
C. 给予水止渴
D. 确诊前禁食
E. 搀扶患者去放射科做检查

63. 女，38 岁。1 周前因“发热待查”收入院。护士在采集血标本时，患者说：“我住院都 1 周了，病情怎么一直没有好转？”护士恰当的回答是
A. “别担心，你的病很容易治愈。”
B. “是吗？那你的病可能挺严重吧。”
C. “我只负责采血，有事问医生吧。”
D. “你觉得主要是哪些方面没有变化？”
E. “你的主管大夫可是我们的骨干，要相信他。”

64. 女，38 岁。入院诊断机械性肠梗阻。该患者出现最早和最主要的病理生理改变是
A. 感染
B. 体液紊乱
C. 中毒
D. 休克
E. 出血

65. 女，40 岁。突然出现剧烈头痛，伴喷射性呕吐，很快出现意识模糊，且脑膜刺激征阳性，诊断为蛛网膜下腔出血。主要治疗措施为
A. 降低颅内压，使用甘露醇
B. 紧急手术治疗
C. 抗凝治疗
D. 止血治疗
E. 营养治疗

66. 女，46 岁。因怀疑上消化道出血入院，需要做大便隐血试验。护士向其介绍试验前 3 天可进食的是
A. 猪肝
B. 鸭血
C. 豆制品

D．菠菜
E．牛肉丸

67．女，48 岁。诉夜间不能入眠。医嘱：地西泮 5mg，po，qn。护士正确的执行方法是
A．口服，每晚 1 次
B．肌内注射，1 次 / 天
C．雾化吸入，2 次 / 天
D．口服，3 次 / 天
E．口服，隔天 1 次

68．女，48 岁。因溃疡性结肠炎入院治疗，护士为其行心理社会状况评估，内容不包括
A．家庭角色和家庭关系的变化
B．治疗方案
C．人际关系
D．社会经济状况
E．文化程度

69．女，55 岁。臀部深部组织感染，需要用过氧化氢冲洗伤口，宜选择的浓度是
A．50%
B．30%
C．10%
D．5%
E．3%

70．女，60 岁。因间断咳嗽、咳脓痰 20 年，加重 1 周，以支气管扩张症收治入院。近来脓痰量约 350ml/d，偶伴咯血。医护人员收集病情信息时，患者说："有什么好问的？有什么好查的？每次都一样，直接用药就行了。"处理措施不恰当的是
A．倾心交流以了解其内心的感受
B．尊重其意愿，直接给予祛痰、体位引流、抗感染等处理
C．安抚其激动的情绪
D．耐心倾听
E．表示理解其心情

71．女，60 岁。因午饭时食用了发芽的马铃薯导致食物中毒，到急诊就诊后医生要为其洗胃，首选的洗胃液是
A．5% 醋酸
B．1%~3% 鞣酸
C．高锰酸钾溶液
D．1% 活性炭悬浮液
E．硫酸镁

72．女，62 岁。半年来频发心前区不适，2 小时前再次发作，自行含服硝酸甘油无效。入院后听诊心率 200 次 / 分，律不齐，之后突然心电示波荧光屏上出现完全不规则的大波浪状曲线，且 QRS 波群与 T 波消失。纠正心律失常首选的治疗药物是
A．普萘洛尔
B．维拉帕米
C．胺碘酮
D．苯妥英钠
E．阿托品

73．女，65 岁。尿毒症患者，现行维持性血液透析，经常抱怨家属照顾不周。今晨对护士说："你们治了这么久也治不好，我不治了！"护士的回答最合适的是
A．"您的心情我理解，我们也在努力，谢谢您的配合。"
B．"请您不要这么说，太让人伤心了！"
C．"这个病本身就是不容易治愈的！"
D．"您觉得治疗效果不理想，可以找其他治疗途径，去其他医院试试。"
E．"这样扰乱了病房的秩序，影响我们的正常工作。"

74．女，78 岁。左侧肢体偏瘫，卧床。骶尾部有一红、肿硬结，触痛。该患者压疮的治疗可采用
A．局部用半透膜敷料保护
B．局部湿冷敷
C．局部麻醉镇痛
D．1∶5000 呋喃西林外涂抹
E．局部持续吹氧

75．评判护理质量缺陷的主要依据是
A．主任不满意
B．护士长不满意
C．患者不满意
D．护士不满意
E．医生不满意

76. 青春期常见意外或疾病不包括
   A. 网瘾
   B. 手淫
   C. 车祸
   D. 近视
   E. 气管异物

77. 区别绒毛膜癌与侵蚀性葡萄胎最主要的依据是
   A. 有无转移病灶
   B. 距葡萄胎排空后时间长短
   C. 尿中 hCG 值高低
   D. B 超检查的表现
   E. 活组织镜下有无绒毛结构

78. 人体最大的体腔是
   A. 盆腔
   B. 胸膜腔
   C. 腹膜腔
   D. 蛛网膜下腔
   E. 硬膜外腔

79. 男，50 岁。肿瘤术后常规化疗，出现恶心、呕吐并伴有腹痛、腹泻，患者因此拒绝继续化疗。责任护士采取了诸多措施，但不包括
   A. 立即停药
   B. 告知患者坚持化疗的重要性
   C. 加强营养支持
   D. 改为晚间给药，减少不良反应
   E. 观察腹痛、腹泻情况，对症处理

80. 社区护士向某工厂职工宣讲职业防护。其中讲解如果女性工作期间发生了长发被卷入转动的机器，头皮完全撕脱时，其处理方法应该是
   A. 用消毒剂清洗后，隔水放置于有冰的容器中送医院
   B. 用无菌敷料包裹后，放置于有冰容器中送医院
   C. 用无菌敷料包裹后，隔水放置于有冰的容器中送医院
   D. 不做任何处理送医院
   E. 不需要保留和处理

81. 深大规则的呼吸称为
   A. 比奥呼吸（Biot 呼吸）
   B. 潮式呼吸
   C. 库斯莫尔呼吸（Kussmaul 呼吸）
   D. 间停呼吸
   E. 陈 - 施呼吸（Cheyne-Stokes 呼吸）

82. 肾脏由肾单位组成，组成每个肾的肾单位数目是
   A. 15 万
   B. 25 万
   C. 35 万
   D. 50 万
   E. 100 万

83. 属于全杀菌的抗结核药物是
   A. 链霉素
   B. 异烟肼
   C. 吡嗪酰胺
   D. 乙胺丁醇
   E. 乙硫异烟胺

84. 通过扩张动脉和静脉减轻心脏负荷的是
   A. 螺内酯
   B. 美托洛尔
   C. 硝普钠
   D. 地高辛
   E. 硝苯地平

85. 卫生行政处罚不包括
   A. 警告
   B. 暂扣或吊销许可证
   C. 行政拘留
   D. 责令停产停业
   E. 降级

86. 为高热患者解释补充营养和水分的原因，不包括
   A. 迷走神经兴奋性降低，使胃肠蠕动减弱
   B. 迷走神经兴奋性升高，使胃肠蠕动减弱
   C. 迷走神经兴奋性降低，消化液分泌减少
   D. 分解代谢增加，需要营养物质增多
   E. 高热时患者食欲下降

87. 男，76 岁。脑出血，昏迷。护士取下患者的活动性义齿后，正确的处置方法是
   A. 浸泡于 30% 乙醇中
   B. 煮沸消毒后浸泡于水中

C. 浸泡于冷开水中
D. 浸泡于清洗消毒剂中
E. 浸泡于口洁灵漱口液中

88. 新生儿败血症最常见的病原菌是
A. 厌氧菌
B. 金黄色葡萄球菌
C. 铜绿假单胞菌
D. 拟杆菌
E. 白假丝酵母菌

89. 依据高血压的分类水平，血压 145/93mmHg 属于
A. 正常血压
B. 1 级高血压
C. 正常高值
D. 2 级高血压
E. 单纯收缩期高血压

90. 易氧化和遇光易变质的药物有
A. 硫酸亚铁、葡萄糖酸钙
B. 维生素 C、氨茶碱
C. 过氧乙酸、酵母片
D. 疫苗、抗毒血清
E. 乙醚、环氧乙烷

91. 易致血管、神经、肌腱断裂的损伤是
A. 挤压伤
B. 挫伤
C. 切割伤
D. 火器伤
E. 爆震伤

92. 与病情严重的患者交谈应
A. 让患者看到护士的面部表情和口型
B. 尽量简短，不超过 10~15 分钟
C. 避免或减少非语言信息
D. 打断患者的陈述转变话题
E. 尽量使用短句沟通

93. 与消化性溃疡发病关系最密切的细菌是
A. 链球菌
B. 厌氧菌
C. 金黄色葡萄球菌
D. 痢疾志贺菌
E. 幽门螺杆菌

94. 孕妇发生早产时容易变得焦虑，主要是因为担心
A. 难产
B. 胎儿畸形
C. 产程延长
D. 早产儿预后
E. 子宫收缩乏力

95. 在肝癌的诊断中最具有阳性意义的病原微生物是
A. 人乳头瘤病毒
B. 丙型肝炎病毒
C. 藻类霉素
D. 乙型肝炎病毒
E. 甲型肝炎病毒

二、共用题干单选题（每个提问 1 个得分点）：以下每道试题有 2~6 个提问，每个提问有 5 个备选答案，请选择 1 个最佳答案。提示：进入此部分试题后，您不能返回前面部分查看试题或修改答案；本部分在答题过程中不能回退（对已作答试题不能返回检查或修改答案）。您是否进入共用题干单选题部分？

（96~97 题共用题干）

男，18 岁。因高考失利自服家中有机磷农药，经过洗胃等抢救后，现患者病情稳定。

96. 第 1 问：病历资料中，不可复印的是
A. 体温单
B. 护理记录
C. 医嘱单
D. 会诊记录
E. 检查报告

97. 第 2 问：因抢救患者，护士未能及时记录，抢救记录和护理病历的完成时间应在抢救结束后
A. 1 小时内
B. 3 小时内
C. 6 小时内
D. 9 小时内
E. 24 小时内

（98~99 题共用题干）

男，25 岁。半年前检查发现 HIV 阳性。因肥厚型

心肌病入院。护士做晨间护理时发现患者突然意识丧失，呼吸停止，大动脉无搏动。

98. 第 1 问：责任护士首先应采取的处理措施是
A. 开放气道
B. 胸外按压
C. 注射洛贝林
D. 注射肾上腺素
E. 通知家属

99. 第 2 问：为恢复患者呼吸，做法最恰当的是
A. 口对口人工呼吸
B. 使用简易呼吸器
C. 面罩给氧
D. 鼻导管吸氧
E. 气管插管

（100~101 题共用题干）

男，32 岁。长期与苯接触，1 年来全身乏力。实验室检查：血红蛋白 60g/L，血小板 38×10^9/L，网织红细胞 0.001，肝、脾未触及，骨髓增生低下。

100. 第 1 问：治疗药物首选
A. 雌激素
B. 雄激素
C. 卡巴克洛（安络血）
D. 造血细胞因子
E. 糖皮质激素

101. 第2问：护士向患者讲解药物的使用及注意事项。护士的指导不需要向患者重复的情况是
A. 定期查肝功能
B. 停药后不良反应不能消失
C. 经常检查注射部位，发现硬块应及时向护士报告，必要时做理疗
D. 坚持治疗使用 3~6 个月才能判断是否有效
E. 向患者讲解药物的作用及不良反应

（102~104 题共用题干）

男，43 岁。开放性肺结核，咳嗽、咳痰 1 周入院。

102. 第 1 问：作为隔离病区的护士在护理该患者时，应明确该病的传播途径是
A. 直接接触传播
B. 间接接触传播
C. 消化道传播
D. 共同媒介传播
E. 空气传播

103. 第 2 问：正确的隔离区域划分和处理方法是
A. 走廊属于污染区
B. 存放患者各种标本处属于清洁区，患者不得进入
C. 医护办公室属于清洁区，护理人员穿隔离衣可进入
D. 医护人员值班室属于清洁区
E. 护理人员离开病房等半污染区前要洗手

104. 第 3 问：对于该患者的护理措施，正确的是
A. 必须单间隔离
B. 亲属可以随意探视
C. 患者离开病房应不受限制
D. 紧闭门窗以防传染
E. 患者的呼吸道分泌物必须消毒后才可丢弃

（105~107 题共用题干）

男，35 岁。因车祸导致多根肋骨骨折，出现右侧胸壁浮动，极度呼吸困难。

105. 第 1 问：患者呼吸时，患处最可能出现
A. 吸气和呼气时均内陷
B. 吸气时外突，呼气时内陷
C. 吸气和呼气时均外突
D. 呼气时外突，吸气时正常
E. 吸气时内陷，呼气时外突

106. 第 2 问：该患者的病理生理改变不包括
A. 纵隔扑动
B. 胸膜腔负压消失
C. 回心血量下降
D. 进行性呼吸困难
E. 缺氧、二氧化碳潴留

107. 第 3 问：此时给予该患者的首要处理措施是
A. 固定胸廓
B. 吸氧
C. 应用抗生素
D. 半坐卧位

E．补充血容量

（108~110 题共用题干）

女，26 岁。因与家人吵架服毒。询问家属，不能准确说出毒物的名称。查体：神志不清，双侧瞳孔缩小。

108. 第 1 问：护士判断可能的中毒毒物是
A．氰化物中毒
B．碱性物中毒
C．颠茄类中毒
D．有机磷农药或吗啡中毒
E．乙醇中毒

109. 第 2 问：在毒物不明的情况下，护士正确的处理方法是
A．抽取胃内容物送检
B．抽出胃内容物送检，再用温水洗胃
C．用牛奶洗胃
D．用生理盐水清洁灌肠，减少毒物吸收
E．用高锰酸钾洗胃

110. 第 3 问：为患者洗胃时，胃管插入的长度是
A．35~45cm
B．40~50cm
C．50~60cm
D．55~65cm
E．45~55cm

（111~113 题共用题干）

女，46 岁。因腹痛急诊。拟在硬膜外阻滞下行胆囊切除术。

111. 第 1 问：术后患者回病室，护士应为其采取的体位是
A．中凹卧位 6 小时
B．右侧卧位 6 小时
C．左侧卧位 6 小时
D．去枕仰卧位 6 小时
E．屈膝仰卧位 6 小时

112. 第 2 问：术后第 2 天，护士应协助患者采取的卧位是
A．端坐位
B．右侧卧位
C．抬高床头 30°~50°，膝下 15°
D．左侧卧位
E．仰卧位

113. 第 3 问：当患者难以接受此体位时，护士向其解释该卧位的主要目的是
A．减轻腹部切口缝合处的张力
B．减少局部出血
C．预防肠粘连
D．防止切口感染
E．减轻心脏负担

（114~115 题共用题干）

女，52 岁。宫颈癌Ⅱ B 期。拟行手术治疗。术前行子宫动脉栓塞化疗术，注入顺铂。

114. 第 1 问：顺铂的药理作用为
A．干扰核酸生物合成
B．破坏 DNA 结构
C．干扰转录过程和阻止 RNA 合成
D．抑制拓扑异构酶活性
E．抑制蛋白质合成与功能

115. 第 2 问：术后穿刺点加压包扎的时间是
A．6 小时
B．24 小时
C．12 小时
D．4 小时
E．3 小时

（116~117 题共用题干）

女，66 岁。慢性阻塞性肺疾病、慢性肺源性心脏病，患者胸闷、气短。

116. 第 1 问：患者吸氧流量为 2L/min，其吸氧浓度是
A．25%
B．29%
C．33%
D．37%
E．41%

117. 第 2 问：有关用氧注意事项，不正确的是
A．氧气应距明火 3m，距暖气 1m

B．调节氧流量时，应先分离给氧管
C．注意观察呼吸频率、发绀等情况
D．压力表显示 5kg/cm² 压力时，应停用
E．长期鼻导管用氧者，更换导管 2 次 / 天

（118~120 题共用题干）

女，81 岁。退休干部，冠心病住院治疗，住院前 3 天与护士们的关系融洽。第 4 天年轻护士张某再为其行静脉输液的时候，静脉穿刺 3 次均失败，更换李护士后方成功。患者非常不满，其女儿向护士长抱怨，从此患者拒绝张护士为其护理。

118. 第 1 问：针对患者的特点，最佳的护患关系模式为
A．指导型
B．共同参与型
C．指导 - 合作型
D．主动被动型
E．被动型

119. 第 2 问：护患关系发生冲突的主要因素是
A．角色模糊
B．责任不明
C．角色压力
D．理解差异
E．角色期望冲突

120. 第 3 问：护患关系冲突的主要责任人是
A．患者
B．护士长
C．患者女儿
D．张护士
E．李护士

实践能力

一、单选题（每题 1 个得分点）：以下每道试题有 5 个备选答案，请从中选择 1 个最佳答案。提示：本部分在答题过程中可以回退（对已作答试题可以返回检查或修改答案）。

1. 阿尔茨海默病的早期核心症状主要是
A．性格改变
B．幻觉
C．谵妄
D．语言功能障碍
E．记忆减退

2. 肠梗阻非手术治疗期间，梗阻解除的标志是
A．胃肠减压后腹痛减轻
B．腹壁软、轻度压痛
C．肠鸣音消失
D．肛门排便排气
E．生命体征平稳

3. 出现血尿的疾病不包括
A．膀胱炎
B．输尿管结石
C．肾病综合征
D．肾结核
E．膀胱肿瘤

4. 初产妇，27 岁。末次月经及胎动时间记不清，无明显早孕反应。妇科检查：宫底在耻骨联合上 26cm。估计孕妇的妊娠周数为
A．12 周末
B．16 周末
C．28 周末
D．32 周末
E．36 周末

5. 初产妇，32 岁。妊娠 38 周。腹部触诊：宫底可触及圆而硬的胎儿部分，腹部右侧凹凸不平，左侧相对平坦，胎心音在脐上左侧听得最清楚。胎儿胎位最可能是
A．枕左前位
B．枕右前位
C．骶左前位

D. 骶右前位
E. 肩右前位

6. 丹毒患者的健康教育不正确的是
A. 患者使用后的敷料应及时焚毁或者严格消毒
B. 共用衣帽、毛巾、脸盆等会导致接触感染
C. 患病期间，应禁止饮酒或食用辛辣刺激性食物
D. 患病期间，应勤用自来水冲洗患处，防止炎症扩散
E. 及时治疗瘙痒性皮肤病，有利于减少丹毒的发生

7. 分泌碱性黏液，保护胃黏膜的细胞是
A. 胃主细胞
B. 胃黏液细胞
C. 胃腺壁细胞
D. 胃窦部 G 细胞
E. 胃壁平滑肌细胞

8. 风湿热较少侵犯的脏器是
A. 心脏
B. 心脏瓣膜
C. 四肢关节
D. 皮肤
E. 肝

9. 符合类风湿关节炎临床表现特点的是
A. 主要累及承重关节
B. 不伴有关节外的系统损害
C. 全身游走性疼痛
D. 关节病变呈对称性改变
E. 好发于男性

10. 关于成人烧伤面积的描述，错误的是
A. 发、面、颈部各为 3%
B. 双上臂为 7%
C. 躯干、会阴为 27%
D. 双臀为 6%
E. 双前臂为 6%

11. 关于肥厚型梗阻性心肌病杂音的特点，应除外
A. 含服硝酸甘油可使杂音增强
B. 取下蹲位可使杂音减轻
C. 瓦尔萨尔瓦（Valsalva）动作可使杂音增强
D. 口服普萘洛尔可使杂音减轻
E. 减轻心脏后负荷的药物可使杂音减轻

12. 关于妊娠的叙述不正确的是
A. 妊娠 38~42 周分娩为足月产
B. 胎盘早期剥离发生在妊娠 20 周后或分娩期
C. 妊娠 28~37 周分娩为早产
D. 妊娠 12 周以前流产为早期流产
E. 连续发生 3 次或以上的自然流产为复发性流产

13. 广泛性焦虑障碍的症状不包括
A. 眉头紧锁
B. 手指震颤
C. 注意力下降
D. 濒死感
E. 手心、足心出汗

14. 护士为大肠癌患者行术前肠道准备，不包括
A. 纠正水、电解质紊乱
B. 术前 3 天进少渣半流质饮食
C. 术前 2 天每晚灌肠，术前 1 天晚清洁灌肠
D. 补充维生素 K
E. 少量多次输血

15. 护士向葡萄胎清宫术后的患者介绍术后随访的内容，应除外
A. 定期测 hCG
B. 妇科检查
C. 定期做 B 超
D. 有无异常阴道流血
E. 避孕宜用宫内节育器

16. 患者头脑中经常突然出现不属于自己的许多想法，无法摆脱。这种表现很可能是
A. 强迫思维
B. 幻觉
C. 思维散漫
D. 思维奔逸
E. 思维云集

17. 急性喉炎的体征不包括
A. 犬吠样咳嗽
B. 发热

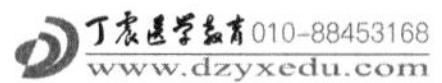

C. 咽喉痛
D. 呼气性喉鸣
E. 声音嘶哑

18. 急性渗出性心包炎最典型的体征是
A. 心包摩擦音
B. 奇脉
C. 心尖搏动减弱或消失
D. 心尖区舒张期奔马律
E. 心尖区吹风样收缩期杂音

19. 结核菌素试验结果的判断时间应在注射后
A. 30 分钟
B. 1 小时
C. 12 小时
D. 24 小时
E. 72 小时

20. 可出现脑膜刺激征的疾病是
A. 脑卒中
B. 蛛网膜下腔出血
C. 脑疝
D. 末梢神经炎
E. 神经根炎

21. 可导致低钠、低氯、低钾性碱中毒的情况是
A. 补钾
B. 应用利尿药
C. 输大量新鲜血
D. 低流量氧
E. 含氯镇咳药

22. 老年人便秘引起的肠梗阻属于
A. 慢性、低位、机械性肠梗阻
B. 慢性、低位、麻痹性肠梗阻
C. 慢性、高位、动力性肠梗阻
D. 慢性、高位、绞窄性肠梗阻
E. 急性、高位、机械性肠梗阻

23. 流行性乙型脑炎极期最严重的 3 种症状是
A. 惊厥、呼吸衰竭、循环衰竭
B. 高热、惊厥、呼吸衰竭
C. 高热、意识障碍、呼吸衰竭
D. 意识障碍、呼吸衰竭、循环衰竭
E. 高热、惊厥、循环衰竭

24. 颅内肿瘤患者降低颅内压最可靠的方法是
A. 放疗
B. 化疗
C. 手术治疗
D. 亚低温冬眠疗法
E. 甘露醇脱水

25. 某孕妇检查胎儿体位如图所示，不正确的是

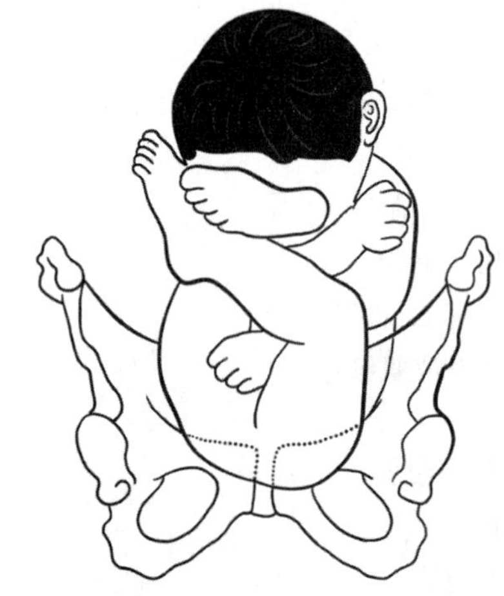

A. 容易发生胎膜早破
B. 妊娠 30 周前，可自行转至正常胎位
C. 是最常见的异常胎位
D. 胎心音在脐下听得最清楚
E. 妊娠 32 周后，可行外转胎位术矫正胎位

26. 某孕妇，妊娠 29 周。因出现无诱因、无痛性阴道流血来医院检查，此时一般不主张的检查是
A. 测量血压
B. 胎心监护
C. 超声检查
D. 腹部检查
E. 阴道检查

27. 某孕妇，25 岁。主诉停经 40 天，1 小时前突发右下腹撕裂样疼痛，伴有肛门坠胀感，晕厥 1 次。查体：血压 90/60mmHg，右下腹反跳痛明显，移动性浊音（+），阴道后穹隆饱满，宫颈举痛，后穹隆穿刺抽出暗红色不凝固血液。护理措施不正确的是
A. 行交叉配血试验
B. 按非手术治疗做好生活护理

C. 建立静脉通道，补充血容量
D. 严密监测生命体征
E. 按急诊手术要求做术前准备

28. 某早产儿出生后因 Apgar 评分较低转入新生儿病房，治疗 12 天后身体状况好转，今天医生通知家长出院。护士在出院指导时应向家长重点强调的是
A. 及时添加辅食
B. 预防感染
C. 培养良好的生活习惯
D. 预防外伤
E. 及早训练按时排便

29. 男，18 岁。疑有肱骨嵌插骨折。诊断骨折最可靠的依据是
A. 局部畸形
B. 局部剧烈疼痛
C. 骨擦感
D. X 线检查
E. 功能障碍

30. 男，20 岁。踢球时造成左侧胫骨骨折。急诊予胫骨内固定术。护士指导患者出院后应进行功能锻炼。功能锻炼的目的<u>不包括</u>
A. 防止关节僵硬
B. 防止肌肉萎缩
C. 预防骨质疏松
D. 促进骨质愈合
E. 预防静脉血栓

31. 男，22 岁。在田间喷洒有机磷农药时防护不当造成中毒，其瞳孔可见
A. 双侧散大
B. 双侧同向偏斜
C. 单侧散大固定
D. 双侧缩小
E. 双侧瞳孔大小不等

32. 男，28 岁。突发胸痛 2 小时，以自发性气胸诊断入院。查体：体温 36.8℃，脉搏 90 次 / 分，呼吸 22 次 / 分；右侧胸部肋间隙增宽，语颤消失，叩诊鼓音。其肝浊音界的改变是
A. 下移
B. 上移
C. 左移
D. 右移
E. 不变

33. 男，30 岁。咳嗽 3 个月，咳白色黏痰，痰液带血丝，午后低热，面色潮红，疲乏无力，常有心悸、盗汗，较前消瘦，结核菌素试验阳性。对该患者的护理措施，正确的是
A. 无须隔离
B. 常到室外晒太阳
C. 服药至症状消失即可
D. 加强锻炼，增强体质
E. 做好用具、餐具、病室和痰液的消毒

34. 男，30 岁。夏天在田地里劳作时，突然出现头痛、头晕、恶心，继而出现口渴、胸闷、面色苍白、冷汗淋漓、脉搏细速、血压下降，后晕倒在地。该患者可能发生了
A. 急性心肌梗死
B. 脑血管意外
C. 中暑
D. 低血糖休克
E. 有机磷农药中毒

35. 男，出生后 8 小时内出现黄疸，血清胆红素 225μmol/L。须采取如图所示的操作，该操作应注意的事项<u>不包括</u>

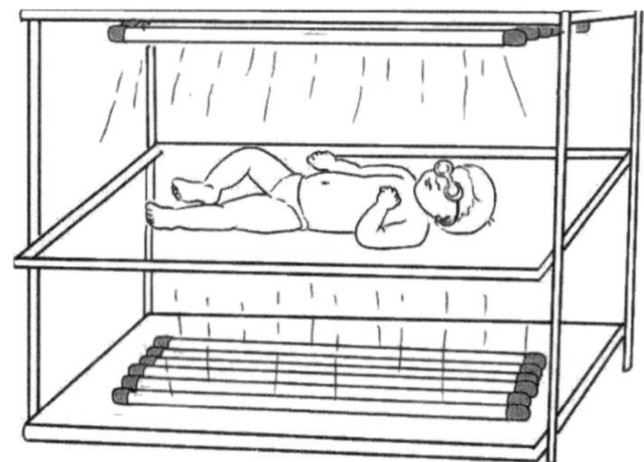

A. 光疗时常更换体位
B. 监测体温，保持在 36.5~37.2℃
C. 使患儿皮肤均匀照射
D. 患儿全身暴露，男婴注意保护阴囊
E. 戴遮光眼罩

36. 男，34 岁。下肢静脉曲张 6 年。自诉患肢受碰撞

后皮肤破溃、出血，护士应告知此时的紧急处理措施是
A．平卧抬腿加压包扎
B．止血带止血
C．指压止血
D．站立位弹力绷带包扎
E．钳夹血管止血

37. 男，34岁。因车祸致右侧多根多处肋骨骨折入院。护士在巡视病房时应重点观察该患者的
A．呼吸
B．脉搏
C．体温
D．意识
E．血压

38. 男，37岁。因感染性休克入院。护士在观察病情时，提示其发生急性呼吸窘迫综合征可能的症状是
A．呼吸音减弱
B．肺部湿啰音
C．躁动不安
D．动脉氧分压下降
E．呼吸困难迅速加重

39. 男，43岁。足部被铁钉扎伤后1周，出现张口受限、苦笑面容、角弓反张、频繁抽搐。护理措施不正确的是
A．注射破伤风抗毒素
B．病室安静避光
C．少食多餐
D．严密监测病情
E．消毒隔离

40. 男，47岁。有胆石病史。与朋友聚餐后，中上腹呈刀割样疼痛，阵发性加剧，脐周皮肤出现青紫，诊断为急性胰腺炎。拟行急诊手术治疗。护士准备工作错误的是
A．做好术前皮肤准备
B．口渴时可饮水
C．了解患者既往病史
D．测量生命体征
E．完善术前检查

41. 男，48岁。因急性心肌梗死急诊入院。6小时后患者心电图显示形状、振幅各异，完全无规则的波浪状曲线。此时患者的脉搏特点是
A．触摸不到
B．快速、不规则
C．缓慢、不规则
D．快速、规则
E．缓慢、规则

42. 男，50岁。颅骨骨折术后拟近期出院。护士在出院指导时，告知患者行颅骨修补术的时间宜在术后
A．2年
B．1年
C．3个月
D．6个月
E．10个月

43. 男，55岁。因慢性支气管哮喘导致急性呼吸衰竭入院，经治疗后病情基本控制，但PaO_2 65mmHg。出院后为防止心脏进一步受累，最有效的措施是
A．锻炼腹式呼吸
B．避免上呼吸道感染
C．保持室内空气流通
D．家庭氧疗
E．坚持步行或慢跑等全身运动

44. 男，55岁。因胰头癌住院行胰头十二指肠切除术，术后出现高血糖。出院饮食指导原则正确的是
A．低脂、低碳水化合物、高蛋白
B．高脂、低碳水化合物、高蛋白
C．高脂、低碳水化合物、低蛋白
D．低脂、低碳水化合物、低蛋白
E．高脂、低碳水化合物、高维生素

45. 如图所示，行腰椎穿刺术的最佳穿刺点为
A．①
B．②
C．③
D．④
E．⑤

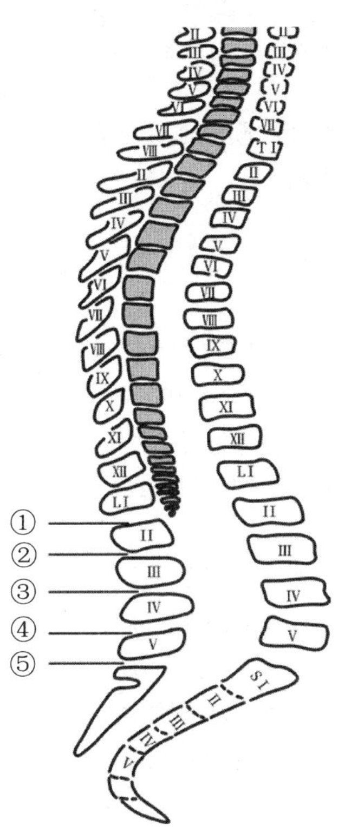

46. 男，56 岁。诊断为支气管扩张症。大咯血时突然中止咯血，张口瞠目，两手乱抓，考虑可能发生的情况是
A. 心室颤动
B. 呼吸衰竭
C. 肺不张
D. 窒息
E. 心力衰竭

47. 男，58 岁。餐后突发心前区撕裂样痛，向后背部放射，患者最可能是
A. 心绞痛
B. 急性心包炎
C. 急性主动脉夹层动脉瘤
D. 急性胸膜炎
E. 急性胆囊炎

48. 男，58 岁。既往有冠心病病史。开会中突然倒地，疑心脏骤停。查体：颈动脉搏动消失，呼吸停止，口腔无异常。表明患者心肺复苏的有效指标不包括
A. 出现较强的自主呼吸
B. 摸到规律的颈动脉搏动
C. 可测量到上臂血压
D. 口唇、甲床转为红色
E. 瞳孔由大变小

49. 男，58 岁。诊断为急性心肌梗死，医嘱要求查肌酸激酶同工酶（CK-MB），适宜的采血时间是
A. 餐前
B. 即刻
C. 餐后 2 小时
D. 服药后
E. 明天晨起空腹时

50. 男，59 岁。因急性心肌梗死行经皮冠状动脉介入治疗。术后为预防穿刺动脉栓塞，护士主要观察的项目是
A. 膝腱反射
B. 足背动脉搏动
C. 体温
D. 血压
E. 脉搏

51. 男，5 岁。查体时发现心前区 3/6 级收缩期杂音，拟诊室间隔缺损。为明确诊断，最重要且无创伤的辅助检查是
A. CT 检查
B. 动态心电图
C. 超声心动图
D. 心导管检查
E. 血常规

52. 男，5 岁。发热 4 天后耳后、发际渐及面颊、前额、躯干及全身出现淡红色斑丘疹，稀疏分明，疹间皮肤正常，诊断为麻疹。对与患儿一起玩耍的小儿行医学观察的时间是
A. 4 天
B. 7 天
C. 10 天
D. 21 天
E. 40 天

53. 男，60 岁。因发热 1 周，伴胸闷、气促、呼吸困难入院。B 超检查提示心包积液。医生给予心包穿刺。术后护理不正确的是
A. 穿刺部位覆盖无菌纱布
B. 密切观察生命体征

C．若行引流，需要做好引流管护理
D．心电血压监测 2 小时
E．指导患者立即下床活动

54. 男，67 岁。腹外疝。站位时，疝内容物可突出并下降至阴囊，平卧后回纳疝块并压迫内环，嘱患者咳嗽疝块不再出现。患者的情况应考虑为
A．脐疝
B．白线疝
C．切口疝
D．腹股沟斜疝
E．腹股沟直疝

55. 输卵管妊娠最易发生破裂的部位是

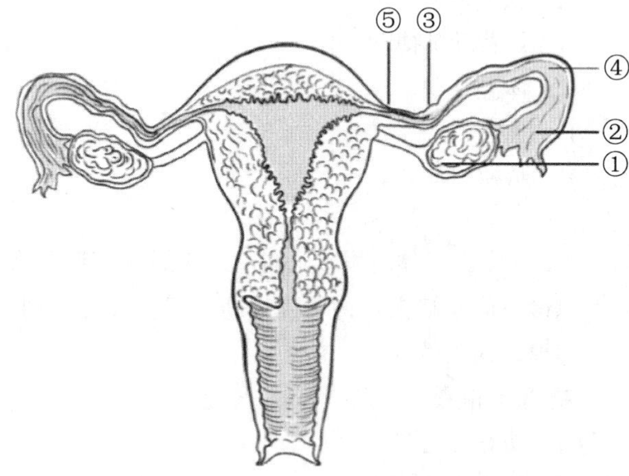

A．①
B．②
C．③
D．④
E．⑤

56. 男，72 岁。患有原发性高血压病（2 级），并发心、肾等靶器官损害。一天因情绪激动突然出现剧烈头痛、恶心、呕吐、抽搐，前来就诊。测量血压 230/130mmHg。分诊护士考虑患者可能发生了
A．高血压亚急症
B．高血压急症
C．蛛网膜下腔出血
D．脑血栓
E．脑出血

57. 男，32 岁。因淋雨后发热、咽痛就诊，怀疑急性咽 - 扁桃体炎。该患者区别于普通上呼吸道感染的突出表现是
A．咽痛明显
B．咽部及结膜充血、肿胀
C．畏光流泪
D．声音嘶哑
E．起病急

58. 女，10 个月。因腹泻 4 天入院。患病期间进食少，呕吐频繁，精神萎靡，前囟凹陷，眼泪和尿量明显减少，皮肤弹性差，腹胀，肠鸣音减弱，心率快，心音低钝。护士根据查体的情况考虑该患儿可能并发
A．重度脱水伴低钠血症
B．中度脱水伴低钾血症
C．轻度脱水伴低钾血症
D．中度脱水伴高钾血症
E．轻度脱水伴高钾血症

59. 女，20 岁。无性生活史。自诉下腹部有肿块，疑“卵巢肿瘤”。护士应选择的体格检查为
A．腹部触诊
B．腹部叩诊
C．直肠 - 腹部诊
D．双合诊
E．四步触诊法

60. 女，22 岁。白带增多，外阴瘙痒，诊断为外阴阴道假丝酵母菌病。对其健康指导后，患者复述的内容提示护士需要再强调的是
A．确诊用 10%KOH 悬滴法
B．可以穿紧身内裤
C．典型症状是外阴奇痒
D．用 2%~4% 碳酸氢钠溶液冲洗
E．应用广谱抗生素可诱发

61. 女，23 岁。风湿性心脏瓣膜病史 3 年，近 1 个月不明原因持续低热，抗生素治疗无效，现收住入院。心脏彩超提示二尖瓣有一大小为 12mm×12mm 赘生物。该患者首选用药是
A．青霉素
B．阿奇霉素
C．阿昔洛韦
D．甲硝唑
E．卡那霉素

62. 女，24 岁。因系统性红斑狼疮入院，使用大剂量甲泼尼龙冲击治疗。用药期间，护士应特别注意观察和预防的是
A. 继发感染
B. 消化道出血
C. 骨质疏松
D. 高血压
E. 骨髓抑制

63. 女，33 岁。全心衰竭病史 6 年，因发热、咳嗽 10 天，心跳增快 2 天收入院。应用洋地黄 1 周后，考虑中毒可能并暂停给药的情况是
A. 心尖区可闻及舒张期奔马律
B. 心房颤动心律变规则
C. 心率由 120 次 / 分降至 90 次 / 分
D. 食欲较治疗前好转
E. 尿量较用药前增多

64. 女，35 岁。胆道感染。非手术治疗，患者出现阵发性寒战、高热、面色潮红、呼吸急促、腹泻。血培养最佳的采血时间是
A. 发热高峰时
B. 腹泻缓解后
C. 寒战前
D. 寒战时
E. 呼吸平稳后

65. 女，35 岁。行甲状腺乳头状癌切除术。术后宜采取半坐卧位，其主要目的是
A. 有利于切口愈合
B. 减轻腹胀
C. 减少局部出血
D. 减轻缝合口张力
E. 利于呼吸

66. 女，38 岁。慢性肾衰竭 5 年。2 周前出现进餐后恶心、呕吐，加重 2 天入院。实验室检查：尿量 500ml/d，内生肌酐清除率 20ml/min。目前饮食方案<u>错误</u>的是
A. 低钠饮食
B. 低钾饮食
C. 高热量饮食
D. 高蛋白饮食
E. 高钙饮食

67. 女，38 岁。因每天大便次数增多，6~8 次 / 天，且大便为黏液脓血便入院，经检查诊断为溃疡性结肠炎，该患者饮食应给予
A. 易消化、高纤维素饮食
B. 低蛋白饮食
C. 无渣流质、半流质饮食
D. 低纤维素饮食
E. 高脂饮食

68. 女，39 岁。上坡或平地快走时常有气促，X 线检查心影呈梨形。该患者可能的诊断是
A. 主动脉瓣狭窄
B. 主动脉瓣关闭不全
C. 二尖瓣狭窄
D. 二尖瓣关闭不全
E. 肥厚型心肌病

69. 女，39 岁。诊断为慢性萎缩性胃炎，经治疗病情好转后出院。责任护士对患者行出院指导，<u>错误</u>的是
A. 合理安排作息
B. 规律饮食
C. 保持良好的心态
D. 避免饮用浓茶
E. 多进食粗纤维食物

70. 女，40 岁。因持续高热、咳嗽、咳铁锈色痰入院。经检查诊断为肺炎链球菌肺炎。1 天后，患者突然出现面色苍白、冷汗，测血压 80/45mmHg，心率 150 次 / 分。护士采取的护理措施中正确的是
A. 端坐卧位
B. 维持收缩压在 90~100mmHg
C. 给予退热药，迅速退热
D. 热水袋保暖
E. 输液速度尽可能快

71. 女，42 岁。拟行输尿管切开取石术，术前 1 小时行腹部 X 线检查后应采取的体位是
A. 体位无特殊要求
B. 健侧卧位
C. 俯卧位
D. 仰卧位
E. 保持拍片时体位

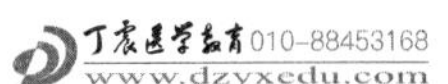

72. 女，50 岁。G_3P_1。主诉腰骶部酸痛，有下坠感。妇科检查：患者平卧向下用力时宫颈脱出阴道口，宫体仍在阴道内。子宫脱垂程度为
A．Ⅱ度轻型
B．Ⅱ度重型
C．Ⅲ度
D．Ⅰ度重型
E．Ⅰ度轻型

73. 女，55 岁。高血压病史 10 年，因未规律用药，血压控制不理想，多在 160/105mmHg。4 小时前患者心前区持续疼痛、出冷汗来院急诊，诊断为急性心肌梗死。半小时前患者呼吸困难伴喘息，两肺满布湿啰音和哮鸣音，心率 108 次 / 分，律齐。首先考虑该患者的病情变化是
A．肺部感染
B．肺动脉高压
C．急性左心衰
D．急性右心衰
E．慢性阻塞性肺疾病

74. 女，60 岁。慢性心力衰竭 3 年，服用呋塞米可导致
A．低钾、低镁血症
B．高钠血症
C．高钙血症
D．高镁血症
E．尿素氮降低

75. 女，62 岁。早期肝癌，拟行肝叶切除术。术后病情平稳，可为患者采取
A．侧卧位，避免过早活动
B．俯卧位，尽早活动
C．半坐卧位，尽早活动
D．半坐卧位，避免过早活动
E．头高足低位

76. 女，66 岁。慢性阻塞性肺疾病 10 年，慢性肺源性心脏病 5 年，此次因慢性呼吸衰竭入院。护士查房时发现患者兴奋、多汗、颜面潮红、球结膜水肿。考虑该患者发生了
A．Ⅰ型呼吸衰竭
B．二氧化碳潴留
C．电解质紊乱
D．呼吸兴奋药过量
E．并发心力衰竭

77. 女，80 岁。患慢性阻塞性肺疾病 20 余年，今因咳嗽、咳痰加重住院，夜间因烦躁难以入眠，自服地西泮 5mg 后入睡，晨起呼之不应，呼吸浅促。出现上述表现的最可能原因是
A．地西泮中毒
B．地西泮过敏
C．地西泮的镇静作用
D．地西泮的镇咳作用
E．地西泮抑制呼吸中枢

78. 缺铁性贫血患者口服铁剂治疗，护士应告知患者最可能出现的不良反应是
A．过敏性休克
B．肌肉关节痛
C．胃肠道反应
D．白细胞减少
E．头痛

79. 男，56 岁。前列腺切除术后行膀胱冲洗时，冲洗液引流不畅。护士应首先采取的护理措施是
A．夹闭冲洗管，暂停冲洗
B．继续冲洗
C．加快冲洗速度
D．检查引流管是否通畅
E．通知医生

80. 上消化道出血患者，对失血性休克最敏感的观察指标是
A．皮肤温度
B．中心静脉压
C．脉压
D．面色
E．脉搏

81. 肾炎性水肿，水肿部位一般先发生在
A．眼睑、颜面部
B．下肢
C．胫前、足踝
D．上肢
E．阴囊、会阴

82. 使用胰岛素的妊娠期糖尿病产妇，分娩后24小时，胰岛素应减至
   A. 原用量的2/3
   B. 原用量的1/2
   C. 原用量的1/3
   D. 原用量的1/4
   E. 原用量的1/5

83. 男，6岁。1天前突发高热，体温39℃，伴有咽痛、吞咽痛。今晨耳后、颈部及上胸部出现分布均匀的丘疹，舌头肿胀，呈“杨梅舌”。正确的护理措施是
   A. 严密隔离
   B. 呼吸道隔离
   C. 消化道隔离
   D. 保护性隔离
   E. 无须隔离

84. 向幼儿家长宣教小儿口腔保健知识时，不妥的是
   A. 萌牙早期用软布清洁牙齿表面
   B. 避免幼儿含着奶嘴、喝着果汁入睡
   C. 幼儿出牙时可有流涎，属于正常现象
   D. 小儿乳牙在3岁前出齐
   E. 少吃甜食等易致龋齿的食物

85. 消化性溃疡患者少量出血时，为中和胃酸，可给予的食物是
   A. 热牛奶
   B. 温米汤
   C. 鸡汤
   D. 馒头
   E. 米饭

86. 协助医师抢救产后出血时，有效止血的护理措施不包括
   A. 腹壁按摩子宫
   B. 注射缩宫素
   C. 遵医嘱给予抗生素
   D. 产道损伤时协助缝合止血
   E. 徒手剥离胎盘时扶持宫底

87. 心力衰竭时患者最严重的呼吸困难是
   A. 急性左心衰
   B. 吸气性呼吸困难
   C. 劳力性呼吸困难
   D. 急性肺水肿
   E. 静息时呼吸困难

88. 需要及早切开引流的感染是
   A. 背部痈
   B. 脓性指头炎
   C. 急性管状淋巴管炎
   D. 丹毒
   E. 疖

89. 血栓闭塞性脉管炎局部缺血期的表现是
   A. 复发性游走性静脉炎
   B. 游走性动脉血管闭塞
   C. 患者动脉搏动消失
   D. 复发性游走性动脉炎
   E. 反复性动脉血管闭塞

90. 严重肝胆疾病的患者术前准备最需要补充的是
   A. 维生素B_6
   B. 维生素C
   C. 维生素K
   D. 维生素D
   E. 维生素A

91. 女，6个月。早期萌牙的数目是
   A. 2颗
   B. 4颗
   C. 6颗
   D. 8颗
   E. 10颗

92. 原发免疫性血小板减少症患者最重要的护理措施是观察和预防
   A. 胃肠道出血
   B. 颅内出血
   C. 鼻出血
   D. 皮肤黏膜出血
   E. 感染

93. 早产儿，男，3日龄，胎龄35周。现该患儿反应低下，拒乳，不哭，下肢及臀部皮肤青紫、对称性硬肿，初诊为新生儿硬肿病，对判断病情最有价值的指标是

A. 体温
B. 尿量
C. 哭声
D. 喝奶量
E. 血压

94. 支气管扩张症患者痰液的特点是
A. 黏液样
B. 大量脓痰久置分 4 层
C. 铁锈色
D. 暗红色
E. 粉红色泡沫痰

95. 主要表现为呼气性呼吸困难的疾病是
A. 气管痉挛
B. 气管管腔狭窄
C. 气管异物
D. 喉癌
E. 支气管哮喘

二、共用题干单选题（每个提问 1 个得分点）：以下每道试题有 2~6 个提问，每个提问有 5 个备选答案，请选择 1 个最佳答案。提示：进入此部分试题后，您不能返回前面部分查看试题或修改答案；本部分在答题过程中不能回退（对已作答试题不能返回检查或修改答案）。您是否进入共用题干单选题部分？

（96~97 题共用题干）

初产妇，产后 10 天，一切正常。

96. 第 1 问：护士观察其恶露，正常颜色应该是
A. 鲜红色
B. 淡红色
C. 白色
D. 巧克力色
E. 铁锈红色

97. 第 2 问：判断其宫底的高度应在
A. 平脐
B. 脐下 2 横指
C. 脐耻连线中点
D. 耻骨联合上 1 横指
E. 耻骨联合下

（98~99 题共用题干）

男，38 岁。肛周持续跳动性疼痛，排便明显；肛周局部有红肿、波动感。

98. 第 1 问：考虑该患者最有可能发生了
A. 肛门周围脓肿
B. 直肠壁内脓肿
C. 骨盆直肠间隙脓肿
D. 直肠后间隙脓肿
E. 坐骨肛管间隙脓肿

99. 第 2 问：首选的治疗措施是
A. 局部热敷
B. 高锰酸钾溶液坐浴
C. 手术切开引流
D. 口服缓泻药减轻排便疼痛
E. 抗生素控制感染

（100~101 题共用题干）

男，3 个月。人工喂养，未添加辅食。夜间多汗，爱哭闹。今突发惊厥，查血钙 1.4mmol/L。

100. 第 1 问：考虑该患儿发生了
A. 流行性脑脊髓膜炎
B. 新生儿破伤风
C. 维生素 D 缺乏性手足搐搦症
D. 低血糖
E. 癫痫发作

101. 第 2 问：最先采取的紧急措施是
A. 立即心肺复苏
B. 静脉注射 50% 葡萄糖
C. 静脉注射 10% 葡萄糖酸钙
D. 肌内注射解痉药
E. 肌内注射维生素 D

（102~104 题共用题干）

男，50 岁。交通事故撞伤左上腹，自述胸闷、心慌、腹部疼痛。查体：神志清，面色苍白，血压 80/55mmHg，腹部稍胀，左上腹压痛明显。以腹部闭合性损伤、皮肤挫裂伤收入院。

102. 第 1 问：病情观察期间<u>不正确</u>的做法是
A. 尽量少搬动患者

B．禁饮、禁食
C．禁用泻药
D．疼痛剧烈时，及时应用镇痛药
E．禁止灌肠

103．第 2 问：半小时后，患者全腹压痛，左下腹抽出不凝血，须急诊手术。术前准备的内容不包括
A．建立静脉通道
B．留置导尿管
C．交叉配血
D．药物过敏试验
E．注射破伤风抗毒素

104．第 3 问：术后第 3 天，患者自诉痰多难以咳出，护士应协助其
A．翻身、叩背
B．雾化吸入
C．口含润喉片
D．痰细菌培养
E．应用镇咳药

（105~106 题共用题干）

男，64 岁。散步时突然头痛、眩晕，伴呕吐、步态不稳。查体：血压 180/105mmHg，心率 62 次 / 分，双眼向右眼震，右侧指鼻欠稳准，右侧巴宾斯基征阳性。

105．第 1 问：患者最可能的疾病是
A．脑桥出血
B．蛛网膜下腔出血
C．小脑出血
D．大脑中动脉出血
E．脑血栓形成

106．第 2 问：为明确诊断，应给予的进一步检查是
A．脑血管造影
B．脑电图
C．头颅 CT 检查
D．脑脊液检查
E．肝、肾功能检查

（107~110 题共用题干）

女，20 岁。因近 2 个月脾气急躁、怕热、多汗、多食、失眠去医院就诊。查体：甲状腺 I 度肿大，双手微抖，眼球有轻度突出，心率 90 次 / 分。实验室检查：T_3 6.5nmol/L，T_4 263nmol/L，均高于正常水平。

107．第 1 问：该患者最可能的诊断是
A．生理性甲状腺肿
B．甲状腺毒症心脏病
C．甲状腺功能亢进症
D．地方性甲状腺肿
E．甲状腺癌

108．第 2 问：该患者的最佳治疗方法是
A．手术治疗
B．^{131}I 治疗
C．普萘洛尔治疗
D．甲巯咪唑治疗
E．丙硫氧嘧啶治疗

109．第 3 问：应用此治疗期间，应观察的不良反应是
A．红细胞减少
B．粒细胞减少
C．骨质疏松
D．声音嘶哑
E．甲状腺功能减退症

110．第 4 问：患者出现上述不良反应，正确的护理措施是
A．给予含铁丰富的饮食
B．补充甲状腺激素
C．给予含钙丰富的饮食
D．给予清咽含片
E．预防感染

（111~112 题共用题干）

女，25 岁。转移性右下腹痛 6 小时。查体：体温 38.1℃，血压正常；右下腹有固定压痛，无腹肌紧张。临床诊断为急性阑尾炎。经术前准备后，在蛛网膜下腔阻滞下行阑尾切除手术。

111．第 1 问：此患者的阑尾炎类型属于
A．急性单纯性阑尾炎
B．急性化脓性阑尾炎合并腹膜炎
C．坏疽性阑尾炎
D．阑尾周围脓肿
E．穿孔性阑尾炎

112. 第 2 问：术前准备不包括
A. 禁食、禁饮
B. 交叉配血试验
C. 练习深呼吸、有效咳嗽
D. 灌肠
E. 麻醉前用药

（113~114 题共用题干）

女，26 岁。左胸刺伤 1 小时。患者呼吸困难，烦躁不安。查体：脉搏 99 次 / 分，血压 75/55mmHg，口唇发绀，气管右移。胸骨左缘第 5 肋间有一伤口，随呼吸运动可有“嘶嘶”声，左胸叩诊鼓音，呼吸音消失。送医院行清创及胸膜腔闭式引流术（单瓶）。

113. 第 1 问：引流装置连接不正确的是
A. 妥善固定引流瓶，避免意外踢倒
B. 长玻璃管一端插入液面下 3~4cm
C. 短玻璃管一端插入液面下 1~2cm
D. 长玻璃管另一端与胸膜腔闭式引流管连接
E. 水封瓶低于胸膜腔出口 60cm

114. 第 2 问：胸膜腔闭式引流期间，水封瓶不慎被打破，护士此时首先应采取的措施是
A. 安慰患者
B. 重新更换水封瓶
C. 将胸膜腔闭式引流管反折捏紧
D. 嘱患者深呼吸
E. 拔除胸膜腔闭式引流管

（115~116 题共用题干）

女，48 岁。肝硬化门静脉高压症 2 年，本次因大量呕血 1 小时，急诊入院。患者神志清，面色苍白，脉搏 122 次 / 分，血压 80/45mmHg。

115. 第 1 问：入院后，急救护士对该患者处理措施不当的是
A. 立即予心电监护
B. 建立静脉通道
C. 吸氧
D. 放置三腔二囊管
E. 嘱患者进流质饮食

116. 第 2 问：使用三腔二囊管的护理要点不包括
A. 使用前检查是否漏气
B. 先向胃囊充气
C. 胃囊充气量为 150~200ml
D. 每隔 12 小时放气 15~30 分钟
E. 出血停止立即拔管

（117~118 题共用题干）

女，56 岁。浸润性乳腺癌，行乳腺癌根治术。

117. 第 1 问：护士为术后患者采取的护理措施不包括
A. 胸带加压包扎护理
B. 严密观察病情
C. 避免过早外展患侧上肢
D. 术后 24 小时开始做屈指、屈腕锻炼
E. 术后 24 小时可正常进食

118. 第 2 问：患者向护士询问患侧肢体开始手指爬墙、肩部功能锻炼的时间，该护士正确的回答是
A. 手术当天
B. 术后 3 天
C. 术后 5 天
D. 术后 6 天
E. 术后 10 天

（119~120 题共用题干）

女，68 岁。慢性阻塞性肺疾病 10 年。因咳嗽、咳痰加重，伴发热、喘息 3 天入院，给予氨茶碱等药物治疗。

119. 第 1 问：对该患者做胸部评估时，可发现的体征是
A. 胸廓不对称隆起
B. 吸气时间延长
C. 呼吸频率减慢
D. 支气管偏向一侧
E. 可闻及湿啰音

120. 第 2 问：应用氨茶碱治疗的目的是
A. 控制感染
B. 减少支气管分泌物
C. 稀释痰液
D. 松弛支气管平滑肌
E. 降低体温

冲刺试卷三

专业实务

一、单选题（每题 1 个得分点）：以下每道试题有 5 个备选答案，请从中选择 1 个最佳答案。提示：本部分在答题过程中可以回退（对已作答试题可以返回检查或修改答案）。

1. 1∶5000 高锰酸钾溶液在治疗外阴炎时最主要的作用是
   A. 杀菌
   B. 止痒
   C. 解毒
   D. 清洁
   E. 防腐

2. Ⅰ度烧伤的患者，损伤深度伤及皮肤
   A. 真皮乳头层
   B. 真皮网状层
   C. 表皮基底层
   D. 皮肤全层
   E. 表皮角质层

3. ABO 血型不合引起的新生儿溶血病常见于
   A. 母亲为 A 型，新生儿为 B 型
   B. 母亲为 A 型，新生儿为 O 型
   C. 母亲为 O 型，新生儿为 A 型
   D. 母亲为 B 型，新生儿为 A 型
   E. 母亲为 AB 型，新生儿为 AB 型

4. 病房发生护理差错后，护士长应及时上报护理部，上报时间不超过
   A. 24 小时
   B. 6 小时
   C. 48 小时
   D. 2 小时
   E. 12 小时

5. 成人最常见的先天性心脏病是
   A. 动脉导管未闭
   B. 室间隔缺损
   C. 房间隔缺损
   D. 法洛四联症
   E. 肺动脉狭窄

6. 初产妇，会阴后 - 侧切开术。产后第 3 天体温 39.0℃，伴脉搏细速、头痛，下腹疼痛，恶露有臭味。最有效的对因治疗为
   A. 鼓励产妇多饮水
   B. 给予半流质饮食
   C. 取半坐卧位
   D. 保证室内通风
   E. 用敏感、足量、高效抗生素

7. 发药时，患者因行胃镜检查禁食，护士恰当的做法是
   A. 交给患者，检查后自行服下
   B. 暂缓发药，适时再发
   C. 嘱患者少量饮水服下
   D. 直接丢弃
   E. 交给患者家属保存

8. 肺结核患者化疗时，应遵循的原则不包括
   A. 早期
   B. 联合
   C. 规律
   D. 足量
   E. 全程

9. 肺泡内氧气与血红蛋白结合最重要的影响因素是
   A. 血红蛋白的氧结合力
   B. 肺泡内氧浓度
   C. 血红蛋白量
   D. 血管内皮的厚度
   E. 血氧饱和度

10. 符合护士执业伦理基本原则的是
A. 儿童病房有棱角的地方用塑料防撞条保护
B. 护士在食堂与他人谈论在本科室住院的某位公众人物病情
C. 16 岁女患者因害怕而拒绝插导尿管，护士直接给予插管
D. 欠费患者要求更换床单，护士不予更换
E. 欠费患者要求更换病服，护士不予更换

11. 关于老年人生理特点的叙述，正确的是
A. 味觉增强
B. 嗅神经元增多
C. 心脏收缩力增强
D. 关节灵活性减弱
E. 记忆力增强

12. 关于取药方法的叙述，正确的是
A. 药液不足 1ml 用量杯取药
B. 水剂药应先在药杯中加温开水
C. 不同的水剂可放在同一药杯内
D. 倒水剂药后用湿纱布擦净瓶口
E. 油剂药摇匀后用量杯量取

13. 呼气带有刺激性蒜味见于
A. 肝性脑病
B. 氯丙嗪中毒
C. 酮症酸中毒
D. 尿毒症
E. 有机磷农药中毒

14. 呼吸机辅助呼吸的供氧浓度一般为
A. 20%~25%
B. 20%~33%
C. 30%~35%
D. 30%~40%
E. ＞ 60%

15. 护患沟通中正确的倾听技巧是
A. 患者叙述时，护士要思考问题
B. 避免直视患者的眼睛
C. 用心倾听，表示对所谈话题有兴趣
D. 避免看清对方表情
E. 回应患者声音宜大，避免听不清楚

16. 护理技术人员每年参加继续护理学教育的最低学分为
A. 15 分
B. 20 分
C. 25 分
D. 30 分
E. 40 分

17. 护士肌内注射伤及患者坐骨神经，致患者轻度残疾，属于
A. 不属于医疗事故
B. 一级医疗事故
C. 二级医疗事故
D. 三级医疗事故
E. 四级医疗事故

18. 护士素质培养的核心是
A. 身体素质
B. 政治素质
C. 心理素质
D. 职业素质
E. 礼仪仪表

19. 护士小王安慰情绪低落的癌症晚期患者说:“放心，你一定会治好的。”患者感觉护士不负责任，主要的问题出在
A. 未保护患者隐私
B. 态度不友善
C. 沟通方式不当
D. 不理解患者
E. 不尊重患者

20. 患者在进行甲状腺摄碘试验检查前，应禁食含碘食物的时间为
A. 3 天
B. 10 天
C. 2 周
D. 4 周
E. 6 周

21. 急性白血病患者出血的主要原因是
A. 血管变脆
B. 弥散性血管内凝血
C. 血小板质和量的异常

D．造血功能障碍
E．缺乏凝血酶原

22. 急性阑尾炎腹痛起始于脐周或上腹的机制是
A．感觉神经紊乱
B．内脏神经反射
C．躯体神经反射
D．阑尾位置靠近脐部
E．壁腹膜受刺激

23. 急诊护士接诊一位发热患者，体温 39.3℃，伴有咳嗽、流涕，主诉咽痛、头痛、肌肉酸痛等不适。患者 3 天前曾去高致病性禽流感疫区出差，护士提出要对该患者进行隔离，患者听到隔离便拒绝就诊并自行离开。护士因为当天工作忙碌并很快遗忘了此事。此护士的行为违反了
A．传染病防治法
B．公共场所卫生管理条例
C．护士条例
D．医疗事故处理条例
E．侵权责任法

24. 脊髓腔穿刺术后的患者可因颅内压过低引起头痛，其主要机制是
A．脑部血液循环障碍
B．脑代谢障碍
C．脑部缺氧
D．颅内压过低牵张颅内静脉窦和脑膜
E．血压升高

25. 某孕妇，妊娠 29 周。午后阴道流血，淋漓不净，急诊入院，面色苍白。查体：血压 86/52mmHg，脉搏细速，胎心率 90 次 / 分。经 B 超检查，胎盘与子宫位置模式如图所示。可诊断为

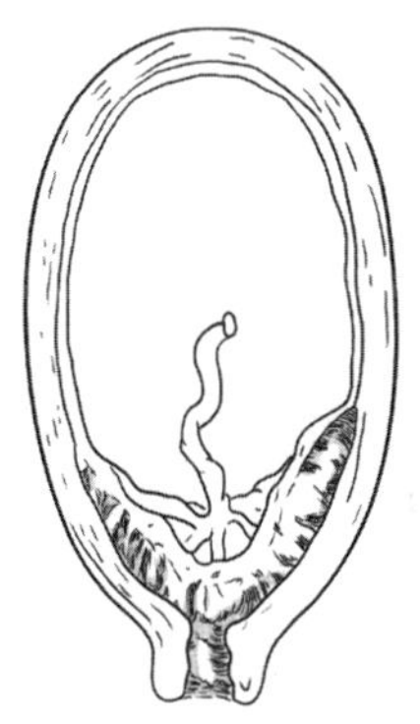

A．前置胎盘
B．先兆流产
C．胎盘早剥
D．羊水栓塞
E．胎膜早破

26. 经产妇，30 岁。胎儿经阴道娩出，剪断脐带时，护士给护生讲解正常的脐带结构是
A．1 条动脉，1 条静脉
B．2 条动脉，2 条静脉
C．2 条动脉，1 条静脉
D．静脉较粗但壁薄
E．动脉较细但壁厚

27. 具有沉降、固涩作用的是
A．酸
B．咸
C．苦
D．甘
E．辛

28. 可导致小儿营养不良的原因不包括
A．腹泻
B．喂养方法不当
C．食物中纤维素过少
D．长期摄入热量不足
E．辅食添加不合理

29. 临床上常用利尿药治疗原发性高血压，其降低血压的主要机制是
A．降低心排血量
B．阻断 β 受体
C．抑制交感神经活性
D．减少体内总钠含量
E．减少血容量

30. 慢性阻塞性肺疾病患者并发慢性肺源性心脏病、呼吸衰竭的主要诱因是
A．过度运动
B．感染
C．接触过敏原
D．大气污染
E．酗酒

31. 某护士于 2019 年取得护士执业注册，2020 年去外省从事护理工作。有关部门在接到其变更执业申请后，其办理手续的时限是
A．15 个工作日
B．30 个工作日
C．10 个工作日
D．7 个工作日
E．60 个工作日

32. 某破伤风患者，神志清楚，全身肌肉阵发性痉挛、抽搐。所住病室环境不符合病情要求的是
A．室温 18~20℃
B．相对湿度 50%~60%
C．门椅脚钉橡皮垫
D．保持病室光线充足
E．开门关门动作轻

33. 间歇脉多见于
A．颅内压增高患者
B．甲状腺功能亢进症患者
C．心房颤动患者
D．洋地黄中毒患者
E．心力衰竭患者

34. 某孕妇在产前检查中发现患有艾滋病，护士在对此患者的护理行为中违反伦理要求的是
A．像对待其他患者一样，一视同仁
B．热心护理患者，解决患者所需
C．注意保护患者的隐私
D．以该患者为例大力宣传艾滋病的知识
E．主动接近患者，鼓励患者积极配合治疗

35. 判断心脏骤停时，最主要的触摸部位是

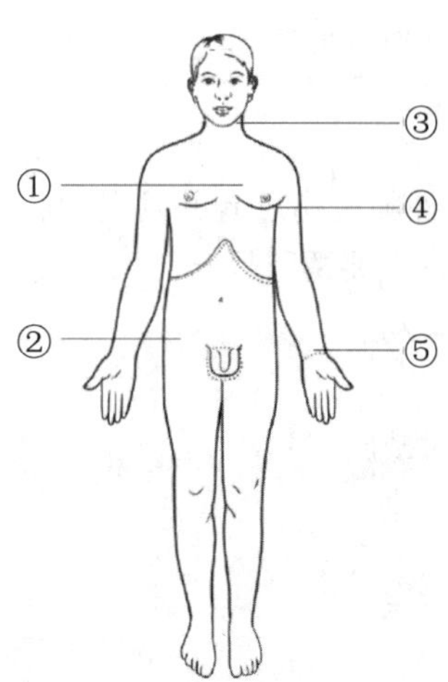

A．①
B．②
C．③
D．④
E．⑤

36. 男，22 岁。因外伤行破伤风抗毒素过敏试验。20 分钟后结果示局部皮丘红肿，硬结直径大于 1.5cm，红晕直径大于 4cm，自述有痒感。此时护士采取的正确处理措施是
A．不能注射破伤风抗毒素
B．在对侧前臂做对照试验后再注射
C．将抗毒素稀释后分 4 次注射
D．将抗毒素分成 3 等份后每 10 分钟注射 1 次
E．将抗毒素分 4 次逐渐增加剂量注射

37. 男，23 岁。患支气管扩张症，间断咯血。近来因受凉咳大量黄色脓痰，收入院治疗。根据病情，目前最主要的护理诊断是
A．营养失调：低于机体需要量
B．潜在并发症：窒息
C．低效性呼吸型态
D．清理呼吸道无效
E．气体交换受损

38. 男，28 岁。颜面烧伤后常有失落感，提示患者未能满足的需要是
A．求知需要
B．自尊需要
C．生理需要
D．安全需要
E．爱与归属需要

39. 男，28 岁。自取木炭在屋内点燃取暖时，发生昏迷，急诊入院。诊断为急性一氧化碳中毒。护士向患者家属解释其发病机制是
A．脑细胞中毒
B．呼吸中枢受抑制
C．血红蛋白不能携氧
D．血氧含量下降
E．大脑受抑制

40. 男，30 岁。鼻部疖挤压后出现寒战、高热、头痛，眼部周围组织红肿。最可能的致病菌是

A．金黄色葡萄球菌
B．白假丝酵母菌
C．铜绿假单胞菌
D．变形杆菌
E．溶血性链球菌

41．男，32 岁。近来肝区疼痛、厌食厌油腻，前往消化内科就诊，拟行肝功能检查，为使检验结果准确，护士最佳采血的时间是
A．晨起空腹时
B．临睡前
C．餐后 1 小时
D．活动时
E．肝区疼痛剧烈时

42．男，32 岁。在与歹徒搏斗时被尖刀捅伤导致开放性气胸，正确的现场急救方法是
A．氧气吸入
B．气管插管辅助呼吸
C．厚敷料封闭伤口
D．胸膜腔穿刺排气
E．胸膜腔闭式引流

43．男，34 岁。PPD 试验后 48 小时局部硬结直径为 15mm，护士判定其结果为
A．强阳性
B．判定困难，须重做
C．弱阳性
D．中度阳性
E．阳性

44．男，35 岁。因食管胃底静脉曲张破裂大出血急需输血治疗，遵医嘱给患者输库存血 600ml，输血 10 分钟后患者感到头部胀痛，四肢麻木，并出现恶心、呕吐，腰背部剧痛。为促进血红蛋白在尿中的溶解度，宜选用的药物是
A．氯化钠
B．平衡盐溶液
C．碳酸氢钠
D．氯化钾
E．氯化钙

45．如图所示，容易早期出现呼吸骤停的脑疝部位是

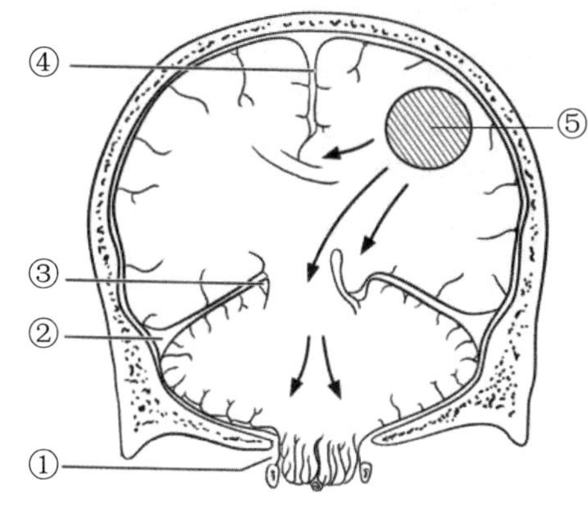

A．①
B．②
C．③
D．④
E．⑤

46．男，39 岁。因农药中毒急诊入院。平车护送患者入病区时，对静脉输液、吸氧采取的处理措施是
A．保留导管暂停输液
B．暂时拔除导管
C．保留导管暂停吸氧
D．继续吸氧、输液，维持导管通畅
E．保留导管，暂停吸氧、输液

47．男，40 岁。因外伤须急诊行胆总管探查术，需要一根 T 管，最佳的消毒方法是
A．煮沸法
B．压力蒸汽灭菌法
C．流动蒸汽法
D．过氧乙酸浸泡法
E．环氧乙烷熏蒸法

48．男，49 岁。胃癌晚期。因病情日趋恶化，对医务人员和家属常发脾气。该患者此时的心理反应属于
A．否认期
B．愤怒期
C．接受期
D．默认期
E．躁狂期

49．男，55 岁。候诊时患者突然感到腹痛难忍，心悸、出冷汗，分诊护士应给予的处置是

A．取平卧位
B．告知医生、安排提前就诊
C．为患者提供盐水
D．给予镇痛药
E．态度和蔼，劝其耐心等待

50. 男，55 岁。脑出血昏迷。护士应提供的护理方式是
A．不补偿
B．全补偿
C．部分补偿
D．指导
E．辅助支持

51. 男，56 岁。以 2 型糖尿病收入院，护士在采集病史时，患者说:“我每天要喝 8 杯水。”护士提问:“请问您用的是多大的水杯？”该护士使用的沟通技巧是
A．移情
B．反映
C．重述
D．阐释
E．澄清

52. 男，65 岁。多次大量输入库存血并发急性呼吸窘迫综合征，医生建议尽早气管插管行机械通气。患者家属担心气管插管损伤呼吸道，希望面罩给氧。护士做法正确的是
A．报告医生，由医生说服家属
B．直接换成面罩给氧
C．告诉家属放弃机械通气，后果自负
D．报告护士长，让护士长说服家属
E．强调机械通气的重要性

53. 男，65 岁。发现右腹股沟内侧包块 3 年余。3 天前腹股沟包块突然增大，变硬，不能还纳，伴剧烈疼痛。8 小时后疼痛有所缓解，但出现发热。患者最有可能出现
A．易复性疝
B．难复性疝
C．嵌顿性疝
D．绞窄性疝
E．切口疝

54. 男，65 岁。头痛、呕吐，继之昏迷，左侧肢体肌力 0 级，急诊收入院。值班护士接到住院处通知后为该患者准备的床单位是
A．在重症监护室准备备用床
B．在重症监护室将备用床改为暂空床
C．在普通病室准备备用床
D．在普通病室将备用床改为暂空床
E．在普通病室准备麻醉床

55. 食管癌的好发部位是图中的

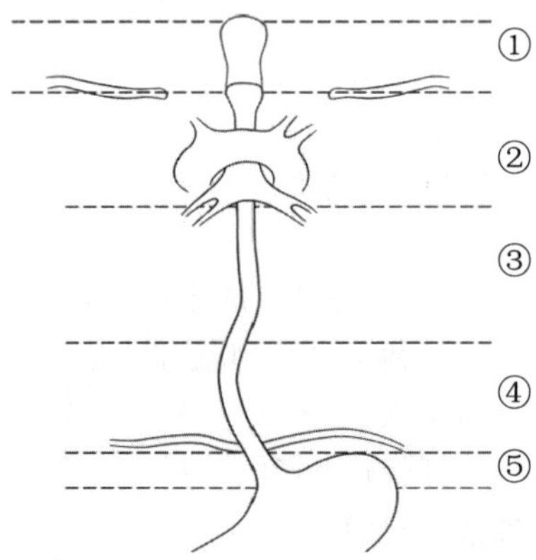

A．①
B．②
C．③
D．④
E．⑤

56. 女，19 岁。舞蹈演员，因车祸双下肢粉碎性骨折入院。经诊治病情稳定，但情绪低落，少与人交往，时常望着腿暗自流泪。患者目前<u>未能</u>满足的需要是
A．基本生理需要
B．身体安全需要
C．自我实现需要
D．爱与归属需要
E．自尊需要

57. 女，28 岁。因剖宫产术后 6 天并发下肢深静脉血栓形成，使用尿激酶治疗。该药物的作用是
A．降低血液黏稠度
B．溶栓
C．防止血小板凝聚
D．扩张血管
E．抗凝

58. 女，28 岁。因异位妊娠输卵管破裂造成大出血，现处于休克状态，须紧急输血。配型合格的献血者中最佳的是
A. 女性，38 岁，医生，因甲状腺切除终身服用药物替代治疗
B. 女性，50 岁，教师，过敏体质
C. 男性，30 岁，个体商人，在 2 个月前献血 200ml
D. 男性，60 岁，大学教师
E. 男性，22 岁，在读大学生

59. 女，2 个月。因肺炎、高热急诊入院。护士在为其静脉输液时，2 次穿刺失败。患儿父亲非常气愤，甚至谩骂护士。导致此事件发生的主要因素是
A. 角色责任模糊
B. 角色期望冲突
C. 角色心理差位
D. 角色权力争议
E. 经济压力过重

60. 女，34 岁。因血压升高，双下肢水肿 2 周入院。实验室检查：尿蛋白（＋＋＋＋），血浆白蛋白 28g/L，血胆固醇 6.5mmol/L。诊断为原发性肾病综合征。患者首选的治疗药物是
A. 头孢拉定
B. 庆大霉素
C. 泼尼松
D. 环孢素 A
E. 环磷酰胺

61. 女，37 岁。急性肺炎入院，5 天体温持续 39.1℃以上，须行血培养以明确诊断。血培养的采集血应是
A. 5ml
B. 1ml
C. 3ml
D. 2ml
E. 4ml

62. 女，38 岁。因排尿疼痛行 B 超检查。提示：膀胱内结石，直径 1.2cm。适宜的治疗方案是
A. 膀胱镜机械碎石
B. 体外冲击波碎石
C. 非手术治疗
D. 膀胱切开取石
E. 中西医结合治疗

63. 女，39 岁。诊断为支气管哮喘，快速静脉注射某药物后，出现头晕、心悸，心律失常、血压剧降。此药物最可能是
A. 氨茶碱
B. 异丙托溴铵
C. 地塞米松
D. 色甘酸钠
E. 沙丁胺醇

64. 女，3 岁。低钙抽搐须用钙剂治疗，护士凭经验从固定位置取出 5% 氯化钙，未查对。注射后患儿死亡，经查实推注的竟是 5% 氯化钾。该护士的行为属于
A. 意外事故
B. 故意犯罪
C. 过失犯罪
D. 侵犯行为
E. 医疗差错

65. 女，50 岁。肺炎康复期。患者清晨告诉护士："我昨晚做噩梦没有睡好，现在头有点痛，心情糟糕透了，我想……" 判断护患双方沟通的层次是
A. 礼貌性沟通
B. 分享个人想法
C. 陈述事实
D. 分享感觉
E. 一致性的沟通

66. 女，63 岁。诊断脑出血，处于昏迷状态，经口气管插管。由于患者咳嗽反射迟钝，长期卧床，痰液沉积较深，行气管内吸痰，方法正确的是
A. 动作轻柔，由外向内，边插入边抽吸
B. 插管时打开负压吸引
C. 动作宜慢，上下提拉，左右旋转
D. 吸痰时深部向上提拉，左右旋转
E. 动作迅速，由深到浅，每处至少停留 5 秒，以保证充分吸痰

67. 女，68 岁。左上肢输液后出现条索状红线，红、肿、热、痛，体温 40.2℃。处理措施错误的是
A. 使用抗生素
B. 抬高上肢
C. 超短波理疗

D. 局部 50% 硫酸镁热湿敷
E. 多活动左上肢

68. 女，78 岁。因糖尿病住院治疗，其老伴早年去世，膝下有 2 个孩子照料其生活起居。住院期间主要由大女儿来照料。一天，其女儿超过了规定的探视时间没有离开病房，值班护士建议其赶快离开时，她不但不听劝告，反而与值班护士争吵起来。该患者应遵守的义务是
A. 尊重医护人员人格的义务
B. 遵守医院规章制度的义务
C. 配合医学教育的义务
D. 积极配合治疗的义务
E. 如实提供病情的义务

69. 女，8 个月。弛张热 1 天。患儿精神萎靡、呻吟，呼吸困难。查体：双肺下方有固定的细湿啰音，皮肤散在猩红热样疹。胸部 X 线检查：双肺下有大片阴影，病灶中心呈蜂窝状。诊断为金黄色葡萄球菌肺炎。其抗生素使用时间应至少在体温正常后
A. 7 天
B. 10 天
C. 14 天
D. 24 天
E. 28 天

70. 女性青春期的第二性征不包括
A. 智齿萌出
B. 月经初潮
C. 外生殖器变化
D. 乳房发育
E. 出现腋毛

71. 男，20 岁。建筑工人，不慎从脚手架跌下，造成严重颅脑损伤，需要密切观察病情、随时救治。应给予的护理等级是
A. 特级护理
B. 一级护理
C. 二级护理
D. 辅助护理
E. 监护护理

72. 评估患者需要吸痰的主要指征是
A. 血气分析结果
B. 面色发绀
C. 痰鸣音
D. 心率
E. 呼吸困难

73. 男，36 岁。消化性溃疡。在家服用氢氧化铝治疗，6 次 / 天，30ml/ 次。患者告诉护士已经 3 天没有大便。护士认为引起便秘最可能的原因为
A. 饮食中没有摄入足够的纤维素
B. 每天需要加强体育锻炼
C. 氢氧化铝的不良反应
D. 出现肠梗阻
E. 需要多饮水

74. 乳腺癌最常见的发生部位是
A. 乳头及乳晕区
B. 乳房外上象限
C. 乳房外下象限
D. 乳房内上象限
E. 乳房内下象限

75. 三尖瓣的解剖位置在
A. 左心室和主动脉之间
B. 右心室和肺动脉之间
C. 左心房和左心室之间
D. 右心房和右心室之间
E. 主动脉和肺动脉之间

76. 食管癌初期阶段，患者常表现出焦虑不安，此时最佳的心理护理措施是
A. 适当隐瞒真实病情，稳定患者的情绪
B. 科学地回答和解释患者提出的问题
C. 坦率地告诉患者，并告知患者正确对待自己的疾病
D. 主动接近患者，以消除其孤独感
E. 叮嘱家属尽量减少探望以免刺激患者

77. 男，66 岁。脑梗死后昏迷，需要插胃管供给营养。病区护士为了提高插管成功率，应注意插管中不应采取的动作是
A. 插管时不可喂水
B. 插 15cm 时将患者的头部托起
C. 使头和颈部保持在同一水平

D．插管动作要轻柔
E．插管长度 45~55cm

78. 适宜餐前服用的药物是
A．维生素 C
B．青霉素
C．甲硝唑
D．枸橼酸铋钾
E．伊曲康唑

79. 为阻断乙型肝炎病毒母婴传播，对新生儿最适宜的预防方法是
A．乙肝疫苗
B．免疫球蛋白
C．乙肝疫苗＋免疫球蛋白
D．高效价乙肝免疫球蛋白
E．乙肝疫苗＋高效价乙肝免疫球蛋白

80. 可通过缓解情绪控制发作的心律失常是
A．心房颤动
B．房性期前收缩
C．心室颤动
D．二度房室传导阻滞
E．室性心动过速

81. 小肠壁的分层结构不包括
A．黏膜固有层
B．黏膜下层
C．黏膜
D．肌层
E．浆膜层

82. 心脏骤停抢救时为保持呼吸道通畅，应选择的体位是
A．平卧位
B．侧卧位
C．俯卧位，头偏向一侧
D．平卧头后仰，颈过伸
E．头低足高位

83. 洋地黄类药物治疗心力衰竭的主要作用机制为
A．扩张周围血管
B．增加心肌耗氧量
C．松弛血管平滑肌
D．增强心肌收缩力
E．降低心脏的传导性

84. 腰椎间盘突出症局部注射药物治疗的目的不包括
A．预防感染
B．减轻水肿
C．减轻炎症和粘连
D．减轻疼痛
E．减轻肌痉挛

85. 医嘱应最先执行的是
A．prn
B．sos
C．st
D．qh
E．bid

86. 易导致压疮发生的护理措施是
A．保持皮肤干燥、清洁
B．患者身下垫橡胶单保持清洁
C．高蛋白、高维生素饮食
D．床铺清洁、平整、无渣屑
E．石膏、绷带衬垫应平整、松软，松紧度适宜

87. 易氧化和遇光易变质的药物是
A．硫酸亚铁、葡萄糖酸钙
B．维生素 C、硝普钠
C．过氧乙酸、奥美拉唑
D．阿托品、地塞米松
E．乙醚、环氧乙烷

88. 应专门监护的加强子宫收缩的措施是
A．灌肠
B．人工破膜
C．正确使用腹压
D．缩宫素静脉滴注
E．定时排尿

89. 由于维生素 B_{12}、叶酸缺乏引起的贫血是
A．小细胞低色素性贫血
B．大细胞性贫血
C．正细胞性贫血
D．小细胞高色素性贫血
E．再生障碍性贫血

90. 早期胰腺癌最有效的治疗方法是
A. 手术切除
B. 生物导向治疗
C. 放疗
D. 全身抗肿瘤治疗
E. 抗癌中药治疗

91. 正常人体温在 24 小时内呈周期性波动，体温最高出现在
A. 上午 9~11 时
B. 中午 12 时左右
C. 清晨 2~6 时
D. 上午 7~8 时
E. 下午 13~18 时

92. 支气管肺炎发病中最常见的致病菌是
A. 肺炎克雷伯菌
B. 变形杆菌
C. 溶血不动杆菌
D. 肺炎链球菌
E. 金黄色葡萄球菌

93. 直肠肛管周围脓肿患者高锰酸钾溶液坐浴，浓度是
A. 1∶1000
B. 1∶2000
C. 1∶3000
D. 1∶4000
E. 1∶5000

94. 中草药煎药的火候应
A. 先文后武
B. 先武后文
C. 直接用文火煮沸
D. 直接用武火煮沸
E. 文武交替使用

95. 最有效、作用最快的缓解心绞痛的药物是
A. 利多卡因
B. 硝普钠
C. 阿司匹林
D. 异丙肾上腺素
E. 硝酸甘油

二、共用题干单选题（每个提问 1 个得分点）：以下每道试题有 2~6 个提问，每个提问有 5 个备选答案，请选择 1 个最佳答案。提示：进入此部分试题后，您不能返回前面部分查看试题或修改答案；本部分在答题过程中不能回退（对已作答试题不能返回检查或修改答案）。您是否进入共用题干单选题部分？

（96~98 题共用题干）

女，58 岁。脑血管意外，左侧肢体偏瘫。主诉骶尾部疼痛，护士仔细观察后确认是压疮的炎性浸润期。

96. 第 1 问：支持该护士判断的临床依据是
A. 主诉骶尾部疼痛
B. 局部皮肤发红、水肿
C. 骶尾部皮肤呈紫色，有皮下硬结，并出现水疱
D. 创面湿润，有脓液流出
E. 伤口周围有坏死组织

97. 第 2 问：针对患者情况，护士拟订了护理计划，其中不妥的是
A. 定时协助患者翻身
B. 抽出水疱内液体
C. 轻轻剪去水疱表皮，加压包扎
D. 增加背部和受压皮肤的护理
E. 身体空隙处垫软枕

98. 第 3 问：为患者实施晨、晚间护理时，护士应特别注意
A. 健康教育
B. 心理护理
C. 床单位整理
D. 体位舒适
E. 观察局部皮肤情况

（99~101 题共用题干）

女，32 岁。甲状腺功能亢进症。查体：体温 37℃，脉搏 110 次 / 分，血压 128/72mmHg。拟行双侧甲状腺次全切除术，术前按常规服碘剂。

99. 第 1 问：向患者解释术前服用碘剂的主要目的是
A. 抑制甲状腺激素分泌
B. 抑制甲状腺激素释放
C. 抑制交感神经兴奋

D. 对抗甲状腺激素作用
E. 减少心脏损害

100. 第 2 问：该患者麻醉前用药应禁用
A. 苯巴比妥钠
B. 异丙嗪
C. 芬太尼
D. 阿托品
E. 咪达唑仑

101. 第 3 问：应告知患者，术后最危险的并发症是
A. 呼吸困难
B. 喉返神经损伤
C. 声带松弛
D. 手足抽搐
E. 甲状腺危象

（102~103 题共用题干）

女，30 岁。已婚。因车祸行双下肢截肢手术。

102. 第 1 问：术后第 1 天早上，责任护士查房时发现患者躺在床上默默流泪，此时，该护士的最佳沟通方式是
A. 询问同室患者
B. 告诉患者保存生命是最重要的
C. 在床旁陪伴患者，给予安慰
D. 教导患者身残志坚
E. 试着让患者说出伤心的原因，要求患者和家属多沟通

103. 第 2 问：午餐时病房的其他护士在食堂围绕“患者截肢了，今后的生活该怎么办”一事议论，面对这个状况，责任护士恰当的做法是
A. 加入讨论
B. 告诉护士长这一情况
C. 劝阻大家不要议论患者隐私
D. 不作任何表示
E. 回避着病房的护士们

（104~105 题共用题干）

男，7 个月。因惊厥持续 5 分钟来院就诊。患儿一直以羊奶喂养，未加辅食，2 周来易哭闹，睡眠不稳，无发热、咳嗽，大小便正常。查体：体温 37.6℃，面肌颤动，口周发绀，四肢抽动，神志不清，前囟平软 2cm×2cm，枕部有乒乓球感。

104. 第 1 问：护士根据患儿的情况考虑该小儿惊厥的原因首先是
A. 脑脓肿
B. 低血糖
C. 缺氧缺血性脑病
D. 维生素 D 缺乏性手足搐搦症
E. 热性惊厥

105. 第 2 问：护士应立即采取的急救措施是
A. 服用解痉药
B. 保持病室安静，避免光、声刺激
C. 补充钙剂
D. 给予维生素 D 和钙剂
E. 控制惊厥与喉痉挛，再给予钙剂

（106~108 题共用题干）

男，68 岁。胃癌手术后，护士在探视期间与其交谈，交谈过程中，护士手机来电，护士立刻将手机关闭；患者感到切口阵阵疼痛，并感到聒噪；探视患者的女儿轻轻安慰，最终交谈无法进行下去，不得不中止。

106. 第 1 问：导致此次交谈失败的个人生理因素是患者
A. 无文化
B. 情绪烦躁
C. 年龄较大
D. 切口疼痛
E. 女儿在场

107. 第 2 问：影响此次交谈失败的隐秘因素是
A. 切口疼痛
B. 患者情绪烦躁
C. 患者女儿在场
D. 患者文化程度低
E. 护士没有掌握好交谈时间

108. 第 3 问：针对此患者的特点，最佳的护患关系模式是
A. 指导型
B. 被动型
C. 共同参与型
D. 指导 - 合作型

E. 主动 - 被动型

（109~110 题共用题干）

男，59 岁。近来大便发黑，疑为上消化道出血，遵医嘱给予大便隐血试验。

109. 第 1 问：为患者安排大便隐血饮食的时间是从
A. 试验前 6 小时
B. 试验前 12 小时
C. 试验前 1 天
D. 试验前 3 天
E. 试验前 4 天

110. 第 2 问：护士可为患者选择的食物是
A. 鸡肉
B. 血豆腐
C. 猪肝
D. 鸡蛋清
E. 青菜和水果

（111~113 题共用题干）

男，50 岁。肝硬化 5 年。中午进食后突然呕血，色暗红，量约 350ml，急诊入院。查体：神志清，体温 37.5℃，脉搏 120 次 / 分，血压 90/60mmHg。患者情绪高度紧张，诉说有濒死的感觉。经抢救，患者病情平稳后行门体分流术。

111. 第 1 问：入院时，患者主要的心理问题是
A. 抑郁
B. 恐惧
C. 焦虑
D. 淡漠
E. 悲哀

112. 第 2 问：患者入院后采取的处理措施中<u>不正确</u>的是
A. 输液、输血
B. 应用护肝药物
C. 应用静脉止血的药物
D. 三腔二囊管压迫止血
E. 应用肥皂水灌肠

113. 第 3 问：分流术后 24 小时内应指导患者采取的卧位是
A. 半坐卧位
B. 俯卧位
C. 平卧位
D. 中凹卧位
E. 头低足高位

（114~115 题共用题干）

男，38 岁。焦虑症。患者惶恐不安，头晕、胸闷、心悸，失眠、梦魇，有自杀企图，服用地西泮治疗。

114. 第 1 问：该患者的主要护理问题是
A. 焦虑
B. 恐惧
C. 预感性悲哀
D. 社交障碍
E. 思维异常

115. 第 2 问：指导患者用药时应提示患者
A. 长期坚持服用
B. 小剂量服用
C. 易出现成瘾
D. 症状控制后可立即停药
E. 症状控制后服 6~8 周

（116~118 题共用题干）

男，35 岁。十二指肠球后溃疡大出血，给予库存血 1000ml。输入约 800ml 时，患者自感皮肤瘙痒，颜面、前胸及四肢出现荨麻疹。

116. 第 1 问：考虑该患者发生了
A. 发热反应
B. 过敏反应
C. 枸橼酸钠中毒
D. 溶血反应
E. 高钾血症

117. 第 2 问：判断其反应的程度是
A. 极轻度
B. 轻度
C. 中度
D. 重度
E. 极重度

118. 第 3 问：针对以上情况，护士应采取的措施是

A．反应程度轻，继续输液，不需要处理
B．减慢输液速度，给予苯海拉明等药物
C．立即停止输血，给予 0.1% 盐酸肾上腺素皮下注射
D．立即停止输血，给予 10% 葡萄糖酸钙拮抗
E．立即停止输血，将余血和输血器送检

（119~120 题共用题干）

男，24 岁。因畏寒、发热、食欲减退、恶心、呕吐、乏力就诊。以甲型肝炎收治入院。

119. 第 1 问：对该患者宜采用的隔离方法是
A．不需要隔离，注意手卫生
B．血液 - 体液隔离
C．呼吸道隔离
D．昆虫隔离
E．消化道隔离

120. 第 2 问：采取的隔离措施中，不正确的是
A．不同病种患者应分室居住
B．探视患者时须穿隔离衣
C．病室应设置有蚊帐、灭蝇器等防蝇设备
D．不同病种患者间允许借阅书报
E．不同病种患者的食物不能混食

实践能力

一、单选题（每题 1 个得分点）：以下每道试题有 5 个备选答案，请从中选择 1 个最佳答案。提示：本部分在答题过程中可以回退（对已作答试题可以返回检查或修改答案）。

1. X 线检查示膈下游离气体，其临床意义是
A．实质脏器损伤
B．胃肠道破裂
C．脾破裂
D．肾损伤
E．嵌顿性疝

2. 拔除胸膜腔闭式引流管时，应嘱患者
A．深吸气后屏气
B．深呼气后屏气
C．正常呼吸
D．浅呼气后屏气
E．浅吸气后屏气

3. 慢性肺源性心脏病患者出现下肢水肿的主要原因是
A．左心衰竭
B．右心衰竭
C．肾功能不全
D．呼吸衰竭
E．门静脉血栓

4. 除广泛性焦虑障碍外，焦虑症的另一种临床表现形式为
A．抑郁症
B．惊恐障碍
C．睡眠障碍
D．强迫症
E．疑病症

5. 电复律治疗后的患者，护士给予的护理措施中不包括
A．心律恢复后可下床活动
B．测量心率、血压，每 30 分钟 1 次
C．注意面色、神志的变化
D．注意肢体活动情况
E．遵医嘱给予抗心律失常药

6. 对确诊肥厚型心肌病最有价值的检查是
A．胸部 X 线
B．十二导联心电图
C．超声心动图
D．心脏彩超
E．心电图运动负荷试验

7. 高钾血症是血钾值大于
A．3.5mmol/L
B．4.0mmol/L

C．4.5mmol/L
D．5.5mmol/L
E．6.5mmol/L

8. 给予肺炎高热患儿降温处理时，正确的操作是
A．为防止病情加重，患儿出汗后减少擦拭，更衣
B．患儿应及时用阿司匹林降温，防止惊厥
C．采取物理方法逐渐降温，防止脱水
D．快速降温，使体温降至正常
E．松解衣服，自行降温

9. 关于氨茶碱的叙述，错误的是
A．有松弛支气管平滑肌的作用
B．常用肌内注射
C．用葡萄糖溶液稀释后缓慢静脉注射
D．给药速度过快可引起心律失常、头晕、血压下降
E．浓度过高可引起心脏骤停

10. 关于妊娠合并风湿性心脏病分娩期的处理，正确的是
A．肌内注射麦角新碱，预防产后出血
B．除有产科指征外，不需要行剖宫产术
C．宫口开全，要防止产妇用力屏气
D．使用吗啡
E．无感染征象时，无须使用抗生素

11. 关于心包炎患者的自我表述，提示饮食教育需要加强的是
A．“医院的饭太淡，我自己带了几个咸鸭蛋。”
B．“每天饭菜量必须足够，不能饿着。”
C．“每天要吃一些肉或者鱼来保证营养。”
D．“水果是每天必须吃的。”
E．“要多吃蔬菜，不然会便秘。”

12. 关于痈的治疗原则，不正确的叙述是
A．范围较大者尽早切开排脓
B．根据药敏试验结果选用抗生素
C．合并糖尿病者应控制血糖水平
D．适当休息，加强营养
E．“井”字切口，切口不宜过大

13. 关于孕妇血液、循环系统的变化，描述正确的是
A．可出现病理性贫血
B．血液处于低凝状态
C．收缩压无明显变化
D．血容量增加，妊娠 24~28 周达到高峰
E．血液相对浓缩

14. 呼吸衰竭患者最早出现的临床表现是
A．血尿、蛋白尿
B．心律失常
C．上消化道出血
D．发绀
E．呼吸困难

15. 护士单人为溺水导致呼吸心脏骤停患者进行心肺复苏时，人工呼吸与胸外按压的比应为
A．2∶15
B．1∶15
C．（1~2）∶30
D．1∶（4~5）
E．2∶30

16. 护士对门体分流术后 2 天内的患者，应注意观察的并发症是
A．血管吻合口破裂出血
B．肝性脑病
C．血小板减少
D．门静脉血栓形成
E．白细胞计数增高

17. 患儿，7 岁。排尿时突然尿流中断，哭喊疼痛，搓拉阴茎后症状消失。考虑可能的疾病是
A．肾肿瘤
B．肾盂结石
C．输尿管结石
D．膀胱结石
E．前尿道结石

18. 急性淋巴管炎最常见的病因是
A．静脉炎
B．足癣
C．血栓形成
D．甲沟炎
E．脓性指头炎

19. 金黄色葡萄球菌肺炎的诊断主要依靠

A. 起病急，病情重
B. 血白细胞总数增多、中性粒细胞核左移
C. 双肺底湿啰音密集
D. X 线检查显示有多发性脓肿或脓胸、肺大疱
E. 病情发展缓慢

20. 经产妇，妊娠 40 周。因腹痛难忍急诊入院。查体：宫口已开 4cm。住院处护士应首先
A. 办理入院手续
B. 给予吸氧
C. 嘱绝对卧床休息
D. 让产妇步行进入病区
E. 送入产房待产

21. 可保证老年人良好身体状况的方法是
A. 充足的睡眠
B. 身体不适时及时就诊
C. 适当的体育活动
D. 常服保健药品
E. 注意卫生

22. 溃疡性结肠炎最常见的发病部位是
A. 盲肠
B. 升结肠
C. 横结肠
D. 直肠
E. 降结肠

23. 阑尾炎术后切口感染，脓液黏稠呈灰白色，其致病菌是
A. 大肠埃希菌
B. 白假丝酵母菌
C. 新型隐球菌
D. 变形杆菌
E. A 组 β 溶血性链球菌

24. 流行性乙型脑炎极期最严重的 3 种症状是
A. 高热、意识障碍、呼吸衰竭
B. 意识障碍、呼吸衰竭、循环衰竭
C. 高热、惊厥、呼吸衰竭
D. 高热、惊厥、循环衰竭
E. 惊厥、呼吸衰竭、循环衰竭

25. 初产妇，妊娠 38 周。产程进展 15 小时，宫口开大 4cm，给予静脉滴注缩宫素后，产妇出现烦躁不安，呼吸、心率加快，宫缩持续不缓解，子宫压痛明显，胎心音听不清。腹部观如图所示，应考虑为

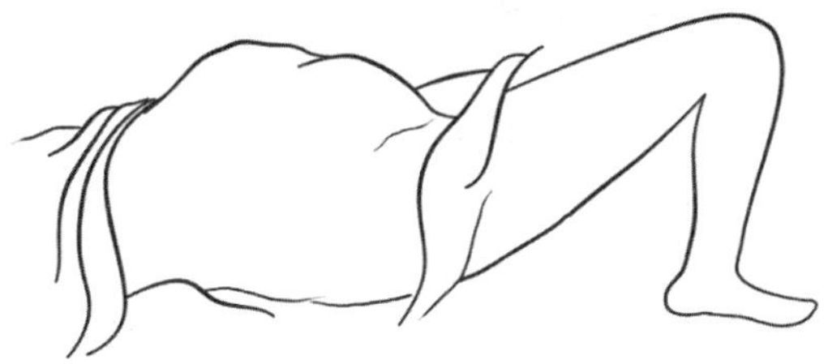

A. 前置胎盘
B. 胎盘早剥
C. 子宫痉挛性狭窄环
D. 先兆子宫破裂
E. 协调性子宫收缩过强

26. 慢性支气管炎最典型的症状是
A. 桶状胸
B. 长期、反复咳嗽、咳痰
C. 肺部啰音
D. 胸痛
E. 缩唇呼气

27. 慢性阻塞性肺疾病患者为预防呼吸道感染，采取的首要措施是
A. 接种流感疫苗
B. 预防性使用抗生素
C. 长期家庭氧疗
D. 参与游泳、登山等活动
E. 注射免疫球蛋白

28. 某护士在做晨间护理时，观察一位产后 4 天的初产妇的表现，异常的是
A. 腹部疼痛
B. 宫底脐下 2 指
C. 夜间出汗较多
D. 体温 37.5℃
E. 少量血性恶露

29. 某患者因误服甲拌磷出现呼吸肌麻痹及抽搐症状，全血胆碱酯酶活力测定＜ 30%。说法正确的是
A. 在 24 小时到达阿托品化
B. 患者的表现属轻度中毒
C. 患者的表现属重度中毒

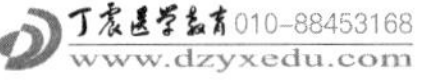

D. 用高锰酸钾溶液反复洗胃
E. 在 48 小时到达阿托品化

30. 某糖尿病患者需要用胰岛素控制病情，出院健康指导中，说法不妥的是
A. 每天餐前 30 分钟注射
B. 计划使用注射部位，轮换注射
C. 注射部位限制在两侧上肢的三角肌
D. 针头与皮肤成 30°~40° 进针
E. 胰岛素应低温冷藏

31. 某孕妇，25 岁。双胎妊娠，妊娠 38 周时经阴道分娩。当第 2 个胎儿娩出后，阴道流血量约 600ml，色暗红，可凝。检查产道无裂伤，胎盘、胎膜完整，宫体软，轮廓不清，血压 110/80mmHg。为明确其出血原因，应重点评估的是
A. 胎盘、胎膜娩出情况
B. 血压
C. 血液是否凝固
D. 宫缩情况
E. 软产道是否有裂伤

32. 男，19 岁。在校学生。遇事反复思考、犹豫不决，自知不必想的事要去想，自知不必做的事要去做，如此已近 3 年。近几天参加他人葬礼，患者想去按死者的人中穴，但又知道此法不能让死者起死回生，却仍冲动不止，自觉十分痛苦、焦虑。对此患者的护理正确的是
A. 对于患者犹豫不决的叙述，要明确告知没有必要
B. 鼓励患者想做就去做
C. 给患者讲解某些事情不能做的原因
D. 告诉患者加强意志力可以控制自己的行为
E. 教会患者放松技巧，缓解其焦虑痛苦

33. 男，10 岁。因发热、头痛 3 天，以流行性脑脊髓膜炎（普通型）入院。对于与其密切接触的妹妹，预防措施正确的是
A. 隔离观察 5 天
B. 隔离观察 7 天
C. 医学观察 5 天
D. 无须隔离观察
E. 医学观察 7 天

34. 男，12 岁。因急性白血病入院接受化疗，今晨血常规结果：白细胞 0.8×10^9/L，红细胞 2.8×10^{12}/L，血小板 40×10^9/L。此患者目前最主要的护理措施为
A. 应用抗生素
B. 输新鲜血
C. 绝对卧床休息
D. 输血小板
E. 保护性隔离

35. 某孕妇，常规行产前检查。如图所示，该动作为四步触诊法的

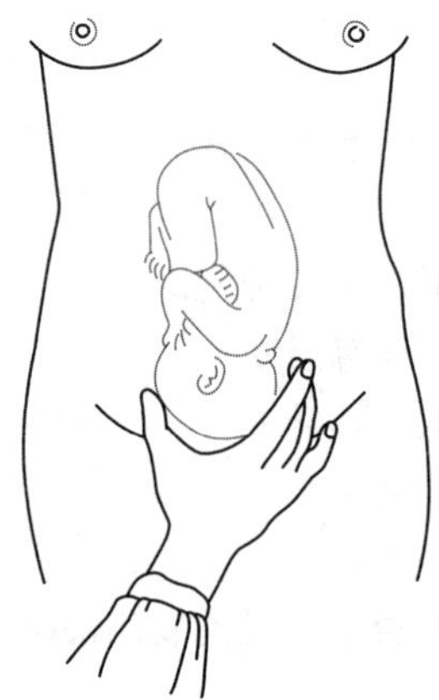

A. 第 1 步
B. 第 2 步
C. 第 3 步
D. 第 4 步
E. 结束操作

36. 男，22 岁。在山区旅游时被蛇咬伤小腿，疑似毒蛇。现场急救措施中，错误的是
A. 放低下肢
B. 从伤口挤出毒液
C. 局部热敷
D. 绑扎伤肢近心端
E. 忌奔跑

37. 男，26 岁。因上呼吸道感染，遵医嘱服用磺胺类药物。护士嘱其多饮水的主要目的是
A. 降低药物毒性
B. 减少对胃的刺激
C. 减少对肾脏的损害
D. 提高疗效
E. 减少肝损害

38. 男，2岁。肺炎，抗生素治疗3周。口腔护理发现黏膜有点状灰白色乳凝块样物质，局部无痛，无全身症状，应考虑为
A. 维生素A缺乏
B. 鹅口疮
C. 卡他性口炎
D. 疱疹性咽峡炎
E. 腮腺炎

39. 男，36岁。肛门周围脓肿切开引流术后。手术当天，切口疼痛，夜间不能入睡。值班护士采取的护理措施中应不包括
A. 观察引流液颜色、量
B. 保持引流管通畅
C. 涂敷消炎镇痛软膏
D. 切口内填塞敷料
E. 敷料渗透后，及时更换

40. 男，40岁。自觉疲劳、头痛、头晕1周，前往门诊就诊，测身高175cm，体重95kg，血压160/100mmHg。护士向患者解释高血压的高危因素，不正确的是
A. 吸烟
B. 精神紧张
C. 肥胖
D. 遗传
E. 长期运动

41. 男，45岁。因感染性心内膜炎入院治疗。住院期间心脏超声提示巨大赘生物。为预防栓塞，责任护士对该患者行健康教育，不正确的是
A. 卧床休息，适当活动
B. 突发胸痛、气促，考虑肺栓塞的可能
C. 出现肢体突然剧烈疼痛，考虑外周动脉栓塞的可能
D. 出现腰痛、血尿，考虑肾栓塞的可能
E. 出现失语、吞咽困难等警惕脑血管栓塞

42. 男，4岁。流行性腮腺炎，无任何并发症。社区护士建议其隔离方式是
A. 昆虫隔离
B. 消化道隔离
C. 血液 - 体液隔离
D. 接触隔离
E. 家中隔离

43. 男，55岁。支气管扩张症20年，近年来手指末端增生、肥厚，指甲从根部末端拱形隆起呈杵状。该患者出现这种变化的主要原因是
A. 慢性缺氧
B. 营养不良
C. 反复感染
D. 睡眠不足
E. 运动过量

44. 男，58岁。诊断为肝性脑病，经住院治疗后病情好转，遵医嘱可恢复蛋白质饮食，护士应指导其选择
A. 虾
B. 鸡蛋
C. 豆浆
D. 动物内脏
E. 鸡肉

45. 女，42岁。风湿性心脏病二尖瓣狭窄伴心房颤动10年，半身麻木、活动不便3天，来院就诊。脱落栓子最可能栓塞的部位是

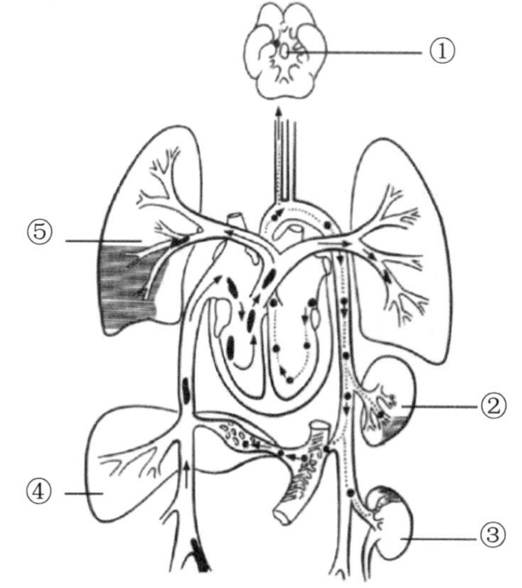

A. ①
B. ②
C. ③
D. ④
E. ⑤

46. 男，5岁。患有先天性动脉导管未闭，反复发生

肺部感染，出现艾森门格综合征。符合的体征是
A. 肺血流减少
B. 肺动脉压异常增高
C. 水冲脉
D. 左心室肥大
E. 左心房肥大

47. 男，72岁。因急性心肌梗死入院，入院2小时后抢救无效死亡。考虑其最可能的死因是
A. 心源性休克
B. 乳头肌功能不全
C. 心脏破裂
D. 心室颤动
E. 急性左心衰

48. 男，8岁。1周前被确诊为上呼吸道感染，2天前突然发现双下肢、胸腹部出现大量出血性皮疹，高出皮面，压之不褪色，发痒，伴双膝关节痛。考虑该患儿所患疾病为
A. 川崎病
B. 猩红热
C. 血友病
D. 过敏性紫癜
E. 急性肾小球肾炎

49. 脑梗死患者在餐后突然出现呼吸深慢，吸气时明显困难，护士应考虑为
A. 支气管异物
B. 心包炎
C. 急性左心衰
D. 肺水肿
E. 肺不张

50. 能改善早期肺气肿症状的措施是
A. 预防呼吸道感染
B. 合理氧疗
C. 康复治疗
D. 呼吸功能锻炼
E. 控制咳嗽和痰液的生成

51. 女，1岁。因腹泻、中度脱水入院。经2天的补液治疗后脱水得到纠正，今天突然出现惊厥，护士首先应考虑的原因是
A. 脑炎
B. 低血糖
C. 低钠血症
D. 维生素D缺乏
E. 低钙血症

52. 女，25岁。车祸导致胸部损伤，多根多处肋骨骨折，急诊入院。查体：吸气时，胸壁内陷；呼气时，该区胸壁向外鼓出的原因是
A. 胸壁软化
B. 肺气肿
C. 血胸
D. 肋间神经损伤
E. 肋骨骨折处刺破胸腔

53. 女，26岁。午后低热、咳嗽、痰中带血3个月余，伴乏力、食欲减退、消瘦，以肺结核收治入院。确诊肺结核最可靠的方法是
A. 胸部X线检查
B. 痰结核分枝杆菌检查
C. 血常规检查
D. 结核菌素试验
E. 支气管镜检查

54. 女，27岁。查体发现卵巢囊性肿物，直径3cm，月经正常，无其他主诉。恰当的处理是
A. 每3个月复查1次
B. 择期患侧卵巢切除术
C. 预防性化疗
D. 腹腔镜探查
E. 雄激素治疗

55. 如图所示为消化性溃疡术后的近期并发症，发生该并发症后的主要表现是

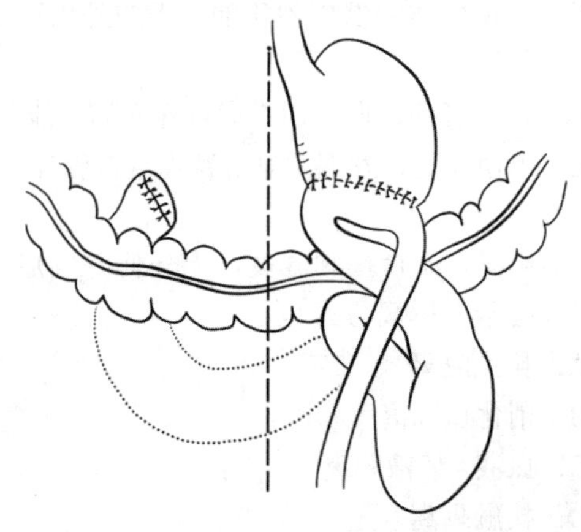

A. 呕吐后症状立即缓解
B. 呕吐物量少，不含胆汁
C. 呕吐物含食物和胆汁
D. 腹腔穿刺可有胆汁样液体
E. 低血糖反应

56. 女，27 岁。胰腺癌术后第 7 天，出现呕血、腹痛并大汗，血压 79/48mmHg。其最可能的原因是
A. 补液不足
B. 创面广泛渗血
C. 肠穿孔
D. 胆汁腐蚀引起出血
E. 胆瘘

57. 女，28 岁。失恋后情绪低落，不愿与人交往，觉得人生没有意义，有轻生念头。该患者情绪低落的规律是
A. 中午重
B. 晨重夜重
C. 晨轻夜重
D. 晨重夜轻
E. 保持不变

58. 女，28 岁。因浸润性肺结核入院治疗，护士指导患者正确的饮食方案是
A. 高热量、高脂、高纤维素饮食
B. 高热量、高纤维素、高碳水化合物饮食
C. 低热量、低蛋白、低维生素饮食
D. 高热量、高蛋白、高维生素饮食
E. 低热量、高蛋白、高维生素饮食

59. 女，29 岁。因分泌物增多，外阴瘙痒就诊。妇科检查：阴道黏膜充血，分泌物呈稀薄泡沫状。为了确诊，需要进一步做的辅助检查是
A. 宫颈刮片细胞学检查
B. 诊断性刮宫
C. 肿瘤标志物检查
D. 宫腔镜检查
E. 阴道分泌物涂片

60. 女，30 岁。妊娠 29 周，诊断下肢静脉曲张。目前正确的护理措施是
A. 休息时穿弹力袜
B. 完善术前准备
C. 尽量减少运动
D. 弹力绷带自上而下包扎
E. 弹力绷带自下而上包扎

61. 女，35 岁。再生障碍性贫血。为该患者肌内注射丙酸睾酮时最主要的是注意观察
A. 有无皮肤黄染
B. 有无闭经
C. 有无颜面部水肿
D. 面部有无痤疮
E. 注射部位有无硬块

62. 女，37 岁。反复出现右上腹绞痛，伴发热、黄疸半年余。为明确诊断，首选的检查是
A. B 超
B. 胆囊或胆管造影
C. MRI
D. 口服胆囊造影
E. 纤维胆道镜

63. 女，38 岁。右乳腺癌根治术后，患侧上肢活动受限。护士指导其上肢功能锻炼，为其设定最理想的预期目标是
A. 肩部能外展
B. 上臂能提 3kg 重物
C. 手摸到同侧耳朵
D. 手经胸前摸到对侧耳朵
E. 手经头顶摸到对侧耳朵

64. 女，39 岁。既往体健，外伤致多处骨折。3 天后发生呼吸困难。查体：呼吸 40 次 / 分，脉搏 130 次 / 分，血压 140/80mmHg。动脉血气分析：pH7.28，$PaCO_2$ 34mmHg，PaO_2 40mmHg，HCO_3^- 16mmol/L。该患者最可能的诊断是
A. ARDS
B. 张力性气胸
C. 急性喉头水肿
D. 支气管哮喘
E. 急性左心衰

65. 女，40 岁。右肱骨骨折行内固定术后，护士的健康宣教错误的是
A. 早期主要行肢体的等长舒缩运动，防止肌肉萎缩

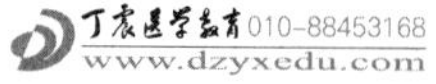

B. 中期逐步活动骨折部位的上、下关节，动静结合
C. 活动范围由小到大，幅度和力量逐渐加大
D. 活动量应固定，始终一致
E. 主动和被动活动相结合

66. 女，42 岁。风湿性心脏病，二尖瓣狭窄伴主动脉瓣关闭不全，因心律失常入院治疗。该患者最可能发生的心律失常是
A. 心房颤动
B. 房性期前收缩
C. 室性期前收缩
D. 阵发性心动过速
E. 房室传导阻滞

67. 男，5 个月。哭闹时右腹股沟部出现肿块，安静时肿块消失，诊断为右腹股沟斜疝。目前的治疗原则是
A. 早期手术
B. 紧急手术
C. 择期手术
D. 限期手术
E. 暂不手术

68. 女，42 岁。做下肢静脉瓣膜功能试验，先平卧，抬高患肢，待曲张静脉淤血排空后，在大腿根部扎止血带，患者站立后松开止血带，曲张静脉由上而下迅速充盈。这说明瓣膜功能不全的是
A. 大隐静脉
B. 小隐静脉
C. 深静脉
D. 交通支
E. 浅静脉

69. 女，45 岁。近 1 个月性生活后有血性白带。妇科检查：宫颈糜烂，有接触性出血，其他无异常。疑为宫颈癌。首选的检查方法是
A. 腹腔镜检查
B. 阴道镜检查
C. 宫颈活组织检查
D. 宫颈刮片细胞学检查
E. 诊断性刮宫

70. 女，45 岁。拟行胆囊切除术。护士向其做术前指导时，告诉患者术前常规禁食的时间不少于
A. 4 小时
B. 6 小时
C. 8 小时
D. 10 小时
E. 12 小时

71. 女，45 岁。行胆囊切除术、胆总管切开术，放置 T 管。护士告知患者及其家属 T 管的主要作用是
A. 引流胆汁和减压
B. 促进切口引流
C. 提供冲洗胆道的途径
D. 阻止胆汁进入腹膜腔
E. 减少胆汁进入十二指肠的量

72. 女，50 岁。家属急诊送入院，主诉上腹痛 3 天，今晨便血一次约 300ml，伴晕倒。既往冠心病病史 4 年。查体：血压 95/65mmHg，脉搏 95 次 / 分，神志清，心、肝、脾检查无异常，肠鸣音活跃。抢救时禁用
A. 法莫替丁
B. 生长抑素
C. 兰索拉唑
D. 维生素 K
E. 垂体后叶素

73. 女，52 岁。乙型肝炎病史 15 年，肝硬化病史 10 年，现处于肝硬化失代偿期。查体：呼吸困难，双下肢水肿，腹部膨隆、蛙状腹，皮肤紧张发亮，叩诊有移动性浊音。患者腹壁膨隆的最可能原因是
A. 大量腹水
B. 肠胀气
C. 大量脂肪沉积
D. 腹腔内出血
E. 腹腔肿瘤

74. 女，63 岁。高血压病史 10 年。门诊口服降压药治疗，血压控制效果不佳。上午生气后出现剧烈头痛、呕吐、烦躁不安。测血压 210/145mmHg。急诊入院遵医嘱给予硝普钠降压。关于硝普钠的用药护理，正确的是
A. 静脉推注
B. 肌内注射
C. 采用输液泵控制速度

D. 可与其他药物混合使用
E. 用药过程无须监测血压

75. 女，70 岁。因咳嗽 3 天、咳黄色脓痰 1 天，痰液黏稠不易咳出就诊。查体：体温 38.5℃，呼吸 28 次 / 分，SpO_2 88%，血压 128/80mmHg。诊断为急性支气管炎。护士应特别注意观察的内容是
A. 排痰能力
B. 痰的性状和量
C. 体温热型
D. 食欲
E. 血压

76. 女，70 岁。主诉轻微骨痛，劳累或活动后加重，诊断为骨质疏松症。目前对患者生活影响最大的危险因素是
A. 疼痛
B. 营养失调
C. 有受伤的危险
D. 躯体移动障碍
E. 焦虑

77. 女，73 岁。右肺下叶腺鳞癌术后，明天拟出院。护士嘱咐患者必须尽快返院就诊的情况包括
A. 痰中带血
B. 睡眠欠佳
C. 咳嗽咳痰
D. 大便干燥
E. 食欲减退

78. 女，75 岁。3 年前被诊断为慢性肺源性心脏病，此次上呼吸道感染后病情加重入院。护士应采取的正确氧疗方式是
A. 间歇高流量给氧
B. 机械通气给氧
C. 持续高流量给氧
D. 每天给氧 3~4 小时
E. 持续低流量给氧

79. 女，75 岁。左心衰竭 5 年。与家人争吵后心悸、气促、不能平卧、咳粉红色泡沫痰。查体：血压 90/60mmHg，呼吸 28 次 / 分，神志清醒，端坐位，口唇发绀，双肺满布湿啰音及哮鸣音。患者吸氧宜采用的方法是
A. 持续高流量吸氧
B. 间断高流量吸氧
C. 间断低流量吸氧
D. 低流量乙醇湿化吸氧
E. 高流量乙醇湿化吸氧

80. 气胸患者痊愈后，不宜剧烈运动的时间为
A. 2 个月
B. 1 个月
C. 4 个月
D. 3 个月
E. 5 个月

81. 热衰竭患者最突出的表现是
A. 体温升至 40℃以上
B. 周围循环障碍
C. 心律失常
D. 急性肝衰竭
E. 肺水肿

82. 女，27 岁。前臂行石膏绷带包扎后 2 小时。患者向护士诉手指剧痛。查体：手指发凉、发绀，不能自主活动。护士首先考虑为
A. 低血容量性休克
B. 石膏绷带包扎过紧
C. 神经损伤
D. 体位不当
E. 静脉栓塞

83. 肾癌根治术后，腹膜后引流管的正常拔除时间是术后
A. 1 天
B. 2~3 天
C. 4~5 天
D. 5~6 天
E. 7 天

84. 属于疫苗接种异常反应的是
A. 心因性反应
B. 偶合症
C. 原有疾病加重
D. 一般反应
E. 过敏反应

85. 胎儿娩出后面部与全身皮肤青紫，处理措施应首选
A. 给予正压通气
B. 刺激呼吸
C. 清理呼吸道
D. 人工呼吸
E. 抱紧患儿，以免患儿恐惧

86. 心电图心房活动呈规律的锯齿状波动，心房率250~350次/分，考虑为
A. 室性期前收缩
B. 心房扑动
C. 室性心动过速
D. 心室扑动
E. 心房颤动

87. 心绞痛发作时护理措施不正确的是
A. 舌下含服硝酸甘油未缓解，隔15分钟再含
B. 舌下含服硝酸甘油未缓解，连续间断服药3次
C. 多次服药未见缓解，立即就医
D. 原地休息，避免活动
E. 服药后观察胸痛情况

88. 新生儿若患脑部疾病，则脑膜刺激征及颅内压增高不明显，这是由于
A. 新生儿各种反应低下
B. 从母体获得IgG抗体，缓解症状
C. 该病的病理生理变化小
D. 颅缝及囟门未闭，起到缓冲作用
E. 新生儿体液免疫强大

89. 休克型肺炎最突出的表现是
A. 体温39℃以上
B. 血压降至80/50mmHg以下
C. 呼吸困难
D. 恶心、呕吐
E. 少尿或无尿

90. 洋地黄中毒所致心律失常中，最常见的是
A. 心室颤动
B. 窦性停搏
C. 室性期前收缩
D. 窦性心动过速
E. 窦性心律不齐

91. 在疾病的心脏听诊中，可闻及心包叩击音的是
A. 心包积液
B. 病毒性心肌炎
C. 急性心包炎
D. 缩窄性心包炎
E. 肥厚型心肌病

92. 早期确诊患者出现心脏骤停的临床征象是
A. 心律失常
B. 皮肤苍白或明显发绀
C. 意识丧失，大动脉搏动消失
D. 心源性呼吸困难
E. 四肢末梢寒冷

93. 诊断急性胰腺炎最有意义的指标是
A. 血钠
B. 血肌酐
C. 血淀粉酶
D. 尿淀粉酶
E. 血心肌酶

94. 周围血管征的表现不包括
A. 脉压增大
B. 大动脉枪击音
C. 毛细血管搏动征
D. 水冲脉
E. 细脉

95. 自发性气胸最典型的症状是
A. 突感一侧胸痛
B. 发绀
C. 呼吸困难
D. 胸闷
E. 剧烈咳嗽

二、共用题干单选题（每个提问1个得分点）：以下每道试题有2~6个提问，每个提问有5个备选答案，请选择1个最佳答案。提示：进入此部分试题后，您不能返回前面部分查看试题或修改答案；本部分在答题过程中不能回退（对已作答试题不能返回检查或修改答案）。您是否进入共用题干单选题部分？

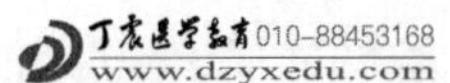

（96~98 题共用题干）

女，55 岁。疑为结肠癌，为进一步检查治疗入院。

96. 第 1 问：患者若为右半结肠癌，其临床表现不包括
  A. 右腹隐痛，间歇痛逐渐转为持续痛
  B. 腹泻与便秘交替出现，大便隐血试验阳性
  C. 右腹部肿块
  D. 有消瘦、低热、乏力等全身症状
  E. 更易发生肠梗阻

97. 第 2 问：患者拟行结肠癌根治术，术前准备措施应除外
  A. 补充高蛋白、高热量、富维生素食物
  B. 术前 2~3 天给予流质饮食
  C. 术前 2~3 天给予口服缓泻药
  D. 术前 2~3 天口服平衡电解质液全肠道灌洗
  E. 术前 1 天下午口服 5%~10% 甘露醇

98. 第 3 问：患者手术后的饮食治疗原则为
  A. 高脂、高热量、富纤维饮食
  B. 低脂、高碳水化合物、少渣饮食
  C. 低蛋白、高脂、富纤维饮食
  D. 高脂、高蛋白、高维生素饮食
  E. 低蛋白、低碳水化合物、无渣饮食

（99~100 题共用题干）

女，42 岁。2 天前弯腰猛力抬重物后出现腰痛、右下肢放射性疼痛。查体：右足底针刺觉减退，跟腱反射未引出，小腿三头肌肌力减退。

99. 第 1 问：最主要的处理措施是
  A. 绝对卧硬板床休息
  B. 腰背肌锻炼
  C. 硬膜外注射糖皮质激素
  D. 骨盆带持续牵引
  E. 急诊手术摘除突出椎间盘

100. 第 2 问：若该患者症状进行性加重，椎间盘压迫马尾神经，则较好的处理方法是
  A. 牵引治疗
  B. 推拿理疗
  C. 腰背肌锻炼
  D. 手术治疗
  E. 按摩治疗

（101~103 题共用题干）

女，37 岁。因重度甲状腺功能亢进症入院。经术前准备后，在颈丛阻滞麻醉下行甲状腺次全切除术，术后返回病房。

101. 第 1 问：手术后，护士为患者床边准备的急救物品中，最重要的是
  A. 气管插管
  B. 气管切开包
  C. 止血装置
  D. 除颤仪
  E. 胸腔穿刺包

102. 第 2 问：术后护士为患者实施的护理措施不包括
  A. 全麻后可进少量微温流质饮食
  B. 注意观察切口渗血情况
  C. 注意服用复方碘化钾
  D. 遵医嘱用镇痛药物
  E. 引流管 72 小时后拔除

103. 第 3 问：如发生甲状旁腺损伤，护士应采取的护理措施应除外
  A. 大量进食瘦肉、蛋黄、乳品
  B. 口服乳酸钙 2~4g
  C. 每周测定血钙或尿钙
  D. 发作时静脉注射 10% 葡萄糖酸钙 10~20ml
  E. 症状轻者可加服维生素 D_3

（104~105 题共用题干）

女，36 岁。车祸后头痛、呕吐，神志清醒；CT 检查发现颅内血肿。

104. 第 1 问：为患者行护理查体，可发现的表现是
  A. 血压升高、脉搏细速、呼吸浅而快
  B. 血压升高、脉搏细速、呼吸深而慢
  C. 血压升高、脉搏缓而有力、呼吸深而慢
  D. 血压下降、脉搏细速、呼吸浅而慢
  E. 血压下降、脉搏有力、呼吸浅而慢

105. 第 2 问：患者如出现黑便应停用
  A. 甘露醇
  B. 呋塞米

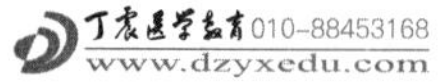

C. 西咪替丁
D. 醒脑静
E. 地塞米松

（106~108 题共用题干）

女，30 岁。因遭遇彩粉爆炸，导致头、面、颈部和前胸、腹部烧伤。烧伤部位有大小不一的水疱，基底苍白与潮红相间。

106. 第 1 问：估算患者的烧伤面积是
A. 12%
B. 18%
C. 22%
D. 36%
E. 45%

107. 第 2 问：该患者的烧伤严重程度为
A. 轻度
B. 中度
C. 重度
D. 特重度
E. 吸入性烧伤

108. 第 3 问：根据患者的烧伤部位特点，护士应首先观察的内容是
A. 体温
B. 心率
C. 神志
D. 呼吸
E. 足背动脉搏动

（109~111 题共用题干）

女，26 岁。尿急、尿频、尿痛、腰痛 1 周。查体：体温 39℃。尿镜检：脓细胞满视野。诊断为急性肾盂肾炎。

109. 第 1 问：本病最常见的致病菌是
A. 链球菌
B. 大肠埃希菌
C. 表皮葡萄球菌
D. 痢疾杆菌
E. 真菌

110. 第 2 问：向患者解释本病最常见的感染方式是
A. 血行感染
B. 淋巴感染
C. 接触感染
D. 上行感染
E. 下行感染

111. 第 3 问：护士鼓励患者多饮水的目的是
A. 增强抵抗力
B. 避免脱水
C. 冲洗尿道
D. 降低体温
E. 增加血容量

（112~115 题共用题干）

男，6 岁。因发热 2 天，伴呕吐、头痛来诊。查体：体温 39.2℃，脉搏 130 次 / 分，呼吸 40 次 / 分，血压 95/55mmHg，心、肺、腹部未见异常，布鲁津斯基征阳性，凯尔尼格征阳性。初步诊断为病毒性脑炎。

112. 第 1 问：有助于早期诊断的检查是
A. 免疫学检测
B. 血生化检查
C. 脑电图
D. 颅脑 CT 检查
E. 脑脊液检查

113. 第 2 问：其脑脊液特点<u>不包括</u>
A. 外观清亮
B. 白细胞明显增多
C. 早期以多核细胞为主
D. 后期以淋巴细胞为主
E. 蛋白质轻度升高

114. 第 3 问：患儿突然出现呼吸节律不规则，护士查体见患儿两侧瞳孔不等大，对光反射迟钝。首先考虑其并发了
A. 脑水肿
B. 吉兰 - 巴雷综合征
C. 颅内出血
D. 脑疝
E. 脑性瘫痪

115. 第 4 问：护士遵医嘱给患儿冰帽物理降温，向患儿父母解释其主要目的是

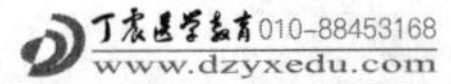

A．降低大脑耗氧量
B．增加脑部供氧
C．维持出入量平衡
D．预防脱水
E．防止脑疝

（116~118 题共用题干）

男，6 岁。全身水肿，以肾病综合征入院。查体：面部、腹壁及双下肢水肿明显，阴囊壁变薄透亮。实验室检查：尿蛋白 4.0g/d，血浆白蛋白 20g/L，胆固醇升高，血脂升高。

116. 第 1 问：患儿当前最主要的护理问题是
A．血栓、栓塞的危险
B．生活自理缺陷
C．有继发感染可能
D．体液过多
E．有皮肤完整性受损可能

117. 第 2 问：目前应给予的最主要护理措施是
A．卧床休息
B．观察水肿变化
C．无盐饮食
D．皮肤护理
E．预防感染

118. 第 3 问：患儿病情好转出院，健康指导应强调
A．采取有效措施预防感染
B．遵医嘱坚持服药
C．预防复发的注意事项
D．尿蛋白异常的监测方法
E．剧烈活动的危害性

（119~120 题共用题干）

某孕妇，32 岁。妊娠 37 周，有妊娠期高血压疾病。今晨不慎摔倒，2 小时后自觉下腹不适，有少量阴道流血，急诊入院。产科检查：宫缩弱，持续 30 秒，间歇 10 分钟。宫高 33cm，子宫软，右侧子宫有轻度局限性压痛，胎心率 140 次 / 分。

119. 第 1 问：首先考虑可能的情况是
A．前置胎盘
B．先兆早产
C．胎盘早剥
D．子痫前期
E．子宫破裂

120. 第 2 问：最恰当的处理原则是
A．立即行剖宫产术
B．硫酸镁抑制宫缩
C．期待疗法
D．给予解痉药
E．卧床休息

冲刺试卷四

专业实务

一、单选题（每题 1 个得分点）：以下每道试题有 5 个备选答案，请从中选择 1 个最佳答案。提示：本部分在答题过程中可以回退（对已作答试题可以返回检查或修改答案）。

1. 苯二氮䓬类药物中毒，可采用的特效解毒药是
   A．阿托品
   B．东莨菪碱
   C．氟马西尼
   D．苯海拉明
   E．1∶5000 高锰酸钾

2. 采集尿常规标本须留取尿液的量为
   A．5ml
   B．10ml
   C．20ml
   D．50ml
   E．100ml

3. 初产妇，30 岁。顺产，产后 2 天会阴后 - 侧切开术的切口红肿。给予产妇局部湿热敷，宜选择
   A．1% 乳酸溶液
   B．5% 碘伏
   C．2% 碳酸氢钠溶液
   D．50% 硫酸镁溶液
   E．1∶5000 高锰酸钾溶液

4. 点着酒精棉球快速在罐里绕一圈拿出，然后迅速扣在背上的方法是
   A．闪火法
   B．投火法
   C．滴酒法
   D．水吸法
   E．抽气吸法

5. 对急腹症患者的治疗，如果诊断不明确，禁用泻药，其主要原因是
   A．易致血压下降
   B．以免掩盖病情，延误诊断
   C．易致感染扩散
   D．以防腹内脏器破裂或穿孔
   E．易致水、电解质紊乱

6. 对于开放性脑损伤可能的临床表现描述，错误的是
   A．脑积水
   B．脑脊液漏
   C．头皮撕脱伤
   D．颅内积气
   E．颅骨骨折

7. 对于小儿脱水补液的正确方法应除外
   A．轻、中度脱水可口服补液
   B．中、重度脱水应选静脉补液
   C．重度伴休克者先扩容
   D．补充累积损失量，滴速为 5ml/（kg · h）
   E．继续丢失量和生理需要量在 12~16 小时滴完

8. 对长期卧床咳嗽无力者需要给予
   A．体位引流
   B．超声雾化吸入
   C．吸痰
   D．指导有效咳嗽
   E．胸部叩击和振动

9. 肝性脑病患者口服乳果糖的目的是
   A．减少假性神经递质形成
   B．保护脑细胞功能
   C．降低肠道 pH
   D．补充热量，增加营养
   E．兴奋中枢，催醒昏迷

10. 根据《献血法》规定，在我国能够负责组织献血工作的机构是
 A. 地方各级人民政府
 B. 市级以上人民政府
 C. 各级卫生防疫部门
 D. 地方各级采供血机构
 E. 综合医院

11. 关于电休克治疗精神分裂症的适应证，应除外
 A. 偏执型
 B. 青春型
 C. 紧张性木僵
 D. 单纯型
 E. 紧张性兴奋

12. 关于甲状腺危象的诱因，应除外
 A. 严重精神刺激
 B. 口服过量 TH 制剂
 C. ^{131}I 治疗反应
 D. 手术中过度挤压甲状腺
 E. 普萘洛尔治疗

13. 关于要素饮食保存的要求，正确的是
 A. 常温下保存 12 小时
 B. 4℃冰箱中保存 48 小时
 C. 0℃冰箱中保存 1 周
 D. 4℃冰箱中保存 24 小时
 E. 0℃冰箱中保存 48 小时

14. 护士与新入院患者沟通时，提问首先应遵循的原则是
 A. 首要性原则
 B. 开放性原则
 C. 尊重性原则
 D. 信任性原则
 E. 中心性原则

15. 患者对护理工作的满意度属于
 A. 护理服务质量评价指标
 B. 终末质量评价指标
 C. 主观感受度评价指标
 D. 要素质量评价指标
 E. 环节质量评价指标

16. 患者因心肌缺血、心绞痛发作卧床 4 周。为其床上洗发时，患者突感胸痛、心悸，面色苍白，出冷汗，护士应立即采取的措施是
 A. 请家属协助洗发
 B. 加快速度，迅速完成洗发操作
 C. 注意保暖，为患者添加衣服后继续洗发
 D. 短暂休息，鼓励患者坚持片刻
 E. 立即停止操作，平卧，吸氧，通知医生

17. 绞窄性疝的处理原则为
 A. 紧急手术
 B. 手法复位
 C. 补液
 D. 胃肠减压
 E. 解痉镇痛

18. 可减少支气管哮喘急性发作次数的药物是
 A. β_2 受体激动剂
 B. 糖皮质激素
 C. 敏感抗生素
 D. 抗胆碱药
 E. 茶碱类药物

19. 空腹时大肠最常见的运动形式是
 A. 集团蠕动
 B. 分节运动
 C. 紧张性收缩
 D. 袋状往返运动
 E. 多袋推进运动

20. 累及呼吸肌出现咳嗽无力和呼吸衰竭，需要用呼吸机辅助通气的疾病是
 A. 重症肌无力
 B. 肺水肿
 C. 重症哮喘
 D. 气胸
 E. 肺栓塞

21. 某产妇，25 岁。产后 1 周出现会阴后 - 侧切开术切口感染，细菌培养结果为金黄色葡萄球菌感染。该细菌最有可能对抗生素存在耐药性的药物为
 A. 头孢菌素
 B. 红霉素
 C. 甲硝唑

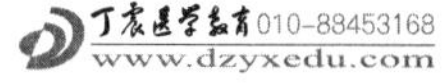

D. 青霉素
E. 两性霉素B

22. 某产妇阴道分娩后第10天，间断性阴道流血，中等量，来医院就诊，遵医嘱给予麦角新碱肌内注射。在给予此药之前，护士需要重点评估的是
A. 脉搏
B. 肠鸣音
C. 呼吸音
D. 体温
E. 血压

23. 某妇女，53岁。阴道分泌物增多伴轻度外阴瘙痒1周。妇科检查：阴道分泌物稀薄，呈淡黄色，阴道皱襞消失，黏膜出血。此患者首选的治疗方法是
A. 小苏打溶液冲洗阴道
B. 性伴侣需要常规治疗
C. 选用广谱抗生素
D. 5%醋酸冲洗阴道
E. 服用小剂量雌激素

24. 某护士在办理首次护士执业注册时，其护士执业资格考试成绩合格证书签发时间距今已超过3年，护士培训的时间是
A. 2个月
B. 3个月
C. 1个月
D. 6个月
E. 4个月

25. 男，30岁。患有内痔多年，近期排便时有异物脱出，便后可自行回纳。护士嘱其以截石位躺于检查床上，发现肛门附近有一痔块，如图中圆点所示。若患者体位变换为膝胸卧位，该痔应位于时钟的时间是

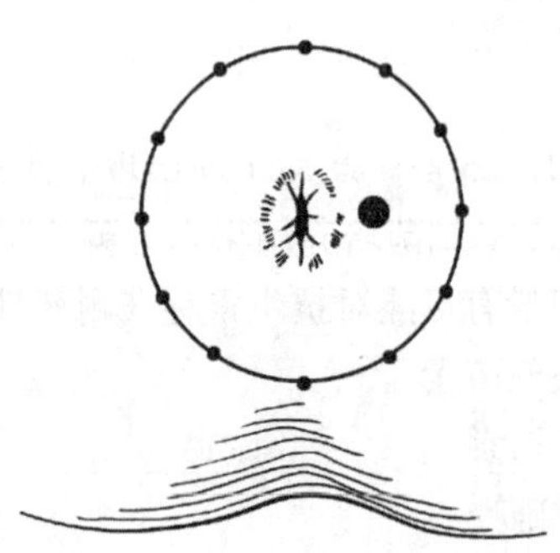

A. 6点
B. 0点
C. 12点
D. 3点
E. 9点

26. 某护士值夜班，有位输液患者（该患者因心脏病入院）主诉胸闷，该护士立即给患者吸氧，打电话给值班医生，同时核对医嘱，结果发现，白班护士将250ml葡萄糖（内加维生素C）的医嘱错配成500ml葡萄糖。医生检查患者后给予利尿药，半小时后患者生命体征平稳，主诉良好。对该护理差错，护士应当立即
A. 自行处理，不予上报
B. 跟患者及家属解释清楚
C. 报告给医院院长
D. 报告给护士长
E. 告诉白班责任护士

27. 某患者因腹痛6小时被家属送来急诊。患者意识模糊、面色苍白、脉搏细弱，诊断为急性胰腺炎伴休克收入重症监护室。家属急切地向重症监护室护士询问："他怎么样了？他能活过来吗？"护士最恰当的回答是
A. "医生正在积极治疗您的家人，请配合我们，谢谢。"
B. "您必须签知情同意书，办完入院手续我们才能开始治疗。"
C. "我们现在正在忙着抢救别的患者，完事以后医生会跟您交代情况。"
D. "我们处理过很多这样的患者，病情不算重，放心。"
E. "患者送来这么晚，我们没法保证结果。"

28. 某术后化疗患者，一般情况较差。目前患者存在肺部感染和尿潴留。护士对其操作前须充分告知并签订知情同意书的是
A. 皮试
B. 留置导尿管
C. 锁骨下静脉穿刺置管
D. 静脉输液
E. 晨间护理

29. 某孕妇，34岁。妊娠31周，G_3P_0。近1周多次

出现少量无痛性阴道流血。目前该孕妇最有可能的心理问题是

A．悲哀
B．抑郁
C．绝望
D．无助感
E．恐惧

30．男，10个月。发热、咳嗽3天，诊断为支气管肺炎入院。入院当天患儿突然烦躁，哭闹不安，呼吸62次/分，心率182次/分，心音低钝，肝肋下3.5cm。出现上述临床表现的原因是

A．弥散性血管内凝血
B．痰液黏稠气管堵塞
C．循环充血和高血压
D．末梢循环衰竭和心肌水肿
E．肺动脉高压和中毒性心肌炎

31．男，16岁。上唇疖挤压后出现寒战高热、头痛、昏迷。首先应考虑

A．菌血症
B．脓毒症
C．化脓性海绵状静脉窦炎
D．蜂窝织炎
E．丹毒

32．男，1岁。因急性支气管炎入院，护士选择头皮静脉穿刺为患儿输液。此时护士与患儿的人际距离是

A．亲密距离
B．个人距离
C．社会距离
D．公众距离
E．心理距离

33．男，26岁。以肺炎入院，给予抗生素治疗，1周来体温一直持续在39~40℃，24小时波动范围未超过1℃。此热型属于

A．稽留热
B．弛张热
C．间歇热
D．不规则热
E．药物热

34．男，27岁。右胸刺伤，诊断为张力性气胸。其纵隔的位置

A．吸气和呼气时均偏向健侧
B．呼气时偏向患侧
C．呼气时回至原位
D．吸气时回至原位
E．吸气时偏向患侧

35．如图所示，男性患者若发生骑跨伤时，最常见的损伤部位是

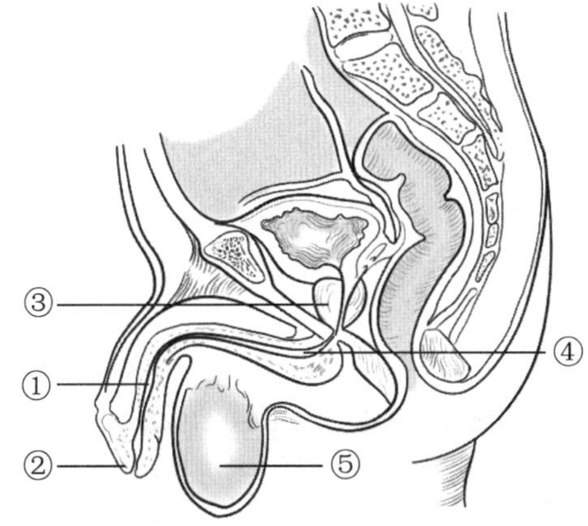

A．①
B．②
C．③
D．④
E．⑤

36．某护士在执行医嘱过程中有权提出异议并拒绝执行医嘱的情形是

A．护理程序太复杂
B．医嘱有错误
C．需要额外的劳动和付出
D．抢救过程中的口头医嘱
E．患者不愿意配合的医嘱

37．男，32岁。因十二指肠球部溃疡造成缺铁性贫血入院。最主要的治疗措施是

A．补充铁剂
B．添加含铁丰富食物
C．病因治疗
D．输入洗涤红细胞
E．补充维生素C，促进铁吸收

38．男，33岁。慢性肾小球肾炎3年，近日出现尿少，

晨起眼睑水肿，拟行内生肌酐清除率检测，留取 24 小时尿标本做肌酐定量检查。标本中应加
A．甲苯
B．浓盐酸
C．甲醛
D．冰醋酸
E．乙醇

39. 男，36 岁。输液后沿静脉走行出现条索状红线，局部肿胀、疼痛。若用乙醇热湿敷，宜选用的浓度是
A．10%
B．20%
C．45%
D．75%
E．95%

40. 男，40 岁。脊髓损伤，双下肢截瘫，住院近 2 周。责任护士护理患者时，错误的做法是
A．帮助患者掌握正确的应对技巧
B．帮助患者建立有效的社会支持系统
C．让患者和家属参与制订护理计划
D．根据 Orem 自理理论，给予患者全补偿护理
E．多听患者诉说

41. 男，42 岁。扩张型心肌病 5 年。因天气转冷，出现咳嗽、咳痰、端坐呼吸，首选的治疗药物是
A．速尿
B．硝普钠
C．酚妥拉明
D．抗生素
E．洋地黄类药物

42. 男，45 岁。因外伤导致心脏、呼吸骤停，初期复苏成功，立即送往医院行二期复苏及复苏后处理。患者治疗脑水肿的首选药物是
A．25% 葡萄糖
B．50% 葡萄糖
C．20% 甘露醇
D．呋塞米
E．尿素

43. 男，48 岁。受凉后支气管哮喘急性发作，2 天来呼吸困难加重，皮肤潮红，多汗，球结膜水肿。应给予其的吸氧方式是
A．高流量持续吸氧
B．高流量间接吸氧
C．低流量持续吸氧
D．低流量间接吸氧
E．乙醇湿化吸氧

44. 男，48 岁。右上肺肿瘤切除术，术中生命体征平稳，术后安返病房，留置胸腔引液管、导尿管。该患者的护理级别是
A．特级护理
B．三级护理
C．一级护理
D．专人护理
E．二级护理

45. 如图所示，三尖瓣位于

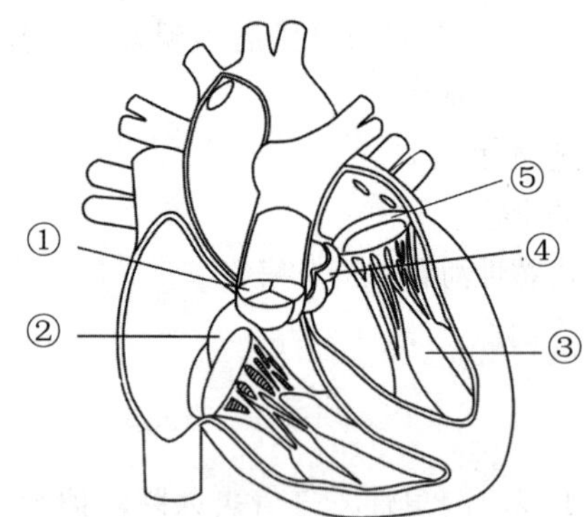

A．①
B．②
C．③
D．④
E．⑤

46. 男，55 岁。因尿毒症行肾移植术，术后 24 小时内护士应给予患者
A．三级护理
B．二级护理
C．一级护理
D．特级护理
E．监护护理

47. 男，58 岁。咯血。出现烦躁不安、张口瞠目，两手乱抓等窒息表现。护士首先应采取的措施是
A．使用镇静药

B. 行人工呼吸
C. 给予高流量吸氧
D. 输血、输液
E. 立即置患者头低足高位

48. 男，58 岁。因心前区压榨性疼痛 4 小时，伴冷汗、恐惧，来院急诊。护士采取的措施中不妥的是
A. 准备好抢救物品和药物
B. 抽血送检
C. 推车送放射科行胸部 X 线检查
D. 开放静脉通道
E. 心电监护并密切观察病情变化

49. 男，58 岁。与朋友聚餐大量饮酒、吃肉后出现上腹持续性刀割样疼痛，阵发性加剧，伴恶心呕吐，发热，体温 38.5℃。实验室检查：血淀粉酶超过正常值 4 倍。急诊收入院。护士收集的患者资料中与该病的发病原因有关的是
A. 父母双方均有高血压病史
B. 睡眠欠佳
C. 有胆绞痛史
D. 19 岁时曾患甲型肝炎
E. 青霉素过敏史

50. 男，5 岁。发热 3 周，左膝痛。查体：左膝关节浮髌试验（－），胫骨上部肿胀，压痛明显。实验室检查：血白细胞 21×10^9/L，中性粒细胞分类 0.90，胫骨上干骺端穿刺有脓液。正确的处理是
A. 物理降温
B. 开窗减压术
C. 病灶冲洗，搔刮脓腔
D. 截肢
E. 输入白蛋白，提高免疫力

51. 男，65 岁。便秘，有时每周大便 1 次，检查无器质性疾病。护士为该患者提供了合理建议，错误的是
A. 多饮水
B. 适当运动
C. 按摩腹部
D. 增加膳食纤维
E. 可长期依赖泻药

52. 女，26 岁。因淋雨后出现高热、畏寒、咳嗽、流涕就诊。医生开出以下口服药，护士嘱咐患者应最后服用的是
A. 头孢呋辛
B. 维生素 EC 颗粒
C. 清开灵口服液
D. 布洛芬
E. 止咳糖浆

53. 女，27 岁。急性胆囊炎，准备急诊手术，患者表现出害怕手术。护士应首先给予
A. 术前用药
B. 心理护理
C. 严密观察病情变化
D. 备皮、皮试
E. 向患者解释手术基本过程

54. 女，27 岁。急性阑尾炎术后，遵医嘱予静脉输液 800ml，病区护士为其计划 4 小时滴完，点滴系数为 15 滴 /ml，则该护士为其调节的输液速度约为
A. 13 滴 / 分
B. 33 滴 / 分
C. 50 滴 / 分
D. 70 滴 / 分
E. 85 滴 / 分

55. 行支气管镜检时，判断气管分叉的重要定位标记部位是

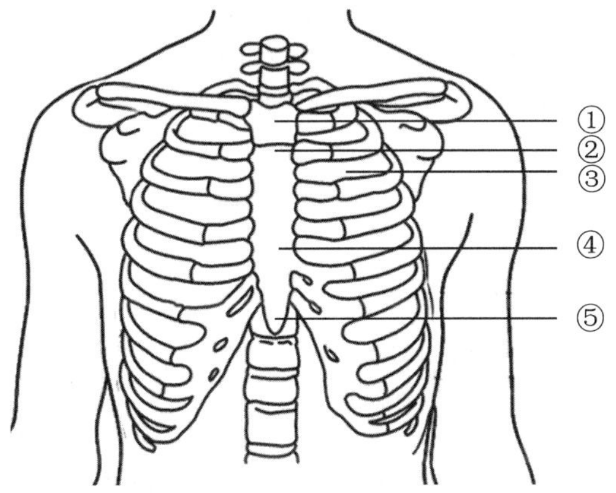

A. ①
B. ②
C. ③
D. ④
E. ⑤

56. 女，32 岁。剖宫产 1 个月后再次妊娠。医生考虑到切口组织尚未恢复，可能会造成子宫破裂，建议流产。医生的行为符合
A. 行善原则
B. 自主原则
C. 不伤害原则
D. 公正原则
E. 尊重原则

57. 女，32 岁。因消化性溃疡出血入院治疗，患者仍有出血，未痊愈，主动要求出院。病区护士应完成的工作不包括
A. 在出院医嘱上注明“自动出院”
B. 根据出院医嘱，通知患者和家属
C. 指导患者办理出院手续
D. 教患者家属静脉输液技术，以便后续治疗
E. 为患者或家属提供有关出院后健康教育的资料

58. 女，3 岁。因化脓性脑膜炎入住 ICU。患儿母亲不吃不喝，在门口来回走动，见到医生或护士就紧紧拉住问个不停。此时，患儿母亲的心理状态是
A. 抑郁
B. 绝望
C. 狂躁
D. 恐惧
E. 焦虑

59. 女，45 岁。2 型糖尿病，拟行胰岛素治疗。护士询问患者：“你知道使用胰岛素要注意哪些问题吗？”这一问题属于
A. 客观问题
B. 主观问题
C. 开放式问题
D. 封闭式问题
E. 非指导性问题

60. 女，45 岁。入院诊断肝癌。患者尚不了解病情，且感情脆弱。工作中，护士应特别注意语言的
A. 专业性
B. 礼貌性
C. 安慰性
D. 保密性
E. 指导性

61. 女，48 岁。因严重脑外伤住院，确认有以下护理问题，应优先解决的是
A. 皮肤完整性受损
B. 语言沟通障碍
C. 营养失调
D. 气体交换受损
E. 尿失禁

62. 女，50 岁。为明确诊断，需要留取尿常规标本，护士应告知患者正确的方法为
A. 收集 12 小时尿液
B. 留取餐后半小时尿液
C. 收集 24 小时尿液
D. 收集随机尿液
E. 留取晨起第 1 次尿液

63. 女，50 岁。有肥厚型心肌病史 3 年。近 2 个月常有心绞痛发作，因此患者十分紧张，整日卧床，不敢随意活动。该患者的表现属于
A. 角色行为强化
B. 角色行为缺如
C. 角色行为消退
D. 角色行为模糊
E. 角色行为冲突

64. 女，55 岁。患肝性脑病。护士为其行口腔护理时，不需要准备的用物是
A. 开口器
B. 血管钳
C. 吸水管
D. 手电筒
E. 压舌板

65. 女，57 岁。2 型糖尿病。身高 158cm，体重 75kg，无明显“三多一少”症状，血糖偏高。给予口服降糖药并饮食控制，但血糖仍高。根据患者状况，护士给予的恰当建议是
A. 皮下注射胰岛素
B. 增加运动疗法
C. 加大降糖药剂量
D. 定期去医院检查血糖
E. 住院治疗

66. 女，60 岁。拟择期行食管癌切除手术。现患者能进食粥类食物，护士应建议的饮食为
A. 高热量、低蛋白、低脂流质饮食
B. 高热量、低蛋白、低脂半流质饮食
C. 高热量、高蛋白、高维生素半流质饮食
D. 高热量、低蛋白、高维生素半流质饮食
E. 高热量、高蛋白、高脂普食

67. 女，66 岁。在住院期间医护人员疏忽发生坠床造成左下肢胫、腓骨骨折，经治疗后痊愈出院。患者由此提出赔偿，该赔偿的责任人是
A. 值班医生
B. 值班护士
C. 护士长
D. 医院
E. 科主任

68. 女，72 岁。恶性肿瘤晚期，各脏器功能衰竭。为减轻环境因素对患者的影响，护理措施正确的是
A. 嘱咐家属说话声音应轻，避免患者听见
B. 少接触、抚摸患者，避免影响其睡眠
C. 多与患者沟通，以理解患者的意思
D. 环境要热闹一些，避免患者孤独
E. 闭眼困难，可用湿纱布覆盖双眼，防止角膜溃疡

69. 女，72 岁。退休，子女均在国外，丧偶半年。近期经常出现无助和无望感，食欲明显减退，入睡困难，易早醒，认为自己一生事业无成，多次企图自杀，经多家医院检查，未发现异常。该老年人最可能出现的心理问题是
A. 孤独
B. 角色适应障碍
C. 自卑
D. 抑郁
E. 焦虑

70. 女，75 岁。因发热、咳嗽、咳痰就诊，以肺部感染收入院。患者动脉硬化病史 25 年，高血压病史 20 年。其饮食方式<u>不正确</u>的是
A. 盐的摄入量应＜ 6g/d
B. 蛋白质的摄入量应＜ 120g/d
C. 胆固醇的摄入量应＜ 100mg/d
D. 纤维素的摄入量应＜ 30g/d
E. 脂肪的摄入量应＜ 50g/d

71. 胚胎发育中心脏发育的关键时期是
A. 第 21~24 周
B. 第 9~12 周
C. 第 13~16 周
D. 第 2~8 周
E. 第 17~20 周

72. 肉芽水肿可选用的湿敷药物是
A. 凡士林
B. 5% 氯化钠溶液
C. 硼酸溶液
D. 0.02% 呋喃西林溶液
E. 生理盐水

73. 男，2 岁。肺炎。患儿喘憋明显、发绀、持续高热，经多种抗生素治疗无好转。该患儿感染的病原体可能是
A. 金黄色葡萄球菌
B. 铜绿假单胞菌
C. 腺病毒
D. 支原体
E. 衣原体

74. 男，55 岁。胰腺癌晚期，黄疸、腹水，呼吸困难，痛苦不堪，有自杀念头。对患者的护理<u>错误</u>的是
A. 加强安全保护，预防自杀
B. 尽量让家属陪伴身旁
C. 允许患者用不同方式宣泄情感
D. 协助患者保持清洁与舒适
E. 尽量不让其流露出悲哀的情绪

75. 申请护士执业注册应当具备的条件<u>不包括</u>
A. 从事临床护理 5 年以上
B. 具有完全民事行为能力
C. 自通过护士执业资格考试之日起 3 年内提出执业注册申请
D. 通过国务院卫生主管部门组织的护士执业资格考试
E. 完成普通全日制 3 年以上的护理、助产专业课程学习

76. 属于侵犯患者隐私权的是

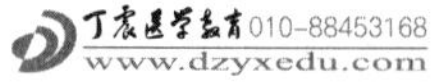

A．科室内讨论疑难病例
B．对患有淋病的患者询问其性生活史
C．在征得患者同意后其资料用于科研
D．在患者病历上标注患有传染性疾病
E．未经患者许可对其查体时让医学生观摩

77. 通过造口管的方式滴注要素饮食的滴速是
A．20~40 滴 / 分
B．40~60 滴 / 分
C．10~20 滴 / 分
D．30~50 滴 / 分
E．20~30 滴 / 分

78. 小儿误食老鼠药磷化锌中毒后洗胃用
A．1∶2000 高锰酸钾
B．0.5% 硫酸铜
C．盐水
D．醋酸
E．过氧化氢

79. 新生儿窒息使用药物治疗时，不妥的是
A．纳洛酮静脉或肌内注射，也可气管内注入
B．证实有代谢性酸中毒存在时，可给予碳酸氢钠
C．给予肾上腺素静脉推注，改善心脏功能
D．给予强心、扩容药物后，仍有循环不良可加用多巴胺
E．有低血容量表现时，可给予扩容药

80. 女，28 岁。拟行剖宫产术。术前护士为其插导尿管，遭到患者拒绝，此时护士正确的做法是
A．使用诱导排尿法协助患者排尿
B．请示主管医生改用其他办法
C．耐心解释，讲清导尿的重要性，用屏风遮挡
D．请家属劝说患者
E．报告医生择期手术

81. 需要先入锅煎煮的中药是
A．鳖甲
B．茯苓
C．杏仁
D．阿胶
E．薄荷

82. 血管紧张素Ⅱ使血压增高的机制是
A．直接收缩小动脉
B．间接收缩小动脉
C．醛固酮分泌减少
D．交感迷走性增高
E．交感神经兴奋性降低

83. 血栓闭塞性脉管炎最常发生的部位是
A．下肢大、中动脉
B．下肢深静脉
C．上肢大动脉及深静脉
D．下肢中、小动静脉
E．上肢中、小动静脉

84. 羊水过少是指足月妊娠时的羊水量少于
A．300ml
B．400ml
C．600ml
D．1000ml
E．2000ml

85. 因医护人员工作失误，造成患者中度残疾、器官组织损伤导致严重功能障碍的是
A．医疗差错
B．一级甲等医疗事故
C．二级医疗事故
D．三级乙等医疗事故
E．因不可抗力造成

86. 应填写在体温单底栏的是
A．体温
B．心率
C．脉搏
D．入院日期
E．尿量

87. 应用止血带止血时应
A．每隔 1 小时放松 2~3 分钟
B．每隔 1 小时放松 3~4 分钟
C．每隔 1 小时放松 5~6 分钟
D．每隔 2 小时放松 1~2 分钟
E．每隔 2 小时放松 3~4 分钟

88. 婴儿，妊娠 34 周出生，体重 1.3kg，病房内的温

度应该为
A．18~20℃
B．20~22℃
C．22~24℃
D．24~26℃
E．26~28℃

89. 有关电动吸痰操作，不正确的是
A．患者平卧或侧卧
B．昏迷患者用开口器打开口腔
C．成人吸痰负压 40.0~53.3kPa
D．先吸气管内分泌物，再吸口腔分泌物
E．吸痰导管每次更换

90. 有效沟通的方法，不正确的是
A．沟通应有明确的目的
B．用 30%~60% 的时间注视对方的面部
C．关注对方的语言和非语言行为
D．减少聆听时间，保持快速的判断
E．交谈中不打断、批评他人

91. 原发性痛经的病因是
A．雌激素降低
B．孕激素升高
C．雄激素降低
D．前列腺素升高
E．促性腺激素升高

92. 在护患交谈中，护士移情是指护士
A．信任患者
B．尊重患者
C．鼓励患者
D．表达自我感情
E．理解患者感情

93. 治疗性沟通的目的不包括
A．减轻患者身体上的痛苦
B．创造良好的治疗环境
C．提供心理社会支持
D．利于患者共同参与治疗护理
E．为患者提供个性化整体护理

94. 主管护师王某为研究生学历，在呼吸内科已工作10年，经验丰富。新毕业的医生小刘值班时遇到哮喘持续状态患者，不知如何处理，为此王某对小刘产生极大不满。导致医护关系冲突的主要原因为
A．角色心理差位
B．角色压力过重
C．角色理解欠缺
D．角色权力争议
E．角色期望冲突

95. 做尿蛋白及尿糖定性检查应留取
A．中段尿标本
B．尿浓缩标本
C．24 小时尿标本
D．尿常规标本
E．尿培养标本

二、共用题干单选题（每个提问 1 个得分点）：以下每道试题有 2~6 个提问，每个提问有 5 个备选答案，请选择 1 个最佳答案。提示：进入此部分试题后，您不能返回前面部分查看试题或修改答案；本部分在答题过程中不能回退（对已作答试题不能返回检查或修改答案）。您是否进入共用题干单选题部分?

（96~97 题共用题干）

男，21 岁。上呼吸道感染 2 周后出现多饮、多尿、消瘦，诊断为糖尿病。

96. 第 1 问：该患者的糖尿病类型最可能属于
A．胰岛素基因缺陷糖尿病
B．遗传性糖尿病
C．1 型糖尿病
D．2 型糖尿病
E．一过性血糖增高

97. 第 2 问：患者消瘦的最主要原因是
A．病毒感染消耗过多
B．多尿排出大量水分
C．机体脂肪、蛋白质消耗
D．食欲减退导致摄入不足
E．糖尿病导致机体基础代谢率增加

（98~99 题共用题干）

男，38 岁。因车祸后大出血导致休克。入院后测脉搏 120 次 / 分，血压 75/60mmHg。

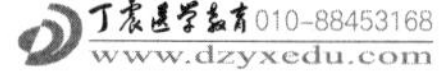

98. 第 1 问：护士应给患者采取的体位是
A. 屈膝仰卧位
B. 中凹卧位
C. 头高足低位
D. 头低足高位
E. 截石位

99. 第 2 问：护士需要将其头胸和下肢分别抬高
A. 头胸 5°~10°、下肢 15°~20°
B. 头胸 10°~20°、下肢 15°~20°
C. 头胸 5°~10°、下肢 20°~30°
D. 头胸 15°~20°、下肢 10°~15°
E. 头胸 20°~30°、下肢 15°~20°

（100~102 题共用题干）

男，60 岁。急性阑尾炎，阑尾切除术后 1 天，创面有少量渗血。实验室检查：抗 HIV（＋）。

100. 第 1 问：对该患者的护理措施，正确的是
A. 禁止陪护和探视
B. 限制患者与他人交往
C. 在患者床头卡上贴隔离标识
D. 告知患者履行“防止感染他人”的义务
E. 在患者床头悬挂预防艾滋病提示

101. 第 2 问：对于采血后注射器的处理，最合适的方法是
A. 毁形，防止回收再利用
B. 分离针头，针筒单独消毒
C. 回套针帽，防止刺伤他人
D. 放入垃圾袋，集中处理
E. 放入锐器盒，防止刺伤他人

102. 第 3 问：护士更换被血液污染的床单时应注意
A. 只要手不接触血迹，可不戴手套
B. 血液污染面积小时，可不戴手套
C. 戴手套操作，脱手套后认真洗手
D. 铺干净床单时可不需要戴手套
E. 只要操作时戴手套，操作后不需要洗手

（103~104 题共用题干）

女，23 岁。淋雨后着凉，体温 40℃，咳嗽，咳铁锈色痰，血白细胞和中性粒细胞均升高，胸部 X 线检查示双肺纹理增粗。以肺炎住院，行青霉素皮试。

103. 第 1 问：在给患者青霉素皮试前，必须询问的是
A. 现病史
B. 用药史
C. 过敏史
D. 家族史
E. 生活史

104. 第 2 问：青霉素皮试最常用的部位是
A. 腹部
B. 上臂外侧
C. 上臂内侧
D. 前臂掌侧上段
E. 前臂掌侧下段

（105~107 题共用题干）

女，40 岁。咳嗽、低热、乏力 1 个月余，昨天因咯血来诊，患者情绪紧张。胸部 X 线检查可见左肺上部片状模糊阴影，边缘不清，诊断为肺结核。

105. 第 1 问：患者咯血时嘱其<u>不要</u>
A. 咳嗽
B. 禁食
C. 交谈
D. 绝对卧床
E. 屏气

106. 第 2 问：大咯血后发生窒息，护士应采取的首要护理措施是
A. 患侧卧位
B. 吸氧
C. 补充血容量
D. 静脉推注止血药物
E. 保持呼吸道通畅

107. 第 3 问：首要的护理问题是
A. 清理呼吸道无效
B. 有传染的危险
C. 营养失调：低于机体需要量
D. 体温过高
E. 焦虑

（108~111 题共用题干）

女，42 岁。从高处落下，头部着地，当时昏迷约 10 分钟后清醒，左外耳道流出血性液体，被家属送来急诊。

108. 第 1 问：护士首先应采取的措施是
A．安慰患者
B．测量生命体征
C．建立静脉通道
D．清洁、消毒耳道
E．查看有无合并伤

109. 第 2 问：对明确诊断最有价值的辅助检查是
A．CT 检查
B．B 超检查
C．心电图
D．胸部 X 线检查
E．血常规

110. 第 3 问：提示合并颅内血肿的症状是
A．高热
B．寒战
C．失语
D．胸闷
E．气促

111. 第 4 问：经过急救后，患者意识清楚，拟采取进一步治疗。患者因认为医院过度治疗，所以拒绝治疗。正确的处理措施是
A．强迫治疗
B．请医生处理
C．请护士长处理
D．与家属共同劝慰
E．冷处理，待患者平静后劝说

（112~113 题共用题干）

女，43 岁。腹胀、食欲减退、消瘦 2 个月。查体：颈部有 3 个蜘蛛痣，肝肋下 3.9cm，质硬。腹腔内抽出淡红色液体少许，比重 1.013。

112. 第 1 问：在我国，与该病发生关联性最强的疾病是
A．甲型肝炎
B．胆囊炎
C．乙型肝炎
D．胆石症
E．酒精性肝炎

113. 第 2 问：产生甲胎蛋白（AFP）的细胞是
A．血管上皮细胞
B．纤维细胞
C．肝细胞
D．胎肝实质细胞
E．肿瘤细胞

（114~117 题共用题干）

女，54 岁。头痛，呕吐，视力减退，诊断为神经胶质瘤。在全麻下行颅内肿瘤切除术。

114. 第 1 问：患者术后麻醉未清醒，适宜的体位是
A．去枕仰卧位，头偏向一侧
B．头高足低位
C．头低足高位
D．半坐卧位
E．俯卧位

115. 第 2 问：患者生命体征稳定后，适宜的体位是
A．半坐卧位
B．去枕仰卧位
C．头高足低位
D．头低足高位
E．侧卧位

116. 第 3 问：患者难以接受上述卧位，护士解释采取此卧位的目的是
A．增进舒适
B．促进切口愈合
C．防止误吸
D．降低颅内压
E．利于引流

117. 第 4 问：如果患者发生躁动，使用约束带过程中，护士最主要的观察项目是
A．局部皮肤颜色及温度
B．意识改变
C．引流液量
D．血压情况
E．脉搏情况

（118~120 题共用题干）

女，68 岁。高血压、心绞痛病史 8 年，出现心前区疼痛时常自行含服硝酸甘油缓解。今晨起床后，无明显诱因突发上腹部疼痛，恶心、呕吐，血压下降，

伴大汗、烦躁，经含服硝酸甘油无效。

118. 第 1 问：该患者可能发生的疾病是
   A. 急性胰腺炎
   B. 急性胆囊炎
   C. 急性心肌梗死
   D. 急性胃肠炎
   E. 细菌性痢疾

119. 第 2 问：对该患者采取的首要护理措施是
   A. 吸氧
   B. 心电监测
   C. 补液
   D. 绝对卧床休息
   E. 使用抗生素

120. 第 3 问：给予患者的治疗护理措施不恰当的是
   A. 监测血压
   B. 监测心电图
   C. 腹部 B 超检查
   D. 测定心肌酶
   E. 吸氧

实践能力

一、单选题（每题 1 个得分点）：以下每道试题有 5 个备选答案，请从中选择 1 个最佳答案。提示：本部分在答题过程中可以回退（对已作答试题可以返回检查或修改答案）。

1. 阿托品能解除有机磷农药中毒的症状，但不包括
   A. 发绀
   B. 多汗、流涎
   C. 肌纤维颤动
   D. 肺部湿啰音
   E. 恶心、呕吐

2. 初产妇，35 岁。妊娠 39 周剖宫产一男婴。产后半个月患急性乳腺炎，寒战、高热，左乳红、肿、热、痛，局部压痛。对其护理措施不必要的是
   A. 绝对卧床
   B. 吸引器吸尽患乳乳汁
   C. 局部理疗
   D. 25% 硫酸镁溶液湿热敷
   E. 停止哺乳，排空乳汁

3. 初产妇，妊娠 40 周入院，助产士判断该产妇已临产的可靠征象是
   A. 宫缩痛加剧
   B. 阴道血性分泌物
   C. 子宫膨胀
   D. 宫颈管消失、宫口扩张
   E. 胎头入盆

4. 大咯血窒息的抢救措施，不妥的是
   A. 立即置患者于头低足高位
   B. 立即清除口腔内血块
   C. 立即应用镇静、镇咳药
   D. 必要时人工呼吸
   E. 呼吸道通畅后加压吸氧

5. 大叶性肺炎首选的药物是
   A. 青霉素 G
   B. 阿奇霉素
   C. 庆大霉素
   D. 红霉素
   E. 多西环素

6. 典型心绞痛患者含硝酸甘油后疼痛缓解时间多在
   A. 10~15 秒
   B. 1~2 分钟
   C. 5~10 分钟
   D. 15~30 分钟
   E. ＞30 分钟

7. 对于蓝光疗法的护理措施，不妥的是
   A. 入箱前剪短指甲
   B. 单面照射每 4 小时翻身 1 次
   C. 暴露全身皮肤

D．双眼佩戴遮光眼罩
E．男婴注意保护阴囊

8. 肺结核咯血患者的护理措施不正确的是
A．消除紧张情绪
B．卧床休息，尽快止血
C．保持呼吸道通畅，预防窒息
D．协助患者取健侧卧位
E．必要时遵医嘱给予小剂量镇静、镇咳药

9. 肺炎患儿若并发严重腹胀及肠鸣音消失，最可能的原因是
A．低钾血症
B．高钙血症
C．肠套叠
D．消化功能紊乱
E．中毒性肠麻痹

10. 风湿性心脏病二尖瓣狭窄患者的早期表现，应除外
A．心悸
B．咯血
C．水肿
D．咳嗽
E．劳力性呼吸困难

11. 肝性脑病患者伴有肾损害，口服抗生素应首选
A．新霉素
B．卡那霉素
C．氨苄西林
D．庆大霉素
E．甲硝唑

12. 高渗性脱水早期的主要表现是
A．皮肤弹性差
B．乏力
C．烦躁
D．口渴
E．幻觉、谵妄

13. 骨折早期功能锻炼的原则是
A．健侧近侧关节运动为主
B．经常变换姿势
C．患肢肌肉舒缩运动为主
D．骨折处近侧关节运动为主
E．尽早下床活动

14. 骨质疏松症患者不宜食用的食物是
A．牛奶
B．黄花菜
C．鸡蛋
D．浓茶
E．海带

15. 关于 hCG 的描述，正确的是
A．不是由合体滋养细胞产生的
B．是一种甾体激素
C．妊娠 8~10 周时达到高峰
D．葡萄胎妊娠在妊娠 14 周 hCG 不会继续上升
E．不可作为判断早期妊娠的指标

16. 关于焦虑症患者的心理护理措施应除外
A．帮助其尽快适应新的环境，减少压力
B．指导患者放松训练
C．以支持和疏泄疗法为主，帮助患者了解疾病
D．关注患者过多躯体不适的主诉
E．帮助患者认识症状

17. 关于慢性肾盂肾炎的临床特点，说法不正确的是
A．无症状性菌尿
B．轻度水肿
C．低热、乏力
D．情绪低落、焦虑
E．尿蛋白（＋＋＋＋）

18. 关于慢性子宫颈炎的物理治疗，正确的是
A．重度宫颈糜烂需要做宫颈刮片细胞学检查
B．治疗时间一般选择月经来潮前 5 天
C．物理治疗可致宫颈管狭窄，导致不孕，未育妇女禁忌
D．术后少数患者会出现阴道分泌物增加
E．创面愈合需要 4~8 周，这期间禁止性生活、盆浴和阴道冲洗

19. 护士为支气管肺炎患儿采取的体位是
A．头高位或半坐卧位
B．头低足高位
C．去枕平卧位

D. 健侧卧位
E. 左侧卧位

20. 急性蜂窝织炎发生于口底、颌下或颈部可并发
A. 休克
B. 脓毒症
C. 化脓性海绵状静脉窦炎
D. 喉头水肿
E. 邻近淋巴结炎

21. 具有预测直肠癌预后及监测复发作用的指标是
A. 神经元特异性烯醇化酶（NSE）测定
B. 癌胚抗原（CEA）测定
C. γ- 谷氨酰转移酶（GGT）测定
D. 鳞状上皮细胞癌抗原（SCC）测定
E. 癌抗原 -50（CA-50）测定

22. 类风湿关节炎最常累及的关节是
A. 手足小关节
B. 膝关节
C. 颈椎关节
D. 腕、踝、肘关节
E. 腰椎关节

23. 临床发现感染灶近侧出现“红线”，可判断为
A. 深部脓肿
B. 血栓性静脉炎
C. 浅层管状淋巴管炎
D. 深层管状淋巴管炎
E. 急性淋巴结炎

24. 慢性肾衰竭患者血生化检查结果<u>不包括</u>
A. 低钠血症
B. 高钾血症
C. 高钠血症
D. 高磷血症
E. 高钙血症

25. 男，10 岁。体重 40kg，被开水烫伤，Ⅱ度烫伤范围如图中阴影所示。计算伤后第 1 个 24 小时补液量约为
A. 4232ml
B. 3800ml
C. 2160ml
D. 1800ml
E. 4808ml

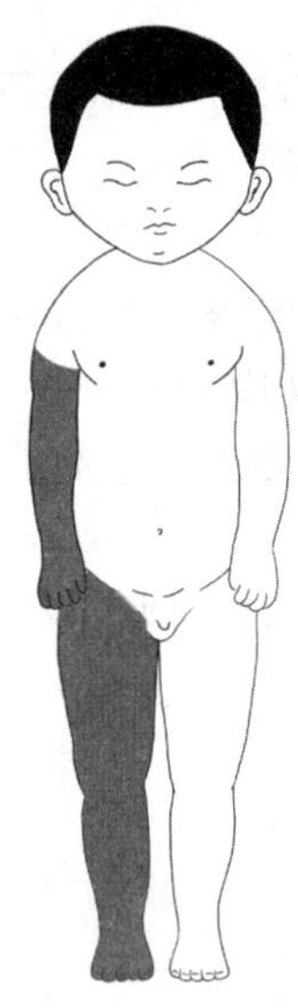

26. 慢性阻塞性肺疾病患者痰液黏稠，护士嘱其应多饮水，其原因是可以
A. 补充出汗等所丢失的水分
B. 加速细菌排出
C. 加速毒素及炎性分泌物排出
D. 避免发生出血性膀胱炎
E. 使痰液稀释易于排出

27. 某产妇，经阴道助产分娩一男婴，体重 3200g。胎盘娩出后阴道持续流血约 800ml。护理措施正确的是
A. 不能按摩子宫，以免再出血
B. 检查胎盘、胎膜是否完整
C. 会阴垫不用保留
D. 不可使用抗生素
E. 不可使用缩宫素

28. 某孕妇，28 岁。因身体不适来院就诊，B 超检查示右侧输卵管异位妊娠。患者前来就诊时最可能的主诉是
A. 胸闷
B. 胸痛
C. 腹痛
D. 嗜睡
E. 腹泻

29. 某孕妇，30 岁。妊娠 39 周，见红后入院待产。

晚间感觉胎动过频，此时护士最不妥的处理是
A. 吸氧
B. 左侧卧位
C. 监测胎心
D. 处理后情况仍未改善，立即通知值班医生
E. 立即做剖宫产准备

30. 某孕妇，32 岁。现妊娠 36 周，既往有心脏病史，低于日常活动量即感到胸闷、憋气，休息时无不适。治疗或护理措施中不正确的是
A. 严密监护
B. 剖宫产时行绝育术
C. 产后应用广谱抗生素 2 周
D. 宜剖宫产结束妊娠
E. 预防感染、贫血等诱发心力衰竭因素

31. 某孕妇，G_2P_0，妊娠 30 周。规律下腹疼痛伴阴道血性分泌物 6 小时。产科检查：胎位 LOA，胎心率 146 次 / 分，宫缩 20 秒 /7~8 分钟，宫缩力弱。肛门检查见胎先露 S= － 3，宫颈管缩短，宫口可容 1 指尖。目前最恰当的处理措施是
A. 严密观察等待自然分娩
B. 滴注缩宫素加强宫缩
C. 抑制宫缩，保胎治疗
D. 立即行剖宫产终止妊娠
E. 阴道检查后确定分娩方式

32. 慢性心力衰竭患者每天摄盐量应少于
A. 5g
B. 6g
C. 7g
D. 8g
E. 9g

33. 男，16 岁。因面部痤疮就诊，护理措施错误的是
A. 多吃清淡的食物
B. 保证睡眠充足
C. 挤净痤疮内容物
D. 保持皮肤清洁
E. 保持大便通畅

34. 男，17 岁。诊断为急性肾损伤。患者精神萎靡，食欲减退，尿量 80ml/d，下腹部无胀满。护士判断患者目前的排尿状况是
A. 尿潴留
B. 蛋白尿
C. 少尿
D. 无尿
E. 多尿

35. 男，36 岁。因脑膜炎入院，护士为其做神经系统物理检查时发现有一项为阳性，如图所示。该项检查为

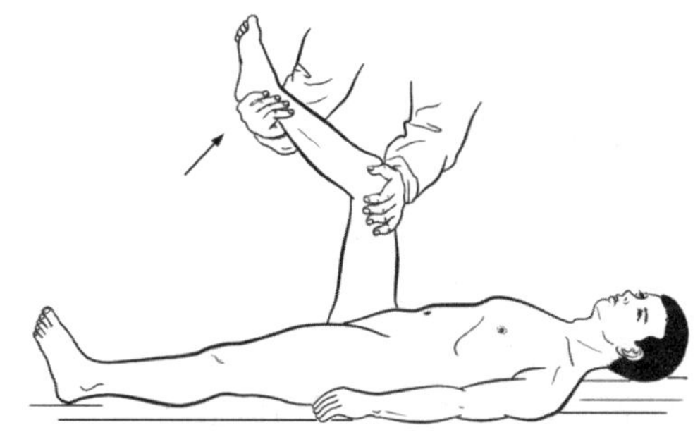

A. 凯尔尼格征
B. 颈强直
C. 布鲁津斯基征
D. 提睾反射
E. 巴宾斯基征

36. 男，28 岁。因尿急、尿痛、终末血尿就诊，经检查确诊为肾结核。该患者原发病灶一般发生在
A. 肾
B. 输尿管
C. 膀胱
D. 尿道
E. 肺

37. 男，29 岁。车祸致腹部开放性损伤，部分肠管脱出。紧急处理的方法是
A. 消毒碗覆盖脱出肠管，包扎转运
B. 肠管旷置，立即转运
C. 立即镇静、镇痛
D. 迅速冲洗肠管并还纳腹腔
E. 用消毒棉垫加压包扎

38. 男，30 岁。急性阑尾炎。查体时医生嘱其取左侧卧位，然后使其右下肢向后过伸，引起右下腹疼痛。此检查称为
A. 腰大肌试验
B. 闭孔内肌试验

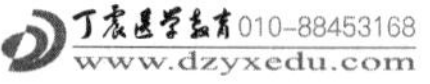

C．结肠充气试验
D．波氏试验
E．曲氏试验

39．男，31 岁。因肥厚型心肌病入院治疗。患者常有胸痛症状，护士须告知其避免胸痛发作的诱因，其中不包括
A．突然屏气
B．持举重物
C．情绪激动
D．饱餐
E．长时间卧床

40．男，33 岁。腹股沟斜疝术后取平卧位，腘窝下垫枕，最主要的目的是
A．防止疝复发
B．减轻切口疼痛，利于切口愈合
C．预防阴囊血肿
D．预防麻醉后头痛
E．促进肠蠕动恢复，预防肠粘连

41．男，25 岁。因撞击导致肋骨骨折引起血气胸，给予固定和胸膜腔闭式引流治疗，目前已经拔出引流管。责任护士给予其健康指导，错误的是
A．避免剧烈活动
B．避免撞击骨折的部位
C．定时做深呼吸
D．保持大便通畅
E．尽量不要活动患侧肩关节

42．男，38 岁。患轻症急性胰腺炎入院。经禁食、胃肠减压等非手术治疗，现病情好转准备出院。护士还应加强健康教育的情况是
A．“我每天饭量要减少，分四五次吃。”
B．“每晚一两白酒可改善血液循环，有助于病情康复。”
C．“我不能吃刺激性食物。”
D．“我一定要戒烟。”
E．“我应当检查一下，有胆道的疾病要尽早治疗。”

43．男，3 个月。因病理性黄疸住院治疗未及时注射卡介苗。母亲询问何时能补种卡介苗，护士正确的解释是
A．立即接种
B．PPD 试验阴性再接种
C．6 个月再接种
D．无须接种
E．PPD 试验阳性再接种

44．男，40 岁。再生障碍性贫血 2 年。因十二指肠溃疡穿孔行胃大部切除术。术后 6 小时胃管引流出 75ml 咖啡色液体。护士首要的护理措施是
A．观察意识情况
B．观察自理能力
C．监测患者尿量
D．观察术后用药反应
E．监测生命体征

45．如图所示，枕先露时，胎心音听诊最清的部位是

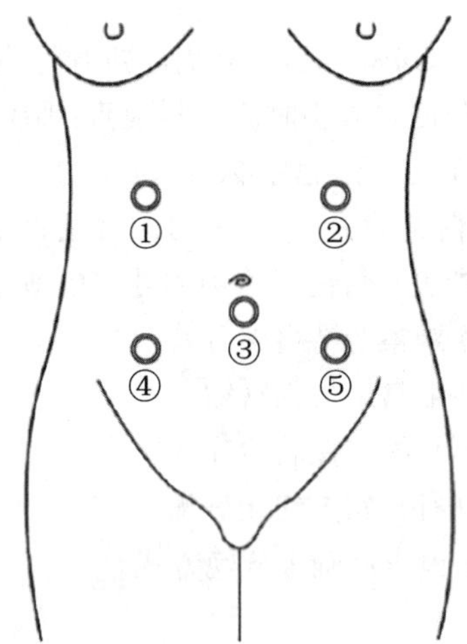

A．①②
B．④⑤
C．①④
D．②⑤
E．③

46．男，4 岁。食果冻误入气管，出现“三凹征”。判断该患儿呼吸困难的类型是
A．吸气性呼吸困难
B．呼气性呼吸困难
C．混合性呼吸困难
D．中毒性呼吸困难
E．心源性呼吸困难

47．男，5 岁。白血病入院治疗。今晨面色潮红、口唇干燥、呼吸和脉搏增快，测体温为 39.6℃，无

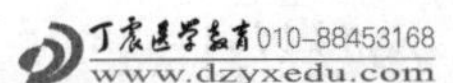

寒战。适宜的物理降温方式为
A. 乙醇拭浴
B. 冷盐水灌肠
C. 头部戴冰帽
D. 温水拭浴
E. 颈部置冰袋

48. 男，60 岁。头晕、心悸 4~5 年，心尖搏动向左下移动，呈抬举性搏动。于胸骨左缘第 3、4 肋间闻及舒张期叹息样杂音，为递减型，向心尖传导。在心尖区闻及舒张早期隆隆样杂音。股动脉可闻及枪击音。该患者最可能发生了
A. 主动脉瓣狭窄
B. 二尖瓣狭窄
C. 主动脉瓣关闭不全
D. 二尖瓣关闭不全
E. 室间隔缺损

49. 男，60 岁。原发性高血压。血压突然升至 230/130mmHg，伴剧烈头痛，恶心、呕吐，抽搐及嗜睡。患者可能发生的情况是
A. 恶性高血压
B. 高血压急症
C. 脑血管痉挛
D. 脑血栓形成
E. 脑出血

50. 男，62 岁。心电图检查：P 波消失，QRS 波群形态正常，RR 间期完全不规则，心室率 150 次 / 分，极不规则。根据心电图判断患者的心律失常类型为
A. 窦性心动过速
B. 室内差异性传导
C. 频发房性期前收缩
D. 心房颤动
E. 病态窦房结综合征

51. 男，6 岁。诊断为原发免疫性血小板减少症。行生命体征测量时，护士发现患儿脉搏增快、瞳孔大小不等。该患儿最可能出现了
A. 急性肺水肿
B. 右心衰竭
C. 颅内出血
D. 消化道出血
E. 脑疝

52. 男，70 岁。慢性咳嗽咳痰 20 余年，活动后气促 5 年。近来受凉后咳大量脓痰，无力咳出，呼吸困难加重，伴双下肢水肿。该患者目前首要的护理诊断是
A. 清理呼吸道无效
B. 有窒息的危险
C. 体液过多
D. 活动无耐力
E. 气体交换受损

53. 男，78 岁。患慢性支气管炎 30 年，慢性阻塞性肺疾病 10 余年，当该患者在稳定期时可知道在家中长期家庭氧疗。护士在健康教育时，应告诉该患者氧疗有效的表现不包括
A. 血压下降
B. 发绀减轻
C. 呼吸频率减慢
D. 气促减轻
E. 心率减慢

54. 男，78 岁。近来出门找不到家，错穿衣服，丢三落四，忘记当前发生的事。该患者最可能的诊断是
A. 精神分裂症
B. 抑郁症
C. 阿尔茨海默病
D. 恐惧症
E. 遗忘症

55. 图中所示为疼痛的放射部位，该疾病指的是

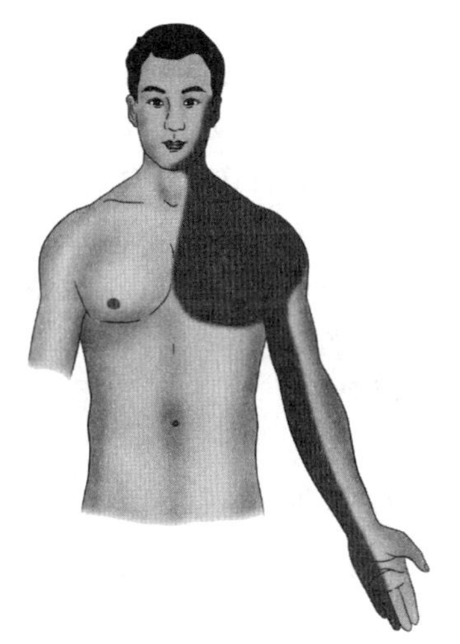

A．急性胰腺炎
B．肥厚型心肌病
C．消化性溃疡穿孔
D．冠状动脉粥样硬化性心脏病
E．胆绞痛

56．女，25岁。餐后跳绳时，突发脐周剧烈绞痛。查体：中腹部触及局限性压痛包块，全腹腹膜刺激征阳性。首先考虑的情况是
A．肠套叠
B．肠扭转
C．急性阑尾炎
D．急性胆囊炎
E．急性胰腺炎

57．女，26岁。慢性肾小球肾炎好转出院。对其健康教育，正确的是
A．可恢复体力劳动
B．可预防性使用抗生素
C．感染时使用庆大霉素
D．定期复查
E．坚持无盐饮食

58．女，2岁。病史显示其出生后青紫逐渐加重，查体发现杵状指，胸骨左缘第3肋间可闻及Ⅲ级收缩期杂音，诊断为法洛四联症。为其行胸部X线检查，其结果最可能提示
A．右心房、右心室肥厚
B．左心室肥厚呈梨形心
C．右心室肥厚呈靴形心
D．左心室、右心室肥厚
E．左心房、右心室肥厚

59．女，30岁。已婚。近3周自觉无明显诱因出现情绪低落，兴趣减退，易疲劳，懒言少语，动作迟缓。自觉脑子变笨，好像木头样，整个世界都是灰色的，什么都没有意思。觉得自己给家庭带来很多麻烦，多次有轻生的念头。应考虑该患者是
A．神经衰弱
B．抑郁症
C．癔症
D．反应性精神病
E．精神分裂症

60．女，32岁。甲状腺部分切除术后2小时，突发呼吸困难。查体：口唇发绀，颈部肿胀。护士首要的处理是
A．高浓度吸氧
B．拆线、开放切口
C．环甲膜穿刺
D．呼吸兴奋药
E．人工呼吸

61．女，35岁。因白带增多，有异味，腰腹坠胀就诊。经检查为宫颈糜烂。护士为患者健康指导，为预防宫颈癌的发生，该患者定期行妇科普查的频率为
A．1~2次/年
B．3~4次/年
C．5~6次/年
D．7~8次/年
E．9~10次/年

62．女，37岁。排便后肛门处剧烈疼痛，并有一肿块，触痛明显。患者最有可能发生了
A．内痔脱出
B．直肠息肉脱出
C．血栓性外痔
D．肛裂合并肛乳头肥大
E．复杂性肛瘘

63．女，40岁。因风湿性心脏病伴重度二尖瓣狭窄入院。给予抗感染和纠正心力衰竭治疗后病情好转，拟于今天出院。护士对患者出院指导，告诉患者预防溶血性链球菌感染最重要的措施是
A．减少运动，多休息
B．坚持适度锻炼，防止呼吸道感染
C．改善居住环境，避免潮湿阴冷
D．根据天气及时增减衣物
E．拔牙前预防性使用抗生素

64．女，41岁。胆囊结石病史2年。主诉晚餐后突然出现右上腹阵发性剧烈疼痛，向右肩、背部放射，伴腹胀、恶心、呕吐等。查体：体温38.8℃，脉搏114次/分，血压104/84mmHg。右上腹有压痛、肌紧张、反跳痛。实验室检查：白细胞11.5×10^9/L，中性粒细胞分类0.80。该患者的体格检查，可出现的是

A. MODS
B. MOF
C. Reynolds 五联征
D. Charcot 三联征
E. Murphy 征阳性

65. 女，42 岁。胃溃疡病史近 10 年。近 1 个月疼痛加剧且失去节律性，服用多种抑酸药不能缓解。大便隐血试验阳性。为进一步确诊，首选的检查方法是
A. 壁细胞抗体检查
B. X 线钡剂检查
C. 幽门螺杆菌检测
D. 胃镜检查
E. 上腹部 B 超检查

66. 女，45 岁。发现右乳房无痛性肿块 6 天，对侧乳房正常。查体：右乳外上象限可触及 2.5cm×2.0cm 肿块，质硬，活动度不大。可能的诊断是
A. 乳房纤维腺瘤
B. 乳腺囊性增生病
C. 乳腺结核
D. 乳管内乳头状瘤
E. 乳腺癌

67. 女，50 岁。1 个月前出现血尿、腰痛等症状，遂来医院就诊。经检查诊断为左肾透明细胞癌，行手术治疗。术后护士对其健康指导，错误的内容是
A. 定期复查 B 超、CT 检查和血尿常规
B. 保证充分休息，适度锻炼身体，加强营养，增强体质
C. 使用生物制剂等药物后出现低热、乏力时，应及时就医
D. 术后观察引流量、颜色，保持引流管通畅，勿牵拉、打折
E. 保持手术切口区清洁，每天温水擦拭

68. 女，50 岁。因胸闷、胸痛持续发作 6 小时急诊入院，入院诊断：急性前壁心肌梗死，1 小时后因病情恶化死亡。最可能的死因是
A. 脑出血
B. 呼吸衰竭
C. 心源性休克
D. 心功能衰竭
E. 心律失常

69. 女，52 岁。行下肢静脉瓣膜功能试验，先平卧，抬高患肢，待曲张静脉淤血排空后，在大腿根部扎止血带，患者站立后松开止血带，曲张静脉由上而下迅速充盈，提示
A. 大隐静脉瓣膜功能不全
B. 小隐静脉瓣膜功能不全
C. 深静脉瓣膜功能良好
D. 交通静脉瓣膜功能良好
E. 旋髂浅静脉瓣膜功能不全

70. 女，56 岁。肝炎 30 年。近 1 个月肝区疼痛，食欲减退，进行性消瘦，肝脏进行性增大，质硬，触诊有结节，面部有蜘蛛痣，腹膨隆。应首先考虑的是
A. 原发性肝癌
B. 胆囊炎
C. 肝硬化
D. 胰腺炎
E. 结核性腹膜炎

71. 女，60 岁。患类风湿关节炎半年，目前服用肠溶阿司匹林和泼尼松治疗，症状缓解。近几天患者自觉食欲减退，服药后腹痛明显。责任护士对患者的饮食指导中错误的是
A. 餐后服药
B. 多食用新鲜水果、蔬菜
C. 适当补充粗粮
D. 适当补充肉、蛋、奶等优质蛋白
E. 不宜食用香菜、芹菜等食物

72. 女，65 岁。长期咳嗽伴咳脓痰，近来下肢水肿。查体：桶状胸，颈静脉怒张，肝大，肝颈静脉反流征阳性。该患者最可能的疾病是
A. 慢性支气管炎伴哮喘
B. COPD
C. 支气管扩张症
D. 慢性肺源性心脏病、右心衰竭
E. 肝炎

73. 女，75 岁。有慢性阻塞性肺疾病 30 余年，近来

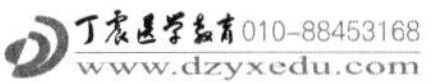

因呼吸道感染入院。提示肺性脑病的症状是
A. 咳大量脓痰
B. 收缩压升高
C. 呼吸加快
D. 烦躁、嗜睡
E. 尿量减少

74. 女，7 岁。妈妈拉着过马路时发生左肩关节前脱位，此后半年来日常活动时反复发生左肩关节前脱位。其主要原因是
A. 伤后未限制活动
B. 发育不完全
C. 初次脱位未行固定
D. 伤后未加强锻炼
E. 习惯性脱位

75. 女，7 岁。左肘关节着地摔倒后急诊。分诊护士判断是否发生骨折的最重要依据是
A. 左肘皮温高
B. 左上臂肿胀明显
C. 左上臂畸形
D. 左肘剧烈疼痛
E. 关节活动受限

76. 女，8 岁。因剑突下钻顶样疼痛伴恶心、呕吐 3 小时就诊，患儿疼痛剧烈，哭闹不停，以胆道蛔虫病收治入院。经解痉、镇痛后病情缓解，予驱虫药左旋咪唑治疗。护士指导患儿正确服用驱虫药的时间为
A. 两餐间
B. 进餐时
C. 清晨空腹或晚上临睡前
D. 餐后半小时
E. 腹痛剧烈时

77. 躯体性疼痛的特点是
A. 对内脏切割敏感
B. 钝痛
C. 对刺激定位准确
D. 对痛觉不敏感
E. 痛觉不局限

78. 男，42 岁。急性梗阻性化脓性胆管炎，非手术治疗。病情观察中，患者需要急诊手术的情况是
A. 进行性加重的腹痛
B. 血压下降，神志不清
C. 墨菲征阳性
D. 高热、寒战
E. 白细胞计数增高

79. 实质性脏器破裂时，腹腔内积血不凝的主要原因是
A. 血液被腹膜渗出液稀释
B. 凝血因子生成障碍
C. 血小板减少
D. 出血速度快
E. 腹膜的去纤维作用

80. 输尿管结石的临床表现为
A. 肉眼血尿、白细胞计数增高
B. 肾绞痛、镜下血尿
C. 发热
D. 腰部肿块
E. 尿频、尿急、尿痛

81. 女，10 个月。喘息性支气管炎，口唇轻度发绀。该患儿最适宜的给氧方法是
A. 鼻导管法
B. 鼻塞法
C. 面罩法
D. 头罩法
E. 氧气枕法

82. 为热射病患者物理降温时，可暂停降温的标准是
A. 腋温 35℃
B. 腋温 36℃
C. 口温 37℃
D. 肛温 38℃
E. 肛温 39℃

83. 为预防产后出血，产妇正常分娩后需要在产房内观察的时间为
A. 0.5 小时
B. 1 小时
C. 2 小时
D. 3 小时
E. 4 小时

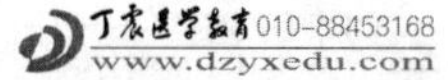

84. 胃溃疡穿孔的腹痛性质是
A. 持续性刀割样疼痛
B. 阵发性烧灼痛
C. 持续性胀痛
D. 钻顶样绞痛
E. 钝痛伴饱胀不适

85. 心跳、呼吸骤停时心电图可表现为
A. 心房扑动
B. 二度房室传导阻滞
C. 房性心动过速
D. 病理性 Q 波
E. 心室颤动

86. 心源性晕厥最常见的病因是
A. 严重心律失常
B. 主动脉瓣狭窄
C. 肥厚型心肌病
D. 病毒性心肌炎
E. 感染性心内膜炎

87. 新生儿低血糖的诊断标准是
A. 血糖＜ 1.1mmol/L
B. 血糖＜ 1.5mmol/L
C. 血糖＜ 2.5mmol/L
D. 血糖＜ 2.2mmol/L
E. 血糖＜ 3.2mmol/L

88. 血栓闭塞性脉管炎坏疽期的典型体位是
A. 屈曲位
B. 弯腰侧卧位
C. 屈膝抱足位
D. 膝胸卧位
E. 仰卧屈膝位

89. 血胸患者胸膜腔穿刺引流的具体位置是
A. 腋前线第 6、7 肋间
B. 腋前线第 7、8 肋间
C. 腋中线第 6、7 肋间
D. 腋中线第 7、8 肋间
E. 腋后线第 5、6 肋间

90. 婴儿 5 个月之后可以添加的辅食是
A. 馒头
B. 米饭
C. 蛋黄
D. 粥
E. 面条

91. 影响伤口愈合的因素不包括
A. 年龄
B. 性别
C. 有无贫血
D. 伤口有无感染
E. 是否有糖尿病

92. 原发性支气管肺癌压迫颈交感神经引起的临床表现不包括
A. 声音嘶哑
B. 患侧额部少汗
C. 患侧上睑下垂
D. 瞳孔由大变小
E. 眼球凹陷

93. 再生障碍性贫血属于
A. 小细胞低色素性贫血
B. 大细胞性贫血
C. 正细胞性贫血
D. 小细胞高色素性贫血
E. 巨幼细胞贫血

94. 直肠肛管周围脓肿患者肛门坐浴的水温应为
A. 23~26℃
B. 33~36℃
C. 43~46℃
D. 53~56℃
E. 63~66℃

95. 重症病毒性心肌炎的临床表现不包括
A. 低血压
B. 心源性休克
C. 持续高热
D. 心力衰竭
E. 呼吸困难

二、共用题干单选题（每个提问 1 个得分点）：以下每道试题有 2~6 个提问，每个提问有 5 个备选答案，请选择 1 个最佳答案。提示：进入此部分试题后，

您不能返回前面部分查看试题或修改答案；本部分在答题过程中不能回退（对已作答试题不能返回检查或修改答案）。您是否进入共用题干单选题部分？

（96~97 题共用题干）

女，68 岁。患糖尿病 12 年，多次因血糖控制不佳住院治疗，目前经过胰岛素治疗后，血糖稳定，准备出院。

96. 第 1 问：护士为患者采取的首要健康教育的内容是
    A. 合理控制饮食
    B. 掌握尿糖定性试验测定的方法
    C. 胰岛素注射方法、常见不良反应的处理
    D. 观察低血糖反应与酮症酸中毒
    E. 保证有足够的营养和睡眠

97. 第 2 问：护士向患者解释皮下注射胰岛素经常更换部位的目的是避免
    A. 胰岛素吸收不良
    B. 胰岛素过敏反应
    C. 局部形成硬结
    D. 发生注射疼痛
    E. 脂肪萎缩

（98~99 题共用题干）

女，56 岁。急诊因神志不清、行为异常 3 天，昏迷半天收治入院，有肝硬化病史 6 年。入院查体：呼之不应，压眶反射无反应，皮肤可见蜘蛛痣。实验室检查：血氨 150μg/dl，脑电图显示 δ 波 2 次 / 秒。初步诊断为肝硬化、肝性脑病。

98. 第 1 问：对于该患者，护理措施错误的是
    A. 保证患者呼吸道通畅，吸氧
    B. 鼻饲 25% 葡萄糖溶液
    C. 给予优质低蛋白饮食
    D. 给予低盐饮食
    E. 禁用镇静催眠药

99. 第 2 问：经入院治疗后，患者神志清醒、病情好转，适宜的饮食是
    A. 低脂、高纤维素饮食
    B. 高蛋白饮食
    C. 逐步增加蛋白质饮食，以植物蛋白为主
    D. 逐步增加蛋白质饮食，以动物蛋白为主
    E. 绝对禁食蛋白质饮食

（100~101 题共用题干）

女，52 岁。被飞速行驶的摩托车撞倒后伤及头部半小时入院。患者目前意识不清、喷射性呕吐。查体：双侧瞳孔等大等圆，血压 185/110mmHg。急诊行颅内血肿清除术及碎骨片清除术，留置脑室引流管后回病房。

100. 第 1 问：为防止颅内压升高，予 250ml 甘露醇快速静脉滴注，滴完甘露醇的时间需要控制在
    A. 10 分钟内
    B. 30 分钟内
    C. 50 分钟内
    D. 90 分钟内
    E. 120 分钟内

101. 第 2 问：术后脑室引流的护理措施正确的是
    A. 引流管开口低于侧脑室平面 10~15cm
    B. 引流量不宜超过 800ml
    C. 每天更换引流袋或引流瓶
    D. 如有堵塞，可用无菌生理盐水冲洗
    E. 引流一般不超过 14 天

（102~103 题共用题干）

女，42 岁。停经 10 周，阴道流血 2 天。子宫如妊娠 13 周大小。hCG 异常增高，B 超检查示宫腔内为落雪状回声，卵巢囊肿 12cm。

102. 第 1 问：患者经治疗后 hCG 恢复正常，出院后随访应至少持续
    A. 10 个月
    B. 1 年
    C. 2 年
    D. 3 年
    E. 5 年

103. 第 2 问：患者出院 5 个月后，血 hCG 异常增高，且左下肺见团块状阴影。该患者最有可能发生的疾病是
    A. 肺脓肿
    B. 侵蚀性葡萄胎
    C. 肺结核

D. 绒毛膜癌
E. 子宫内膜异位症

（104~107 题共用题干）

女，38 岁。慢性支气管哮喘病史 12 年。近来感冒后病情加重，夜间咳嗽频繁，痰量多。查体：神志清楚，口唇轻度发绀，桶状胸，双肺叩诊过清音，呼吸音减弱，可闻及干、湿啰音。经定量雾化吸入治疗后病情缓解，PaO_2 < 55mmHg。

104. 第 1 问：为防止病情进一步加重，最有效的措施是
A. 训练腹式呼吸，加强膈肌运动
B. 保持情绪稳定
C. 家庭氧疗
D. 坚持步行或慢跑等全身运动
E. 每天坚持用药

105. 第 2 问：对该患者行健康教育重在提高
A. 健康意识
B. 疾病的处理方法
C. 自我管理技能
D. 生活的规律性
E. 战胜疾病的信心

106. 第 3 问：护士鼓励患者记哮喘日记，其监测的内容不包括
A. 吸氧时间及次数
B. 症状发作程度
C. 所应用的药物
D. 症状发作频率
E. 上次住院时间

107. 第 4 问：经治疗，患者状况好转。复诊时护士指导患者注意避免各种诱发因素，其中不包括
A. 避免摄入易引起过敏的食物
B. 避免吸入刺激性气体
C. 避免接触外界人员
D. 避免呼吸道感染
E. 避免剧烈运动

（108~111 题共用题干）

女，28 岁。风湿性心脏病 10 年。上楼、打扫卫生等活动时感胸闷、心悸、气促，休息片刻可缓解。洗脸、进食等无此症状。

108. 第 1 问：判断该患者的心功能为
A. 正常
B. Ⅰ级
C. Ⅱ级
D. Ⅲ级
E. Ⅳ级

109. 第 2 问：指导患者休息，正确的是
A. 正常活动不受限
B. 限制活动，增加卧床时间
C. 起床活动，增加休息
D. 逐渐增加活动量
E. 绝对卧床休息

110. 第 3 问：要警惕可致血栓形成的心律失常是
A. 室上性心动过速
B. 房性期前收缩
C. 室性期前收缩
D. 心房颤动
E. 心动过缓

111. 第 4 问：患者对预防风湿热活动措施的复述，能说明健康教育有效的一项是
A. 卧床休息
B. 防治链球菌感染
C. 有规律地体育运动，提高身体素质
D. 低盐饮食
E. 避孕

（112~114 题共用题干）

女，27 岁。单位年度体检查出 HBsAg（+）。

112. 第 1 问：区分该患者是肝炎患者还是病毒携带者的依据是
A. HBsAg
B. HBV DNA 定量
C. 肝功能
D. 抗 HBe
E. 抗 HBV IgM

113. 第 2 问：能提示患者 HBV 复制活跃，传染性强的阳性项目是

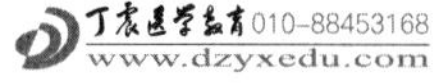

A．HBsAg
B．抗 HBs
C．HBeAg
D．抗 HBe
E．抗 HBc

114．第 3 问：如果该患者有传染性且准备结婚，则有效预防措施是
A．婚后不可生育
B．待 HBsAg 转阴后结婚
C．待抗 HBc 转阴半年后结婚
D．未婚夫接种乙肝疫苗
E．未婚夫注射免疫球蛋白

（115~116 题共用题干）

女，25 岁。小腿紫癜 1 周余。2 周前因受凉出现上呼吸道感染，自服“感冒冲剂”后出现腹痛、腹泻及便血。第 2 天双侧膝关节以下出现散在性紫癜。实验室检查：血小板 $160\times10^9/L$，尿蛋白（+），红细胞 10~20 个 /HPF，白细胞 5~10 个 /HPF，颗粒管型 1~2 个 /HPF。

115．第 1 问：患者有可能发生的情况是
A．细菌性痢疾
B．泌尿系统结石
C．急性肾小球肾炎
D．过敏性紫癜
E．药疹

116．第 2 问：护士对患者健康教育，其内容应除外
A．帮助患者寻找致病因素
B．急性期卧床休息
C．避免接触致敏原
D．让患者学会自我观察
E．补充优质蛋白，如鱼、虾、蟹等

（117~118 题共用题干）

女，18 岁。学生。在春游中不慎被毒蛇咬伤，伤口红肿、疼痛。

117．第 1 问：关于毒蛇咬伤的局部创口反应，描述正确的是
A．齿痕浅
B．仅局部略痛，肿胀不明显
C．少有淋巴结肿大
D．皮肤出现血疱、瘀斑
E．蔓延不明显

118．第 2 问：现场的同学为患者进行处理，方法不正确的是
A．用裤带在伤口近心端缚扎阻断血行
B．用白酒消毒，水果刀挑开创口
C．向肢体远端方向挤压伤口
D．伤肢制动后放低
E．扶患者快速走回家

（119~120 题共用题干）

某孕妇，30 岁。停经 60 天。主诉下腹阵发性疼痛，阴道流血伴血块 4 小时。查体：子宫稍大，宫口已开，有胚胎组织堵塞。

119．第 1 问：考虑该患者发生了
A．先兆流产
B．难免流产
C．不全流产
D．完全流产
E．稽留流产

120．第 2 问：医生给予的最佳处理是
A．输液、输血
B．卧床休息
C．止血药止血
D．纱条填塞阴道压迫止血
E．刮宫术

丁震医学教育® 护理考试丛书
www.dzyxedu.com

丁震护考急救包®

护士执业资格考试

冲刺4套卷全解析

答案与解析

答案与解析 · 冲刺试卷一

专业实务

1. C 氨茶碱为茶碱类药物，具有平喘、强心、利尿、扩张血管和中枢兴奋等作用，主要用于支气管哮喘、慢性阻塞性肺疾病等疾病的治疗。治疗急性左心衰时主要机制为解除支气管痉挛，此外也有一定的增强心肌收缩、扩张外周血管作用。

2. C 《医疗事故处理条例》规定，发生重大医疗过失行为的，医疗机构应当在12小时内向所在地卫生行政部门报告。

3. A 毕Ⅱ式胃大部切除术是残胃与近端空肠吻合，十二指肠残端缝闭。适用于胃十二指肠溃疡非手术治疗无效或者并发穿孔、出血、幽门梗阻、癌变者。相比毕Ⅰ式，手术吻合口的张力较小。

4. C 风邪是六淫中最常见的致病因素，寒、湿、燥、热等邪，多依附于风邪而侵犯人体，如风寒、风热、风湿等，所以又称“六淫之首”，为外邪致病的先导。

5. B 子宫收缩乏力导致的产后出血常发生在胎盘娩出后，可见阴道间歇性流血，量较多；查体子宫软，轮廓不清。此时应按摩子宫，刺激宫缩，减少出血。

6. E 医疗事故指医疗机构及其医务人员在医疗活动中，违反医疗卫生管理法律、行政法规、部门规章和诊疗护理规范、常规，过失造成患者人身损害的事故。护士及时发现问题，未给患者造成人身损害，但其护理工作中确有过失，可构成医疗差错。医疗差错与医疗事故的特征基本相同，两者唯一的不同是损害后果程度上的差异。

7. D 脓性指头炎多因甲沟炎加重或指尖、手指末节皮肤受伤后引起，其致病菌多为金黄色葡萄球菌。

8. A 浸泡法是将被消毒的物品清洗、擦干后浸泡在规定浓度的消毒剂内一定时间的消毒方法。肺结核患者用过的便器可用3%含氯石灰澄清液浸泡30~60分钟。

9. C 上消化道出血可使肠道产氨增多，氨能通过肠黏膜被吸收且易透过血-脑屏障，氨中毒导致大脑的能量代谢受干扰，阻碍脑细胞的三羧酸循环，使大脑细胞能量供应不足，诱发肝性脑病。

10. C 库欣综合征指各种原因导致肾上腺皮质分泌过多糖皮质激素（主要是皮质醇）引起的临床综合征（选C），以垂体促肾上腺皮质激素分泌亢进较多见，也可见于其他疾病如肾上腺皮质肿瘤（不选A）。医源性皮质醇增多症指因治疗而长期、大量服用或外用糖皮质激素、促肾上腺皮质激素类似物等药物所引起的高皮质醇血症（不选E）。

11. B 行为理论及学习理论的学者认为焦虑是害怕某些环境或情景刺激所形成的条件反射（选B，不选A）。焦虑症是以焦虑、紧张、恐惧情绪为主的神经症，常伴有自主神经功能症状和运动性不安等特征，其紧张惊恐的程度与现实环境不相符（不选D），女性的发病率要高于男性（不选C）。约1/3的广泛性焦虑患者伴有人格障碍，如依赖型人格障碍、回避型人格障碍等，也与焦虑人格特质有关（不选E）。

12. D 女性外生殖器又称外阴，位于耻骨两股内侧间，前为耻骨联合，后为会阴，由阴阜、大阴唇、小阴唇、阴蒂、阴道前庭组成（不选A）。大阴唇含有丰富的血管、淋巴管和神经，外阴受伤时易形成血肿（不选B）。小阴唇是位于大阴唇内侧的一对薄皱襞，富含神经末梢，极敏感。阴道前庭为两侧小阴唇间的菱形区域（不选C），内含前庭大腺（巴氏腺或巴多林腺），位于大阴唇后部，向内开口于阴道前庭后方小阴唇与处女膜之间的沟内（选D）。阴蒂位于两侧小阴唇顶端的联合处，有勃起功能，富含神经末梢，最为敏感（不选E）。

13. B 婴幼儿头皮静脉丰富、表浅，不易滑动，便于固定，是静脉输液常选择的部位。但是，由于药液外渗后易形成瘢痕，新的观点是目前临床上建议儿童不宜首选头皮静脉输液，上肢静脉为首选，其次可以考虑下肢静脉和其他静脉，最后视情况选择头皮静脉，但目前考试未采用（七轮儿科护理学P121）。

14. C 护理工作的核心是维护患者的利益。病房发生意外情况时，应首先处理患者的病情，再逐级报告，通知患者家属，行健康教育。

15. C 医院垃圾分为生活垃圾和医疗垃圾2类（不选A），医疗垃圾使用黄色塑料袋集中处理（选C，不选D）。使用后的一次性注射器、输液器针头必须置于符合国际标准的锐器盒内，封好的锐器盒需要有醒目的标识，不得与其他医疗废物混放（不选B）。医疗废物由接受过相关法律和安全防护技术等知识培训的专门管理人员管理，按规定穿工作服，戴口罩、帽子及橡胶手套行医疗废物的收集和运送并分类处理（不选E）。

16. D 化学消毒灭菌法主要包括浸泡法（不选A）、喷雾法（不选B）、擦拭法（不选C）、熏蒸法（不选E）。

17. E 基础代谢率%=（脉压＋脉率）－111，正常值为±10%，轻度甲亢为＋20%~＋30%，中度甲亢为＋30%~＋60%，重度甲亢＞＋60%。

18. B 高流量氧气吸入，氧流量为6~8L/min，使肺泡内压力增高，减少肺泡内毛细血管渗出液的产生。

19. E 急诊预检分诊护士应做到“一问、二看、三检查、四分诊”，快速准确判断疾病的轻重缓急，及时通知相关专科医生。遇意外灾害事件，立即通知护士长和有关科室组织抢救。

20. D 胶圈套扎疗法适用于Ⅰ～Ⅲ度内痔，用胶圈套扎痔核根部，阻断痔的血流，使其缺血坏死，逐步脱落。

21. C 成人窦性心率＜100次/分，称窦性心动过缓。可见于健康的青年人、运动员、睡眠状态。也可见于某些病理状态如颅内压增高、严重缺氧、高钾血症、窦房结病变、急性下壁心肌梗死、甲状腺功能减退症、梗阻性黄疸等。应用某些药物如β受体阻滞剂、胺碘酮、拟胆碱药及洋地黄中毒也可引起。

22. C 前馈控制指通过观察情况、收集整理信息、掌握规律、预测趋势，正确预计未来可能出现的问题，提前采取措施，将可能发生的偏差消除在萌芽状态中，为避免在未来不同发展阶段可能出现的问题而事先采取的措施。

23. E 易氧化和遇光易变质的常见药物有肾上腺素类、硝普钠、硝酸甘油、硝苯地平、两性霉素B、氨茶碱、维生素C、过氧乙酸、碘酊、碘伏、氯己定等，应装在有色密封瓶中，或放在黑纸遮光的纸盒内，放于阴凉处存放。肾上腺素类、硝普钠等常用静脉滴注方式给药，用药期间应避光。

24. A 住院病历排列顺序依次为体温单、医嘱单、入院记录、病史及体格检查单、病程记录（手术、分娩记录单）、会诊记录、各种检验和检查报告、护理记录单、长期医嘱执行单、住院病历首页、门诊和（或）急诊病历。

25. A 门静脉系与腔静脉系之间有4个主要交通支，即食管胃底下段交通支，直肠下端-肛管交通支，前腹壁交通支，腹膜后交通支。其中食管胃底下段交通支是最重要的交通支，发生静脉曲张最早且最显著，破裂出血可引起上消化道大出血。图中：①食管胃底下段交通支；②脾静脉；③腹膜后交通支；④前腹壁交通支；⑤直肠下端-肛管交通支。

26. E 《侵权责任法》规定，因药品、消毒剂、医疗器械的缺陷，或者输入不合格的血液造成患者损害的，患者可以向生产者或者血液提供机构请求赔偿，也可以向医疗机构请求赔偿。患者向医疗机构请求赔偿，医疗机构赔偿后，有权向负有责任的生产者或血液提供机构追偿。

27. E 静脉留置针发生堵塞的原因包括患者血液处于高凝状态（不选A），患者血压过高（不选D），留置针肢体活动过多或过少（不选C）；封管液的剂量、浓度不足（选E）；封管操作不当，推注封管液速度过快，不能保证正压封管；输入高渗或刺激性药物后冲洗不彻底（不选B）；留置时间过长等。

28. D 护士遇到危重患者时，应立即送抢救室，通知医生做好抢救准备，迅速准备急救药物和急救设备。

29. B 妊娠满28周至不足37周之间出现规律宫缩伴宫颈管进行性缩短为先兆早产。若无胎儿窘迫、胎膜破裂，此时应通过休息和药物治疗控制宫缩，尽量维持妊娠至足月，无须人工破膜（选B，不选A）。若胎膜已破，出现早产临产，早产已不可避免时，应采取合适方式终止妊娠，提高早产儿存活率（不选D）。先兆早产者应多休息，减少肛门检查和阴道检查，禁止灌肠（不选C）。

30. E 真菌性肺炎是最常见的深部真菌病，由于广谱抗生素、糖皮质激素、细胞毒药物及免疫抑制药的广泛使用，当机体免疫力下降时可引起感染，体内其他部位的真菌感染亦可经淋巴或血液到达肺部。

31. C 血钾正常值为3.5~5.5mmol/L。高钾血症时血钾＞5.5mmol/L，表现为心动过缓、心律不齐时治疗首选10%葡萄糖酸钙，其机制是对抗钾离子对心肌的抑制作用（选C）。5%碳酸氢钠（$NaHCO_3$）或葡萄糖加胰岛素治疗，可促使钾离子移入细胞内，降低血钾，但当患者已出现心脏症状时，不作为首选（不选A、B）。透析疗法常用于药物治疗无效的严重高钾血症患者（不选E）。

32. C 采集尿培养标本应留取清洁中段尿液，尽量采集新鲜晨尿（不选A）。留取标本前清洗、消毒外阴，嘱患者排尿不中断（不选B）；弃去前段尿，接取中段尿液5~10ml于无菌容器中（选C，不选E）。留取标本结束后在有关医疗文件上注明标本采集的时间（不选 D）。

33. B 休克患者应采取中凹卧位，抬高头胸部有利于保持呼吸道通畅，改善通气功能而缓解缺氧症状；抬高下肢有利于静脉血回流，增加心排血量而使休克症状缓解。

34. E 洗发过程中，应随时注意观察病情变化，若有面色、呼吸、脉搏等体征异常，应立即停止洗发，通知医生及时处理。

35. E 胆固醇结石主要在胆囊内形成。图中：①左、右肝管；②肝总管；③胆囊管；④胆总管；⑤胆囊。

36. C 胃癌早期无明显症状，随疾病发展，可出现上腹痛、呕吐、消瘦等症状，X 线钡剂检查可表现为龛影（溃疡）、充盈缺损、胃壁僵硬等。手术治疗是治疗胃癌的首选方法，也是目前治愈胃癌的唯一方法。但术前应先行胃镜检查并取活组织，明确诊断并确定病理类型，为手术术式选择等治疗措施提供参考依据。

37. D 口服补盐液（ORS）可用于预防脱水及纠正轻、中度脱水（选 D）。重度脱水伴周围循环衰竭者须静脉补液（不选 E）。严重呕吐者，暂禁食 4~6 小时（但不禁水），好转后继续进食，由少到多，由稀到稠（不选 A）。结合大便细菌培养和药敏试验结果选用有效的抗生素（不选 B）。肠道微生态疗法可恢复肠道正常菌群平衡，常用药物为双歧杆菌、嗜酸乳杆菌等制剂（不选 C）。

38. D 肌钙蛋白是诊断急性心肌梗死最特异且敏感，也是最有意义的首选血清心肌坏死标志物，但因其持续时间长（7~14 天），不利于判断是否有新的梗死。肌酸磷酸激酶（CPK）的特异性和敏感性均较差，已不用于诊断急性心肌梗死，但近年来考试仍常考 CPK，将 CPK 作为诊断急性心肌梗死最有价值的指标，考生应在掌握正确知识的基础上兼顾考试。

39. C 慢性肺源性心脏病失代偿期可有发绀、颈静脉怒张、肝颈静脉反流征阳性、下肢水肿等表现，心电图可见电轴右偏、肺型 P 波等。缺氧可引起肺血管收缩，是慢性肺源性心脏病肺动脉高压形成最重要的原因。

40. C 临床护理包括基础护理和专科护理。基础护理是应用护理学的基本理论、基本知识和基本技能来满足患者的基本生活、心理、治疗和康复的需要，如膳食护理、排泄护理、病情观察、临终护理等（选 C）；专科护理是以护理学及相关学科理论为基础，结合各专科患者的特点和诊疗要求，为患者提供护理（不选 D）。

41. E 患者悲痛时，护士应默默陪伴患者并给予安慰，可适当使用肢体语言，如触摸等，注意情感交流。

42. E 在住院期间使用大量抗生素治疗可使患者免疫力低下而易诱发口腔真菌感染，表现为口腔黏膜附着白色膜状物，拭去可见创面轻微出血；真菌适宜偏酸性的环境生长，漱口液应使用碱性溶液，如 1%~4% 碳酸氢钠溶液。

43. C 尿潴留机械性梗阻指参与排尿的神经及肌肉功能正常，但在膀胱颈部至尿道外口的某一部位存在梗阻性病变，如良性前列腺增生、肿瘤等。对于机械性梗阻造成急性尿潴留的患者，若不能立即解除病因，应行导尿术。

44. D 食品、餐具的处理，医疗文件、药品及耐热非金属材料的消毒灭菌方法为微波消毒。

45. D 会阴擦洗一般要求 3 遍，第一遍要求由外向内、自上而下，擦洗顺序为阴阜、两侧大阴唇，戴手套的手分开大阴唇，再消毒两侧小阴唇和尿道口。第 2 遍和 3 遍擦洗的原则为由内向外，自上而下，先对侧后近侧。图中：①尿道口；②小阴唇；③大阴唇；④阴阜。

46. B 患者角色的适应包括角色行为冲突、角色行为缺如、角色行为消退、角色行为强化。角色行为冲突指患者在适应患者角色的过程中，与其患病前的各种角色发生心理冲突而引起行为的矛盾。患者不能很好地接受患者角色，出现烦躁不安、焦虑紧张等情绪改变（选 B）。角色行为缺如是指患者没有进入患者角色，否认自己是患者，自我感觉良好，认为医生诊断有误，或病情尚未严重到需要治疗的程度，不能很好地配合治疗和休息（不选 D）。角色行为消退指患者适应患者角色后，由于某种原因，又重新承担起本应免除的社会角色的责任而放弃患者角色（不选 A）。角色行为强化指患者安于患者角色，对自我能力表示怀疑，产生退缩和依赖心理，以老年人或慢性病患者多见（不选 C）。

47. D 患者享有不公开自己的病情、家庭史、接触史、身体隐私部位、异常生理特征等个人生活秘密和自由的权利，医院及其工作人员不得向与疾病治疗无关的人员非法泄露。同时患者就医时也要履行相应的义务，如实提供病情和有关信息；在医师指导下接受并积极配合治疗等。

48. A 异位妊娠破裂出血后，剧烈腹痛以及妊娠终止的现实都将使孕妇出现较为激烈的情绪反应，医护人员应稳定孕妇及家属的情绪，可坐在患者身边，轻轻地给她纸巾。可向患者说明今后仍有受孕机会，向患者及家属介绍疾病相关知识、治疗及手术过程，给予患者心理安慰，帮助其度过悲伤期；术后帮助患者正视现实，以健康心态积极配合治疗。

49. B 氧气头罩法适用于小儿吸氧（选 B）。氧气枕法用于家庭氧疗、危重患者的抢救或转运途中（不选 A）。鼻导管给氧法、鼻塞法适用于长期吸氧的患者（不选 C、D）。面罩法适用于张口呼吸及病情较重、烦躁不安的患者（不选 E）。

50. B 适应的层次有生理层次、心理层次、社会文化层次、技术层次。心理层次适应指当个体经受心理应激时，通过调整自己的态度、情绪去认识和处理问题，以恢复心理上的平衡。

51. E 细菌性痢疾是由痢疾杆菌引起的肠道传染病，痢疾杆菌为革兰阴性菌，治疗应根据药物敏感试验选用相应的抗生素（不选 C）。喹诺酮类药物具有强大的杀菌作用，对耐药菌亦有较好的疗效，是目前成人细菌性痢疾的首选药（选 E，不选 A）；因其易引起软骨损害，不宜用于儿童，禁用于孕妇（不选 B）。复方新诺明（TMP-SMZ）属磺胺类药物，具有广谱抗菌作用，虽痢疾杆菌对其耐药性增加，但该药对大多数细菌仍有良好的抗菌活性（不选 D）。

52. D 血培养标本在寒战或发热初期时，使用抗生素前采集最佳，已使用抗生素或不能停用者应在检验单上注明。

53. B 25%~35% 乙醇主要用于乙醇拭浴降温。30% 乙醇主要用于头发护理。50% 乙醇主要用于皮肤护理。75% 乙醇主要适用于皮肤和物品表面消毒。

54. A 医护人员在诊疗活动中应当向患者说明情况和医疗措施。对需要实施手术、特殊检查、特殊治疗者，医护人员应当及时向其说明医疗风险、替代医疗方案等情况，并取得其书面同意；不宜向患者说明的，应当向患者的近亲属或监护人说明，并取得其书面同意。

55. D 伤寒患者大量不保留灌肠时要采取左侧体位，可利用重力作用使灌肠液流入乙状结肠（不选 A）。灌肠液用 0.1%~0.2% 肥皂水或生理盐水（不选 C），液体量＜ 500ml（不选 E），灌肠桶内液面与肛门距离＜ 30cm（选 D），液面距肛门距离大、用量多可造成肠出血、肠穿孔。肛管插入直肠 7~10cm 灌液（不选 B）。

56. E 疝修补术患者应根据麻醉方式及患者情况给予饮食指导。若无恶心、呕吐，在局部麻醉下行无张力修补术者术后即可进软食或普食（选 E，不选 D）。经腹腔镜疝修补术者术后 6~12 小时可少量饮水或进流质饮食，之后逐渐进软食或普食（不选 A）。行肠切除吻合者，术后暂禁食，胃肠道功能恢复后方可开始进食（不选 B、C）。

57. B 人际距离可分为亲密距离（＜ 0.5m）、个人距离（0.5~1.0m）、社交距离（1.1~4.0m）和公共距离（＞ 4.0m）。个人距离适用于熟人、朋友、同学、同事和护患沟通时。

58. B 肝肾阴虚证是指肝肾两脏阴液亏损，虚热内扰所表现的证候。临床表现为头晕目眩，耳鸣，两目干涩，胁痛，腰膝酸软，咽干，颧红盗汗，五心烦热，男子遗精，女子月经不调，舌红少苔，脉细数。

59. B 急性扁桃体炎患儿应给予高蛋白、高热量、高维生素、清淡的流质或半流质饮食，少食多餐。高热（体温＞ 39.1℃）者给予流质饮食（不选 E），中度热（体温 38.1~39.0℃）者给予半流质饮食（选 B），低热（体温 37.3~38.0℃）者给予软质饮食。

60. C 脑疝患者常因限制水分摄入及脱水治疗而出现便秘、排便困难，切勿屏气排便，可用轻缓泻药或低压小量灌肠，避免高压大量灌肠。

61. E 高血压急症是指原发性或继发性高血压患者，在某些诱因作用下，血压突然和明显升高（一般超过 180/120mmHg），伴有进行性心、脑、肾等器官功能不全的表现，少数患者可有视物模糊，眼底出血、渗出和视神经乳头水肿等症状。治疗首选静脉滴注给药（不选 A、B）。甘露醇快速静脉滴注可快速脱水、同时具有利尿作用，可快速降低血压（选 E）。因多数高血压急症时交感神经系统和肾素 - 血管紧张素 - 醛固酮系统（RAAS）过度激活，体内循环血容量减少，在开始治疗时避免使用呋塞米（速尿）等强力利尿药（不选 D）。毛花苷丙为洋地黄类药物，主要用于治疗心力衰竭（不选 C）。

62. D 哮喘急性发作的治疗目标是尽快缓解气道痉挛，纠正低氧血症。患者入院后，通知医生诊治（不选 E），遵医嘱给予氧气吸入，改善缺氧症状（不选 B）。哮喘发作患者通常会出现紧张、焦虑甚至惊恐不安的情绪，应给予心理疏导和安慰，减轻焦虑（不选 C）；向患者做自我介绍，消除患者的陌生感，增强其安全感和对护士的信任感（不选 A）。待患者病情稳定后再介绍病区环境及规章制度（选 D）。

63. B 两人法用于移动体重较重或病情较重者（选 B）。放平床头支架，枕头横立床头（不选 C），患者仰卧屈膝，双手握住床头栏杆（不选 D）。护士分别站在床的两侧，交叉托住患者的颈肩部和臀部，同时抬起患者移向床头（不选 E）。移动中不可拖拉，以免擦伤患者皮肤，保证过程舒适、安全（不选 A）。

64. D 护士在与患者沟通时要注意解答患者疑惑并安抚情绪。此时护士工作重点是通过高尚的医德和良好的服务态度，取得患者的信任，获得患者的配合。

65. D 马斯洛需要层次理论根据人的基本需求由低到高分为5个层次，分别是生理需要、安全需要、爱与归属需要、尊重需要、自我实现需要。其中尊重需要是指对自己的尊严和价值的需求，包括自尊和他尊。自尊即视自己为有价值的人，他尊是得到他人的认同与重视。若无法满足，可产生自卑、无能的感觉。

66. C 心肺复苏时应将患者放置于仰卧位，平躺在坚实平面上(不选A);按压部位为胸骨下段(不选B),使胸骨下陷5~6cm(选C);按压频率100~120次/分(不选D);按压和放松时间比为1:1时,心排血量最大(不选E)。

67. D 吸氧浓度（%）=21 ＋ 4× 氧流量（L/min）;吸入氧浓度53%，氧流量为（53 － 21）/4=8L/min。

68. E 溶血反应表现为输血时出现头胀痛、四肢麻木、腰背部剧痛、血压下降等。一旦发生溶血反应,应立即停止输血,并通知医生（选E)。维持静脉通道,遵医嘱给予升压药或其他药物治疗（不选B)。双侧腰部封闭，并用热水袋热敷双侧肾区，解除肾小管痉挛，保护肾脏（不选A)。严密观察生命体征和尿量,插入导尿管,监测每小时尿量,并做好记录（不选D)。安慰患者，消除其紧张、恐惧心理（不选C)。

69. E 患者出院后应撤下污被服，放入污衣袋中，根据疾病种类决定清洗、消毒方法（不选A)。床褥等暴晒6小时或用紫外线灯照射消毒（不选B)。非一次性脸盆、便盆等用消毒剂浸泡（不选C)。用消毒剂擦拭床及床旁桌椅（不选D)。病室及床单位按要求处理后，再铺备用床，准备接收新患者（选E)。

70. C 侵蚀性葡萄胎主要经血行转移，肿瘤发生早而广泛，最常见的转移部位是肺，其次是阴道、盆腔、肝和脑等。

71. A 人际沟通是沟通的一个领域，指人们之间借助语言和非语言行为，彼此交流各种观念、思想和感情的过程。主要有语言性沟通和非语言性沟通2种形式。

72. C 妊娠合并心脏病孕妇在妊娠6周后血容量逐渐增加，32~34周达高峰，心排血量增加，心率增快。妊娠晚期子宫增大，膈肌上升使心脏向左、向上移位，心脏大血管扭曲。两者共同加重心脏负担，尤其在妊娠32~34周最易发生心力衰竭。

73. D 妊娠早期乳房脂肪沉积，乳房增大，充血明显，乳头、乳晕着色（选D)，乳晕处有散在的皮脂腺肥大隆起，称蒙氏结节（不选C)。胎盘分泌的雌激素刺激乳腺腺管发育（不选A)，孕激素刺激乳腺腺泡发育（不选B)，还有垂体催乳素、人胎盘催乳素等多种激素参与，使乳腺充分发育，为泌乳做准备。妊娠晚期挤压乳房时，可有少量淡黄色液体溢出，称初乳（不选E)。

74. E 通常把从口腔到十二指肠称上消化道，空肠以下称下消化道。十二指肠升部与空肠转折处被十二指肠悬韧带（屈氏韧带）固定于腹后壁，是上、下消化道的分界。

75. D 开放式提问的问题范围较广，不限制患者的回答，常以“为什么”“能否”等为提问词语，优点是可诱导其开阔思路，鼓励其说出自己的观点、意见、想法和感觉。

76. C 良性肿瘤细胞分化程度高、分化成熟（选C),通常有包膜或边界清楚（不选D),呈膨胀性生长,生长速度缓慢(不选E);很少发生坏死、出血(不选B);肿块压迫末梢神经或神经干时可出现疼痛（不选A)。

77. C 单纯滑膜结核局部治疗应先穿刺抽出结核性渗液，再注入抗结核药物如链霉素或异烟肼（选C)。对15岁以上膝关节结核关节损毁严重并有畸形者，应在病灶清除的基础上行膝关节加压融合术（不选A)。

78. B 洗胃时灌入量以300~500ml/次为宜，灌入量过多可导致急性胃扩张,胃内渗透压下降（不选D),胃内压升高，加快毒物吸收（不选E);也可引起液体反流，导致误吸或窒息（不选C);急性胃扩张还可兴奋迷走神经，有心脏骤停的危险（选B，不选A)。

79. A 桶状胸表现为胸廓呈桶状,前后径明显增大,甚至与左右径相等，肋间隙增宽（选A)。扁平胸表现为胸廓扁平，前后径小于左右径的一半（不选B)。鸡胸表现为胸廓的前后径略大于左右径，胸部上下长度较短，胸骨的中下段前突（不选C);若胸骨下部剑突处显著内陷，则形成漏斗胸，常见于佝偻病（不选D)。气胸表现为肋间隙膨隆（不选E)。

80. E 护理差错指在护理工作中，由于护士的过失造成患者身心痛苦或延长治疗时间，但未造成人身损害的严重后果或构成事故。医疗事故指医疗机构及其医务人员在医疗活动中，违反医疗卫生管理法律、行政法规、部门规章和诊疗护理规范、常规，过失造成患者人身损害的事故。

81. A 护患关系的发展是一个动态的过程，一般分为初始期、工作期和结束期3个阶段。初始期亦称熟悉期，是护士与患者的初识阶段，也是护患之间开始建立信任关系的时期。

82. A 信任感是护患关系的重要内容，也是患者接受护士护理工作的先决条件和护患有效沟通的前提。护士应用委婉的语气说服患者不用担心，患者可以选择接受或拒绝。

83. D 患者出院或死亡后的护理相关文件，整理后交病案室长期保存，其中病情报告等由本病区保存 1 年，医嘱本保存 2 年，以备查阅。

84. A 阿奇霉素所属的大环内酯类抗生素因胃肠道反应突出，多为餐后服用；但食物可影响阿奇霉素的吸收，应空腹服用（选 A）。西咪替丁属 H_2 受体拮抗剂，可在餐后或睡前各服 1 次，也可将 1 天的剂量于睡前服用（不选 E）。阿司匹林可损伤胃黏膜，宜餐后服用（不选 C）。氨茶碱有较强碱性，餐后服用可减轻胃肠道反应（不选 B）。维生素 C 水溶液呈酸性，宜餐后口服（不选 D）。

85. B 多种病毒均可引起病毒性心肌炎，柯萨奇 B 组病毒是最为常见的致病原因，占 30%~50%。

86. B 根据七轮内科护理学 P120，应用呼吸机辅助呼吸时，吸 / 呼为 1∶1.5~1∶2。

87. C 糖皮质激素是目前治疗系统性红斑狼疮的首选药，具有显著抑制炎症反应和抗免疫作用。在炎症急性期可减轻充血、水肿和渗出，减少炎症介质释放，改善红、肿、热、痛等症状。在炎症慢性期可防止组织粘连和瘢痕，减轻炎症后遗症。

88. A 上呼吸道包括鼻、鼻窦、咽、咽鼓管、会厌和喉。婴幼儿咽鼓管较宽、直、短，呈水平位，因而鼻咽炎时易引起中耳炎。

89. D 针对长期注射者要经常更换注射部位，是为了防止皮肤硬结、瘢痕形成，与防止感染无关（选 D）。注射给药时，为防止感染，必须严格遵守无菌操作原则，注射药物现用现配，临时抽取，及时注射（不选 A）。注射前操作者必须洗手、戴口罩（不选 B）。消毒注射部位，保持无菌（不选 C）。无菌注射器的空筒内面、活塞轴、乳头及针头的针梗、针尖，均应保持无菌（不选 E）。

90. D 新生儿肺透明膜病多见于早产儿，出生后 6 小时内可出现呼吸窘迫，主要表现为呼吸急促、青紫和三凹征等，肺泡有渗出时可闻及细湿啰音；胸部 X 线检查可见双肺透亮度降低；其主要的护理问题为“气体交换受损　与肺泡表面活性物质缺乏、肺泡萎缩及肺透明膜形成有关”。

91. B 正常小儿出生时中性粒细胞约占 0.65，淋巴细胞约占 0.30，随着白细胞总数下降，中性粒细胞比例逐渐下降，出生后 4~6 天时两者比例约相等；至 1~2 岁时淋巴细胞约占 0.60，中性粒细胞约占 0.35，之后中性粒细胞比例逐渐上升，至 4~6 岁时两者比例又相等，即白细胞分类交叉时间分别是在出生后 4~6 天和 4~6 岁。

92. C 支气管扩张症是由于段或亚段支气管管壁的破坏和炎性改变，管壁弹性组织、平滑肌和软骨消失，被纤维组织替代，管腔逐渐扩张。早期柱状扩张的管壁破坏较轻，随着病情进展，出现囊状扩张。

93. A 治疗性沟通指人际沟通在护理实践中的具体运用，其特点包括以患者为中心，有明确的沟通目标和目的，其发生不以人的意志为转移，需要护患双方不同程度的自我暴露。

94. C 子宫肌瘤是女性生殖器官中最常见的良性肿瘤，多见于育龄妇女，绝经后肌瘤萎缩或消失；发病可能与雌、孕激素过高或长期刺激有关。

95. A 在我国，引起急性胰腺炎最常见的原因是胆道疾病，如胆石病、胆道感染或胆道蛔虫病引起的胆管梗阻（选 A）。大量饮酒和暴饮暴食是第二位病因和重要诱因（不选 C）。其他病因包括手术创伤（不选 E）、内分泌与代谢障碍（不选 D）、感染（不选 B）、十二指肠液反流等。

96. C 申请护士执业注册应具备的条件包括具有完全民事行为能力，申请者年龄至少在 18 周岁以上（不选 E）；在中等职业学校、高等学校完成国务院教育主管部门和国务院卫生主管部门规定的普通全日制 3 年以上的护理、助产专业课程学习，包括在教学、综合医院完成 8 个月以上护理临床实习（不选 A），并取得相应学历证书；通过国务院卫生主管部门组织的护士执业资格考试（不选 B）；符合国务院卫生主管部门规定的健康标准（不选 D）。

97. A 《护士条例》规定，护士执业，应当经执业注册取得护士执业证书。医疗卫生机构不得允许未取得护士执业证书的人员在本机构从事诊疗技术规范规定的护理活动。

98. E 取下活动义齿后用冷水刷洗，浸于冷开水中备用（选 E）；勿将义齿浸于热水或乙醇中，以免变色、变形和老化（不选 B）。

99. B 1%~3% 过氧化氢溶液遇有机物放出新生氧，有抗菌、除臭作用，适用于口腔 pH 偏酸性，或口腔感染有溃烂、坏死组织者（选 B）。生理盐水用于清洁口腔，预防感染（不选 A）。0.08% 甲硝唑溶液适用于厌氧菌感染（不选 C）。0.1% 醋酸溶液用于铜绿假单胞菌感染（不选 D）。1%~4% 碳酸氢钠溶液属于碱性溶液，适用于真菌感染（不选 E）。

100. E 为昏迷患者做口腔护理操作前应将其活动义齿取下，以免发生意外；用冷开水刷净义齿各面，暂时不用时浸于冷水中备用（选 E）。临床上对高热、昏迷、禁食、鼻饲、危重、大手术后、口腔疾病等患者常采用特殊口腔护理，2~3 次 / 天（不选 A）。昏迷患者口腔护理时应使用开口器，应从磨牙（臼齿）处放入（不选 C），禁忌漱口和棉球过湿，防止误吸（不选 D）。口腔护理时压舌板用于撑开左侧颊部，擦洗牙齿右外侧面（不选 B）。

101. A 超声雾化吸入的特点为雾量大小可以调节，治疗时根据需要调节雾量（不选 D），雾滴小而均匀（不选 B），药液可随深而慢的吸气到达终末支气管和肺泡（选 A）。因雾化器电子部分产热，能对雾化液轻度加温，使患者感觉温暖、舒适（不选 C）。超声雾化吸入是应用超声波将药液转化为细微的气雾，与用氧量无关（不选 E）。

102. A 痰液的黏性与气管、支气管腺体及杯状细胞分泌的黏蛋白和呼吸道感染后大量破损炎症细胞残留的 DNA 有关。α- 糜蛋白酶是黏痰溶解药，使脓痰中的纤维蛋白和黏蛋白等水解，使黏稠痰液液化，易于咳出。

103. D 非雾化吸入制剂用于雾化吸入治疗，安全隐患较大，根据《雾化吸入疗法合理用药专家共识（2019 版）》，不推荐以静脉制剂代替雾化吸入制剂使用，如抗感染药物注射剂型（如青霉素）、盐酸氨溴索注射液等。

104. A 为小儿接种疫苗前，护士应询问家长小儿目前的健康状态（不选 D）、疾病史（不选 B）、过敏史和接种史（不选 C、E），如有禁忌，不应接种疫苗。

105. A 接种疫苗完毕，医学观察 30 分钟方可离开（选 A，不选 E）；应多饮水（不选 B）；适当休息，不可剧烈活动（不选 C）；注意保暖，防止发生感冒；注射部位瘙痒时，避免用手抓挠，以免继发感染。

106. B 过敏性休克一般于注射疫苗后数秒或数分钟内发生，表现为烦躁不安、面色苍白、口周青紫、四肢湿冷、呼吸困难、脉搏细速、恶心、惊厥、大小便失禁等。

107. C 患儿家长焦虑时，可允许其陪伴在患儿身边，并应告知孩子目前的状况（选 C，不选 A）。做好解释和安慰，指导其积极配合医疗和护理工作（不选 B），同时讲解一些类似情况的处理效果（不选 D），缓解患者焦虑(不选 E）。在抢救过程中做到忙而不乱，快而有序，避免加重家属的担忧。

108. B 破伤风梭菌为专性厌氧菌，遇到可疑伤口，早期彻底清创并注射破伤风抗毒素（TAT）是预防破伤风发生的重要措施。有伤口者须注射破伤风抗毒素后彻底清创，清除伤口的异物、坏死组织、积血等，并用 3% 过氧化氢溶液冲洗；早期、足量使用 TAT 中和游离毒素。

109. A 注射破伤风抗毒素的目的是中和游离毒素。一旦毒素与神经细胞受体结合，抗毒素就不能中和其毒性作用，因此对已发病者应早期、足量使用破伤风抗毒素。

110. D 任何轻微刺激都可诱发破伤风患者强烈的阵发性痉挛，因此应将患者安置于单人隔离病室，保持室内安静，限制探视，尽量减少搬动患者，避免光、声、寒冷及精神等各类刺激。

111. C 临床常见的热型有不规则热、弛张热、稽留热、间歇热。弛张热患者体温在 39.0℃以上，波动幅度大，24 小时体温差＞ 1.0℃，最低体温仍高于正常，常见于脓毒症、风湿热、严重的化脓性疾病等。

112. A 溃疡性口炎口腔黏膜充血水肿，随后形成糜烂或溃疡，上有纤维素性炎性分泌物形成的假膜覆盖，呈灰白色或黄色，易拭去。局部可用金霉素、锡类散等药物（选 A）。制霉菌素和碳酸氢钠溶液主要用于真菌感染（不选 D、E）。

113. A 感染是原发性肾病综合征常见的并发症和致死原因，也是导致肾病综合征复发及疗效不佳的主要原因，其发生与蛋白质营养不良、免疫功能紊乱及应用糖皮质激素等有关。

114. C 肾病综合征患者双下肢出现水肿明显，首要的护理问题为体液过多，与低白蛋白血症致血浆胶体渗透压下降有关。

115. D 慢性阻塞性肺疾病急性加重时，症状明显加重，通气和换气功能障碍引起缺氧和 CO_2 潴留，发生不同程度的低氧血症和高碳酸血症，可并发呼吸衰竭。

116. C 可待因属中枢性镇咳药，但可抑制支气管腺体分泌和纤毛运动，使痰液黏稠度增高，对黏痰且量多的患者易造成或加重呼吸道梗阻和继发感染，不宜使用。

117. D　静脉壁软弱、静脉瓣膜缺陷及浅静脉内压升高，是引起下肢浅静脉曲张的主要原因。静脉壁薄弱和静脉瓣膜缺陷与遗传因素有关。

118. C　手术治疗是治疗下肢静脉曲张的根本方法，适用于深静脉通畅、无手术禁忌证者。传统的手术方法为浅静脉高位结扎及主干与曲张静脉分离剥脱术。

119. D　根据我国《孕前和孕期保健指南（2018年）》，目前推荐的产前检查妊娠周数分别是：妊娠6~13^{+6}周，14~19^{+6}周，20~24周，25~28周，29~32周，33~36周，37~41周（每周1次）。

120. C　孕妇多于妊娠18~20周开始自觉胎动，每小时3~5次。胎动随妊娠周数增加逐渐增强，至妊娠32~34周达高峰，38周后逐渐减少。

实践能力

1. C　老年人居家安全应采取的措施包括夜晚入睡点亮地灯，保证夜间如厕安全（选C）。保持通风良好，冬季通风时注意为老年人保暖（不选A）。沐浴时间不超过20钟，浴室温度以22~26℃为宜，水温以35~40℃为宜（不选B）。清除家中障碍物和一切危险因素（不选D）。在使用热水袋时应适当降低水温，以免烫伤皮肤（不选E）。

2. E　产后出血指胎儿娩出后24小时内，经阴道分娩者阴道流血量超过500ml，剖宫产者超过1000ml，是分娩期严重的并发症，居我国产妇死亡原因首位。

3. B　胆道蛔虫病的特点是剧烈的腹痛与轻微的腹部体征不相符（选B）。胆道蛔虫病的典型表现为突发上腹剑突下钻顶样绞痛，阵发性加剧，常伴恶心、呕吐（不选A）。疼痛反复发作，持续时间不一（不选E），可突然自行缓解（不选C）。若合并胆道感染或蛔虫阻塞胆道可出现黄疸（不选D）。

4. B　典型心绞痛的症状为发作性胸痛和胸部不适，部位主要在胸骨体后，可波及心前区，常放射至左肩、左臂内侧达环指和小指，或至颈、咽或下颌部。

5. E　慢性阻塞性肺疾病（COPD）的特征是存在持续的气流受限。由于肺气肿，残气量和肺总量都增加，残气量/肺总量＞40%曾是诊断COPD的指标之一，但目前已被更具特异性的指标代替：在吸入支气管扩张药后，第1秒用力呼气容积（FEV_1）占用力肺活量（FVC）之比值（FEV_1/FVC）<70%表明存在持续气流受限。此外，COPD患者潮气量、肺活量和PaO_2均下降，但这3个指标对诊断持续性气流受限没有特异性。

6. E　妊娠合并糖尿病患者在分娩过程中糖原消耗较大，进食少，易导致产妇发生低血糖（不选A）。出生后的新生儿仍存在高胰岛素血症，如不及时补充糖分易发生新生儿低血糖，严重时危及生命（选E）。糖尿病患者可导致广泛血管病变，小血管内皮细胞增厚，管腔狭窄，组织供血不足，易并发妊娠期高血压疾病（不选D），发生率为正常妊娠时的3~5倍，较少并发前置胎盘（不选C）。药物治疗时选用胰岛素调节血糖，不宜使用口服降糖药治疗，防止对胎儿产生毒性反应（不选B）。

7. E　过敏性紫癜检查结果可见血小板（不选A）、出凝血时间和凝血试验均正常（不选B），除非严重出血，一般无贫血（不选C）。血块收缩试验正常（不选D），部分患儿可有毛细血管脆性试验阳性（选E）。

8. B　经皮穿刺肝胆道成像（PTC）是指在X线或B超监视下，经皮肤穿刺将导管送入肝内胆管，注入造影剂使肝内、外胆管迅速显影。检查后护士应重点观察血压、腹部症状和体征变化，尽早发现出血、胆汁性腹膜炎等术后并发症。

9. D　法洛四联症患儿蹲踞时下肢屈曲，下肢动脉受压，体循环阻力增加，使右向左分流量减少（选D），同时使静脉回心血量减少（不选C），减轻心脏负荷，缺氧症状得以暂时缓解。

10. C　脾组织结构脆弱，血供丰富，位置比较固定，受到外力打击时容易发生破裂。脾损伤发生率在腹部创伤中可高达40%~50%。

11. D　肝硬化肝功能失代偿期的患者，因门静脉高压形成侧支循环，以食管胃底静脉曲张最常见，应特别强调避免进食粗糙、坚硬的食物，以免划破曲张的静脉造成消化道大出血（选D）。肝硬化患者应给予富含营养、易消化饮食，保证蛋白质摄入，适当摄入脂肪，禁止饮酒（不选C）；肝功能显著损害或有肝性脑病先兆时，应限制或禁食蛋白质，病情好转后逐渐增加摄入量，并以植物蛋白为主（不选A）；有腹水时应限制水、钠的摄入，液体入量＜1000ml/d（不选E）。

12. C　急性肾小球肾炎特点为急性起病，好发于5~14岁儿童和青少年（不选A），多继发于猩红热、上呼吸道感染后，前驱感染1~3周（平均10天）后发病（不选B）。主要表现为血尿、蛋白尿、水肿和高血压（选C），并可伴有一过性肾功能不全。水肿是最常见和最早出现的症状，水肿的同时尿量减少，1~2周后尿量逐渐增多而水肿消退（不选D）。实验室检查总补体及补体C3明显下降，起病后8周恢复正常（不选E）。

13. A 亚急性感染性心内膜炎对于未经治疗者，应在第 1 天每间隔 1 小时采血 1 次，共 3 次；如第 2 天未见细菌生长，重复采血 3 次后，开始抗生素治疗。

14. C 发生急性心肌梗死后，肌酸激酶同工酶（CK-MB）升高较早（4~6 小时），恢复也较快（3~4 天），对判断心肌坏死的临床特异性较高（选 C）。肌酸磷酸激酶（CPK）、乳酸脱氢酶（不选 A）、谷草转氨酶（不选 B）等特异性和敏感性均较差，已不用于诊断急性心肌梗死。谷丙转氨酶在肝功能检测中最为常用，是判断肝细胞损害的重要指标（不选 D）。

15. C 超声心动图不仅可以提供详细的心脏解剖结构信息，还能提供心脏功能及部分血流动力学信息，是先天性心脏病诊断的首选检查（选 C）。室间隔缺损心电图表现以左心室肥大为主，但缺乏特异性（不选 A、B）。心导管检查、心血管造影均属有创检查（不选 D、E）。

16. A 小儿于出生时初次接种卡介苗，7 岁、12 岁再加强。

17. E 结肠造口患者，应给予产气少、易消化、无刺激性的饮食。避免高脂和刺激性食物，如洋葱、辣椒等（不选 C、D）；避免食用过多粗纤维食物，如芹菜、韭菜等（不选 A、B）。

18. D 利多卡因属钠通道阻滞剂，对因缺血或洋地黄中毒引起的心律失常有较强的抑制作用，常用于治疗室性心律失常；利多卡因还是常用的局麻药，无扩张血管作用，且对组织几乎没有刺激性（选 D）。硝酸甘油主要扩张外周小静脉，降低心脏前负荷，还可扩张冠状动脉，是心绞痛发作的首选药（不选 B）。硝普钠可同时扩张小动脉和小静脉，降低心脏的后、前负荷，是高血压急症的首选药（不选 A）。尼莫地平属钙通道阻滞剂，主要扩张动脉，对静脉影响较小，是治疗原发性高血压的一线药物（不选 C）。酚妥拉明为 α 受体阻滞剂，具有阻断血管平滑肌 α 受体和直接扩张血管作用，常用于外周血管痉挛性疾病的治疗，也可用于治疗顽固性充血性心力衰竭及高血压（不选 E）。

19. E 支气管哮喘的典型表现为反复发作性伴哮鸣音的呼气性呼吸困难（选 E）。慢性阻塞性肺疾病（COPD）特征性症状是慢性和进行性加重的呼气性呼吸困难，咳嗽和咳痰（不选 D）。支气管扩张症表现为慢性咳嗽、咳大量脓痰，咯血，反复肺感染等（不选 C）。

20. E 流行性脑脊髓膜炎患儿出疹多在败血症期，皮肤黏膜瘀点、瘀斑为本期特征性表现；病情危重者瘀点、瘀斑迅速增多融合，中央呈紫黑色坏死或水疱。

21. C 颅内压增高是指在病理状态下，颅腔内容物体积增加或颅腔容积减小，超出颅腔可代偿调节的范围，导致颅内压力超过 200mmH₂O，常以头痛、呕吐、视神经乳头水肿为三大主征。

22. B 慢性髓系白血病起病缓慢，早期常无自觉症状。随着病情的发展，可出现乏力、消瘦、低热、多汗或盗汗等代谢亢进的表现。脾大常为最突出体征，可达脐或脐以下。

23. D 急性上呼吸道感染患儿高热者应给予物理或药物降温，避免热性惊厥的发生（不选 E）。体温 ＞ 38.5℃时给予局部冷疗，也可口服对乙酰氨基酚或布洛芬等退热药；体温＞ 39.5℃时全身冷疗，可使用温水拭浴或乙醇拭浴（选 D）。每天定时通风，但应避免空气对流（不选 A）。鼓励患儿多饮水，保证营养和水分的摄入（不选 B）。出汗后应及时更换衣服，保持干燥（不选 C）。

24. E 流行性乙型脑炎通过蚊虫叮咬传播，主要传播媒介是三带喙库蚊。防蚊灭蚊是防止流行性乙型脑炎传播的重要措施。

25. D 根据心电图中 RR 间隔计算心率为 60 秒 /(0.2 秒 ×2 大格）=150 次 / 分。房性心动过速的心电图特点为心房率 150~200 次 / 分，P 波形态与窦性者不同，常出现二度 Ⅰ 型或 Ⅱ 型房室传导阻滞，刺激迷走神经不能终止发作，仅可加重房室传导阻滞；QRS 波形态正常；发作时心率逐渐加速（选 D）。室性心动过速具有宽大畸形的 QRS 波群，P 波与 QRS 波群无固定关系（不选 E）。窦性心动过速频率大多在 100~150 次 / 分（不选 A）。房性期前收缩为正常心律中发生提早出现的 P′ 波，心率正常（不选 B）。

26. C 妊娠 20 周后出现血压 ≥ 140/90mmHg，尿蛋白 ≥ 0.3g/24h 或随机尿蛋白（＋），伴头痛及上腹部不适等症状可诊断为子痫前期。病情较轻且孕妇、胎儿无不适，常以卧床休息为主，采取左侧卧位，卧床期间适当活动，防止肌肉萎缩和深静脉血栓形成，同时观察有无头晕、头痛等症状，警惕子痫的发生（选 C）。病情加重时，应积极处理，治疗原则为解痉（不选 B）、降压、镇静，合理扩容及利尿（不选 A、D），适时终止妊娠（不选 E）。

27. E 发生急性子宫内膜炎、子宫肌炎时，首要措施是针对病因，控制感染，遵医嘱给予敏感、广谱、及时且个体化的抗生素（选 E）。支持疗法包括加强营养并补充足够维生素（不选 A）；鼓励产妇多饮水，保证足够液体摄入（不选 D）；会阴切口及时换药，保持清洁（不选C）；给予产妇心理护理，缓解焦虑情绪（不选B）。

28. B 频繁的大便刺激常导致臀红，多数腹泻患儿有皮肤完整性受损的危险，要特别注意患儿的肛周皮肤。

29. E 转移性右下腹痛是急性阑尾炎的典型症状。绝大多数急性阑尾炎一经确诊，应及早施行阑尾切除术，早期手术操作简单，术后并发症少。

30. D 行骨牵引复位固定的过程中，每天测量肢体长度可防止牵引力量不足或过度牵引。维持有效牵引时，肢体纵轴应与牵引力线平行，牵引重量保持悬空，滑轮灵活，不可随意增减或移去牵引重量，不可随意放松牵引绳。维持有效血液循环，严密观察患肢末梢血液循环情况。

31. D 肾绞痛表现为患侧发作性剧烈绞痛，并向下腹部、大腿内侧及会阴部放射，多伴有血尿。

32. B 优质低蛋白、低磷、低盐饮食可降低肾小球内高压力、高灌注和高滤过状态，延缓肾小球硬化和肾功能减退。

33. E 多器官功能障碍综合征可累及全身各个系统，急性肺功能障碍发生率高达83%~100%，其次为肝和肾。

34. D 消化系统症状是尿毒症患者最早和最常见的症状，表现为食欲减退，还可出现恶心、呕吐、腹胀、腹泻；尿毒症晚期因唾液中的尿素被分解成氨，呼气有尿臭味。血液系统表现为贫血、出血倾向，多数患者存在轻、中度贫血，为正细胞性、正色素性贫血。常有皮下出血、鼻出血、月经过多等表现。呼吸系统表现为气促、气短，酸中毒时呼吸深而长。

35. A 腰椎间盘突出症好发于腰4、5和腰5至骶1处（即附图中A处），早期表现为下腰部及腰骶部持久性钝痛，弯腰负重、咳嗽、喷嚏、长时间强迫体位可加重，休息后症状缓解。初次发作者一般严格卧硬板床3周，症状缓解后戴腰围逐步下床活动。

36. B 细菌性肝脓肿最常见的症状为寒战、高热，体温可高达39~40℃（选B）；消化道及全身症状主要表现为恶心、呕吐、乏力、食欲减退等症状（不选A）。脓肿巨大时右季肋部呈饱满状态，甚至可见局限性隆起（不选D）；若能触及肿大的肝脏或肝内波动性肿块，可伴右上腹肌紧张和局部明显触痛（不选C）。严重或并发胆道梗阻时可出现黄疸（不选E）。

37. B B超检查是多胎妊娠最有价值的检查，在妊娠早期可发现宫腔内有2个妊娠囊及2个原始心管搏动，妊娠中晚期可筛查胎儿结构畸形和确定2个胎儿的胎位。

38. B 肺炎链球菌肺炎主要表现为高热、寒战、全身肌肉酸痛、咳铁锈色痰，可有患侧胸痛。休克型肺炎最突出的表现是血压降至80/50mmHg以下，还可出现四肢湿冷、脉搏细速、意识模糊等症状。

39. E 小儿支气管肺炎合并心力衰竭表现为极度烦躁不安，明显发绀，呼吸困难加重，呼吸突然加快，＞60次/分；心率突然增快，婴儿＞180次/分，幼儿＞160次/分；心音低钝，双肺满布细湿啰音，肝大等。

40. A 未闭锁的脐环至2岁时多能自行闭锁，除脐疝嵌顿或穿破等紧急情况外，小儿2岁以前可采取非手术治疗。满2岁后，如脐环直径仍大于1.5cm应手术治疗；5岁以上儿童的脐疝均应采取手术治疗。

41. D 1~12岁儿童标准体重（kg）=年龄×2＋8即4×2＋8=16kg，实测体重占标准体重的百分比计算公式:（实测体重－标准体重）/标准体重×100%，即（25－16）/16×100%=56.25%。体重超过同性别、同身高正常均值20%以上者为肥胖，超过均值20%~29%者为轻度肥胖；超过30%~39%者为中度肥胖；超过40%~59%者为重度肥胖；超过60%以上为极度肥胖。

42. A 自发性气胸可在慢性阻塞性肺疾病、肺结核、支气管哮喘等肺部基础疾病的基础上，形成肺大疱破裂或直接损伤胸膜所致。最常见的症状是突感一侧刀割样或针刺样胸痛，继之出现呼吸困难，严重者可因呼吸困难而不能平卧。叩诊鼓音，听诊呼吸音减弱或消失。

43. A 膀胱癌的常见症状为间歇性无痛全程肉眼血尿，终末加重（选A）。膀胱炎主要表现为膀胱刺激征，即尿频、尿急、尿痛（不选B）。肾盂肾炎患者多为白细胞尿，部分患者可见镜下血尿（不选E）。良性前列腺增生最典型的症状是进行性排尿困难（不选D）。

44. E 为支气管扩张症患者引流痰液时，应使病变部位处于高处，引流支气管开口向下。

45. A 心电图检查时，胸导联电极具体放置的位置分别为：V_1位于胸骨右缘第4肋间，V_2位于胸骨左缘第4肋间，V_4位于左锁骨中线与第5肋间相交处，V_3位于V_2与V_4两点连线的中点，V_5位于左腋前线V_4水平处，V_6位于左腋中线V_4水平处。V_2在图中①所指示的位置。

46. A 急性心肌梗死大多是在冠状动脉病变的基础

上，发生血供急剧减少或中断，使相应心肌严重而持久地急性缺血所致。患者吸氧的主要目的是增加心肌氧的供应，减轻缺血、缺氧和疼痛。

47. E 营养性巨幼细胞贫血由维生素 B_{12}、叶酸缺乏所致，预防此病可食用富含叶酸的食物，如绿叶蔬菜、水果、谷类和瘦肉等；富含维生素 B_{12} 的食物，如瘦肉、肝、禽蛋及海产品等。

48. D 肱骨髁上骨折会有肘部肿胀、疼痛、皮下瘀斑、肘后凸起、功能障碍，肘后三点关系正常；肘关节脱位时失去正常肘后三角关系。

49. E 病毒性心肌炎目前尚无特效治疗，心肌炎急性期应以卧床休息为主（不选 A），至体温稳定后 3~4 周，基本恢复正常时逐渐增加活动量，仍须限制体力活动直至完全恢复，总休息时间不少于 6 个月（选 E，不选 B、C）。该病预后取决于病因、临床表现和开始治疗时疾病所处阶段，少数病情恶化而死亡或进展为扩张型心肌病最终需要心脏移植（不选 D）。

50. B 网状淋巴管炎（丹毒）病变多见于下肢，患者多有畏寒、发热等症状，皮肤可出现片状微隆起的红疹，有烧灼样疼痛，红肿区可见水疱，附近淋巴结肿大、疼痛。患者应注意休息（不选 E），患肢抬高以减轻局部充血、水肿（选 B）。局部及周围皮肤用 50% 硫酸镁湿热敷（不选 C）。遵医嘱应用抗生素，全身应用青霉素或磺胺类抗生素，以免复发（不选 A）。高热时可给予物理降温（不选 D）。

51. D 溺水者呼吸道常被呕吐物、泥沙、藻类等异物阻塞，抢救时首先清除口鼻腔异物，保持呼吸道通畅。

52. E 避孕药由雌激素和孕激素配伍组成，不良反应包括类早孕反应、闭经、乳汁减少、子宫不规则出血、凝血功能亢进等。药物中的炔诺酮（孕激素）有弱雄激素活性，可促进体内合成代谢；雌激素可使水钠潴留，使体重增加，但不会引起肥胖（选 E，不选 A、B）。服用避孕药后可出现类早孕反应，为雌激素刺激胃黏膜所致，轻者不做处理，坚持服药数天后多自行缓解（不选 C）。少数妇女服用避孕药后可发生闭经，若连续 3 个月闭经，应停止服药（不选 D）。

53. E 骨肉瘤主要表现为局部疼痛，呈持续性，逐渐加剧，夜间加重，可有压痛，骨端近关节处可见肿块，出现局部肿胀、皮肤发热和静脉怒张，X 线检查可见明显的骨膜反应（选 E）。骨巨细胞瘤 X 线检查可见骨端偏心性、溶骨性破坏，无骨膜反应，呈肥皂泡样改变（不选 A）。骨软骨瘤 X 线检查可见干骺端骨性突起（不选 C）。

54. A 为防止昏迷患者呕吐物误吸入气管，引起窒息或肺部并发症，洗胃时应去枕仰卧，头偏向一侧。

55. C 掌腱膜与第三掌骨相连的纤维结构将手掌深部间隙分隔为尺侧的掌中间隙和桡侧的鱼际间隙。图中：①鱼际间隙，位于桡侧；②尺侧滑液囊；③掌中间隙，位于尺侧；④桡侧滑液囊；⑤蚓状肌。

56. C 坐浴是清洁肛门、改善局部血液循环、促进炎症吸收的有效方法，并有缓解括约肌痉挛、减轻疼痛的作用。热疗法中，热水坐浴的水温为 40~45℃，坐浴时间 15~20 分钟为宜。直肠肛管疾病中，坐浴温度为 43~46℃，时间为 20~30 分钟。由于选项中没有关于直肠肛管疾病坐浴温度的数据，本题应以热疗法数据为准。

57. A 肝癌主要表现为肝区疼痛，肝脏进行性增大、质地坚硬，肝硬化征象如蜘蛛痣等，肝癌侵犯肝包膜或向腹腔内破溃可出现血性腹水，伴有全身性表现如消瘦、食欲减退、乏力等。甲胎蛋白是诊断肝癌的特异性指标，是肝癌的定性检查，广泛用于普查、诊断、判断治疗效果及预测复发。

58. C 胸膜腔闭式引流管脱出胸膜腔后，应立即用手捏住引流口周围皮肤，消毒处理后再用凡士林纱布封闭。

59. D 妇科腹部手术术后 48 小时肠蠕动仍未恢复者，应鼓励和协助患者下床活动（不选 E），卧床患者应在床上活动，以促进肠蠕动（不选 C），给予腹部按摩、热敷（不选 B）。肠蠕动已恢复但仍不能排气时，遵医嘱针灸足三里、行肛管排气、皮下或肌内注射新斯的明等（不选 A）。阿托品属抗胆碱药，可松弛胃肠道平滑肌，加重腹胀（选 D）。

60. C 胆囊炎患者应给予低脂、高碳水化合物、高维生素、适量蛋白的易消化清淡饮食，宜少食多餐，避免暴饮暴食。

61. E 癌细胞累及 Cooper 韧带，可使其缩短而致肿瘤表面皮肤凹陷，即“酒窝征”。

62. A 胰头癌最典型、最突出的症状是进行性加重的黄疸，可有皮肤巩膜黄染的表现。患者每天可用温水拭浴，保持皮肤清洁（不选 C）。瘙痒者涂抹止痒药物，不可协助患者抓挠减轻瘙痒（选 A，不选 B）。应勤修剪指甲，避免指甲抓伤皮肤（不选 D），避免用力搓擦，衣着宽松柔软，床铺平整清洁（不选 E）。

63. B 国内传统的颈椎病分型包括神经根型颈椎病、脊髓型颈椎病、椎动脉型颈椎病和交感神经型颈椎病（不选 D、E）。脊髓型颈椎病是颈椎病最严重的类型，患者主要表现为上肢或下肢麻木无力、僵硬，双足踩棉花感，双手精细动作障碍等（选 B）。神经根型颈椎病临床上开始多为颈肩痛，短期内加重，并向上肢放射（不选 A）。椎动脉型颈椎病由椎 - 基底动脉供血不足所致，眩晕为其最常见症状，转动颈椎时可突发眩晕而猝倒（不选 C）。

64. E 高血压急症是指原发性或继发性高血压患者，在某些诱因作用下，血压突然和明显升高（一般超过 180/120mmHg），伴有进行性心、脑、肾等重要靶器官功能障碍的表现，患者可有血压明显升高造成的症状，如头痛、胸闷和烦躁不安等。

65. C 子宫脱垂以患者平卧用力向下屏气时子宫下降的最低点为标准，分为 3 度。Ⅰ度轻型宫颈外口距离处女膜缘＜ 4cm，未达处女膜缘；Ⅰ度重型宫颈外口已达处女膜缘，阴道口可见宫颈。Ⅱ度轻型宫颈脱出阴道口，宫体仍在阴道内；Ⅱ度重型宫颈和部分宫体脱出阴道口。Ⅲ度宫颈及宫体全部脱出至阴道口外。

66. D 慢性胃炎典型表现是上腹饱胀不适，钝痛、烧灼痛，餐后常加重，伴反酸、嗳气、食欲减退、恶心等消化不良的表现。胃镜检查是慢性胃炎最可靠的诊断方法，胃镜下可直视观察黏膜病变，还可取活组织做病理诊断，排除胃癌。

67. C 血沉加快和 C 反应蛋白增高是溃疡性结肠炎活动期的标志（选 C，不选 A）。溃疡性结肠炎活动期的其他表现包括白细胞增多（不选 B）、黏液脓血便（不选 D）等。X 线钡剂灌肠检查可见黏膜皱襞粗乱或有细颗粒改变（不选 E）。

68. B 采用脑电图检查，结合患者的症状特点综合分析，通常能够对于睡眠障碍作出比较准确的诊断和分类。

69. E 破伤风典型症状为肌紧张性收缩及阵发性强烈痉挛，以咀嚼肌最先受累，随后依次为面部表情肌和颈、背、腹、四肢肌，最后为膈肌。

70. B 剖宫产术后应逐渐增加产妇活动量，鼓励尽早下床活动，改善循环，促进肺功能恢复，防止下肢静脉血栓形成（选 B）。术后 6 周内避免性生活和阴道冲洗，否则会影响切口愈合并引起感染（不选 A、E）。手术当天应禁食（不选 C）。手术后 24 小时拔除导尿管，身体虚弱者可延至 48 小时（不选 D）。

71. B 颅骨骨折按骨折部位分为颅盖骨折和颅底骨折，按骨折形态分为线性骨折和凹陷性骨折，其中颅底骨折多为颅盖骨折延伸到颅底，或由强烈的间接暴力作用于颅底所致。颅底部的硬脑膜与颅骨贴附紧密，因此颅底骨折时易撕裂硬脑膜，使脑脊液外漏而成为开放性骨折，容易发生感染。

72. B 食管 X 线钡剂检查可发现食管静脉曲张征象：食管充盈时，静脉曲张使食管呈现虫蚀状改变；食管排空时，曲张的静脉表现为蚯蚓样或串珠状负影。

73. E 体位引流适用于支气管扩张症、肺脓肿等，禁用于有明显呼吸困难和发绀、严重心血管疾病或年老体弱不能耐受者等（选 E）。痰液黏稠者可给予祛痰药（不选 A）。若患者无心力衰竭、肾功能不全等，应给予充足的水分，使痰液稀释易于排出（不选 B）。胸部叩击和振动适用于久病体弱、长期卧床、排痰无力者（不选 C）。超声雾化治疗适用于痰液黏稠和排痰困难者（不选 D）。

74. A 多发性损伤患者评估病情后优先抢救危及生命的情况，如心脏和呼吸骤停、窒息、大出血、开放性或张力性气胸、腹腔内脏脱出等；其次再处理休克。

75. A 三腔二囊管压迫止血的操作方法：经鼻腔或口腔插管至 65cm 时抽取胃液，检查管端确定在胃内，并抽出胃内积血。先向胃囊内注气 150~200ml 至囊内压约 50mmHg，向外加压牵引，以压迫胃底；如未能止血，再向食管囊内注气约 100ml 至囊内压约 40mmHg（不选 C、E）。为防止黏膜糜烂，气囊充气加压 12~24 小时应放松牵引，放气 15~30 分钟，必要时可重复注气压迫（不选 D）。出血停止后，放气并保留管道继续观察 24 小时，未再出血可考虑拔管（不选 B）。气囊压迫一般为 3~4 天，继续出血者可适当延长时间。拔管后仍有出血的可能，应严密观察（选 A）。

76. C 难复性疝除胀痛稍重外，其主要特点是疝块不能完全回纳，多由疝内容物反复突出致疝囊颈损伤粘连、疝内容物多和滑动性疝引起。

77. A 顺铂属破坏 DNA 的铂类配合物，主要不良反应包括消化道反应、骨髓抑制、周围神经炎、耳毒性等，大剂量或连续用药可致严重而持久的肾毒性。依托泊苷又称足叶乙苷，为鬼臼毒素的半合成衍生物，不良反应包括骨髓抑制和消化道反应等。两药均无肝损害的不良反应（不选 C）；耳毒性与听力损害属于两药不同的不良反应，但含义相近，会使答案不唯一（不选 B、E）。只有神经毒性是两药不同的不良反应（选 A）。

78. A 缩窄性心包炎主要症状与心排血量下降和体循环淤血有关，表现为心悸、劳力性呼吸困难、活动耐量下降、疲乏以及肝大、腹腔积液、胸腔积液、下肢水肿等。

79. B 胎动减少为胎儿缺氧的重要表现，若胎动计数≥ 10 次 /2 小时为正常，＜ 10 次 /2 小时或减少 50% 者提示胎儿缺氧可能。

80. A 尿量能反映肾血液灌注情况，是判断血容量是否补足简单而有效的指标，也是调整输液速度最有效的观察指标。

81. E 尿道外伤的患者行经会阴尿道修补术或断端吻合术后应留置导尿管 2~3 周，病情严重者可做膀胱造口术。

82. B 下肢静脉曲张早期表现为长时间站立后下肢沉重、酸胀（不选 C）、乏力（不选 A）和疼痛（不选 E）。后期表现为下肢静脉曲张，血管隆起，蜿蜒成团。下肢下 1/3 即踝周及足靴区可出现皮肤色素沉着、皮炎、湿疹、皮下脂质硬化和溃疡形成（选 B）。

83. A 肠道中的消化液为碱性，小儿腹泻可导致碱性物质大量丢失，血液中 H^+ 增多，引起代谢性酸中毒。

84. A 小脑幕切迹疝患者生命体征的变化是先出现库欣反应（“两慢一高”，即脉搏减慢，呼吸深慢，血压升高），脑干受压后生命中枢功能紊乱或衰竭，可出现血压忽高忽低、脉搏减慢或不规则，呼吸浅而不规则，高热或体温不升，甚至死亡。

85. D 心肺复苏首选的给药途径以外周静脉给药为主（选 D），须建立 2 条静脉通道，有条件者建立中心静脉通道（不选 A）。无法建立静脉通道时，可选择骨髓腔给药，也可用气管内给药。

86. C 屈膝抱足位为血栓闭塞性脉管炎坏疽期的典型体位，患肢持续疼痛，夜间尤甚，彻夜难眠。为缓解疼痛，患者常屈膝抱足或将患肢垂于床沿下，以增加血供。

87. D 滴虫阴道炎阴道分泌物的典型特点为稀薄脓性、泡沫状、有异味（选 D）。外阴阴道假丝酵母菌病阴道分泌物呈白色稠厚凝乳状或豆渣样（不选 A）。萎缩性阴道炎阴道分泌物稀薄，呈淡黄色；感染严重者阴道分泌物呈脓血性（不选 C）。非特异性外阴炎主要表现为外阴瘙痒、疼痛、灼烧感，于活动、性交、排尿及排便时加重（不选 B）。宫颈糜烂是慢性子宫颈炎最常见的病理生理改变（不选 E）。

88. E 肺结核是临床引起咯血最常见的原因。1/3~1/2 患者有咯血，多数为小量咯血，严重者可大咯血，发生窒息或失血性休克。

89. E 低钾血症患儿尽可能口服补钾（不选 A）。静脉补钾时遵循“四不宜”原则：不宜过早，见尿补钾，即尿量＞ 40ml/h 或＞ 500ml/d（不选 B）；不宜过浓，静脉滴注浓度＜ 0.3%（不选 D）；不宜过快，＜ 60 滴 / 分；不宜过多，每天 3~4mmol/kg，成人总量 3~6g/d。每天补钾静脉滴注时间不少于 8 小时（不选 C）。禁止静脉推注，以免发生心肌抑制而导致死亡（选 E）。

90. A 糖皮质激素是目前控制支气管哮喘最有效的抗炎药物，机制包括抑制炎症细胞在气道聚集、抑制炎症因子的生成和介质释放、增强平滑肌细胞 β_2 受体的反应性而松弛支气管平滑肌等，有效抑制气道炎症。

91. D 阿仑膦酸钠属骨吸收抑制药，可显著增加骨密度，降低骨折发生率。因其对上消化道黏膜刺激性较强，应晨起空腹用 200~300ml 清水送服（选 D，不选 A、C），服后至少半小时内避免进食或喝饮料；取立位或坐位，禁止平卧，以减轻对食管的刺激（不选 B）。

92. B 进行性血胸指胸膜腔闭式引流血量≥ 200ml/h，持续 3 小时。应立即开胸探查，及时补充血容量，防治低血容量性休克。

93. A 有机磷农药中毒引起的毒蕈碱样症状，由副交感神经末梢过度兴奋所致，可表现为平滑肌痉挛，如瞳孔缩小、腹痛、腹泻等；重度中毒时瞳孔缩小如针尖样（直径＜ 1mm）。

94. E 判断异位妊娠最简单、可靠的方法是阴道后穹隆穿刺，直肠子宫陷凹抽出不凝血即可确诊（选 E）。B 超检查是诊断异位妊娠的主要方法之一，可见宫腔内无妊娠产物，宫旁有低回声区，内有胚囊或胎心搏动（不选 B）。腹部检查下腹有明显压痛及反跳痛，尤以患侧为著，但腹肌紧张轻微，出血较多时，叩诊有移动性浊音（不选 A）。妇科检查可见阴道少量血液，后穹隆饱满、触痛，宫颈举痛明显，有血液自宫腔流出（不选 C）。腹腔镜常用于异位妊娠诊断困难或行手术治疗时（不选 D）。

95. C 葡萄胎患者随访期间应严格避孕，首选避孕套避孕（选 C），也可口服避孕药（不选 B），但不选用宫内节育器，以免混淆子宫出血的原因或穿孔。

96. E 新生儿缺氧缺血性脑病是新生儿窒息后的严重并发症；根据病情不同可分为轻、中、重度，中度主要表现为嗜睡、肌张力减低、惊厥、拥抱反射或吸吮反射减弱、瞳孔缩小、对光反射迟钝等。应加强支持疗法，维持良好的通气功能、血流灌注，如适当给氧，升高血压等（不选 A）。控制惊厥，首选苯巴比妥（不选 C）。积极治疗脑水肿可用呋塞米，严重时给予 20% 甘露醇（不选 D）。病情较重且存在意识障碍者应禁食，以防在喂哺时引起呛咳或误吸，造成窒息（选 E）。

97. D　新生儿缺氧缺血性脑病控制惊厥首选苯巴比妥（选 D），苯巴比妥疗效不明显时可加用地西泮（不选 A）；肝功能不全者改用苯妥英钠（不选 C）。

98. E　新生儿缺氧缺血性脑病患儿病情平稳后，应指导家长掌握早期康复干预的方法，如动作训练和感知刺激等，促进脑功能恢复，减少后遗症。

99. D　对于肢体偏瘫的患者，应告知患者患肢康复治疗的重要性和功能锻炼的方法，帮助制订康复训练计划，指导其坚持康复治疗。

100. D　对年龄较高、语言表达障碍且行动不便的患者，最适合的健康教育形式为个别教育，对其做相应疾病的健康指导，可让患者在治疗过程中对自己所患疾病、药物治疗效果等有所了解，使其主动配合治疗。

101. C　地高辛属洋地黄类药物，洋地黄中毒最重要的表现为各类心律失常，最常见为室性期前收缩二联律，也可表现为房室传导阻滞或窦性心动过缓，心率或脉搏＜ 60 次 / 分；神经系统反应主要表现为头痛、头晕、视物模糊、黄视、绿视。胃肠道反应出现食欲减退、恶心、呕吐等表现。

102. B　肝颈静脉反流征阳性是右心衰竭的特征性体征。右心衰竭时，胃肠道及肝淤血，不宜进食粗纤维食物，以防引起血管破裂出血（选 B）。心力衰竭患者的饮食护理还应注意少食多餐，限制总热量，避免增加心脏负担（不选 C）；进食低盐、低脂、易消化、高维生素、高蛋白质、不胀气的食物（不选 A），戒烟酒（不选 D），严重消瘦者应给予营养支持，避免辛辣、刺激性食物（不选 E）。

103. B　T 管引流术后，护士应每天更换外接的引流袋和连接管，但不必每天或定时冲洗 T 管（选 B）。观察患者胆汁的颜色、性状和量，正常胆汁呈黄绿色、透明、无沉淀，浑浊提示有感染或结石残留（不选 A）。T 管一般放置 2 周左右（不选 C）；术后 10~14 天试行夹闭 T 管 1~2 天（不选 E），若无腹胀、腹痛、发热及黄疸等症状，可行 T 管造影（不选 D）；造影后继续引流 24 小时以上，如胆道通畅、无结石和其他病变，再次夹闭 T 管 24~48 小时，无不适方可拔管。

104. C　患者出院时仍不能将 T 管拔除，护士应指导患者淋浴时要注意保护切口，可用防水敷料覆盖引流管口周围皮肤，以防感染（选 C）。保持引流通畅，穿柔软宽松衣物，以防引流管受压（不选 A）。妥善固定 T 管，连接管不宜太短，以免翻身、活动时牵拉而脱出（不选 B）。每天更换外接的引流袋和连接管时要注意消毒连接口（不选 D）。T 管不慎脱出或引流异常应及时就诊，禁止自行重新插回，以防逆行感染（不选 E）。

105. B　二尖瓣狭窄严重时可先后导致肺淤血、右心衰竭、体循环淤血，出现典型的“二尖瓣面容”，表现为两颊紫红、口唇发绀（选 B）。系统性红斑狼疮最具特征性的皮肤损害是蝶形红斑，好发于鼻梁和双颧颊部（不选 A）。

106. D　心房颤动是二尖瓣狭窄最常见的心律失常，也是相对早期的常见并发症，可能为患者就诊的首发症状。

107. A　二尖瓣狭窄特征性的心脏杂音为心尖区舒张中晚期低调的隆隆样杂音，伴舒张期震颤。

108. D　CT、MRI 检查是诊断颅内肿瘤的首选方法，头颅 CT 检查根据颅脑肿瘤在 CT 异常密度，可以确定肿瘤的部位、大小等，可诊断绝大部分肿瘤（选 D）。单光子发射计算机断层（SPECT）和正电子发射断层显像（PET）检查主要用于诊断恶性肿瘤及其转移病灶（不选 A、E）。脑脊液检查主要用于诊断颅内感染、蛛网膜下腔出血、神经脱髓鞘性疾病等，对诊断颅内肿瘤意义较小（不选 B）。脑血管造影是检查脑血管病变的金标准（不选 C）。

109. A　颅脑术后最危险的并发症是颅内出血，表现为意识清醒后又逐渐嗜睡、昏睡甚至昏迷。一旦确诊为颅内出血，应及时通知医师，做好再次手术止血的准备。

110. A　颅内感染常发生于术后 3~4 天外科热消退之后，或术后体温持续升高，伴有头痛、呕吐、意识障碍、脑膜刺激征阳性等（选 A）。脑脊液丢失过多主要表现为头痛，一般不会出现脑膜刺激征（不选 C）。脑出血患者主要表现为不同程度的意识、运动和感觉障碍（不选 D）。脑水肿常表现为头痛、眩晕、惊厥和视觉与意识障碍，一般不出现高热（不选 E）。

111. C　木僵状态是一组紧张症候群，其主要表现为动作行为和言语活动受抑制，少语少动、表情呆滞，无人时能自行进食，自行大小便，肢体经常保持固定姿势，不语不动，不饮不食，对刺激缺少反应或呈“蜡样屈曲”。

112. D　抑郁症的临床症状为情感低落、思维迟缓和意志活动减退等“三低”症状，可出现自杀观念和行为。对有自杀倾向的抑郁症患者，应严密观察患者病情变化及异常言行，启发患者说出内心的真实想法。做好自伤、自杀后的心理疏导。

113. D　发热、咳嗽、咳黄痰是急性感染的表现，糖尿病急性并发症可由急性感染诱发。并发糖尿病酮症酸中毒时，血糖在16.7~33.3mmol/L；并发高血糖高渗状态时，血糖多33.3mmol/L以上。因此为进一步明确诊断，最有意义的检查为血糖。

114. E 肺部感染患者可有发热、咳脓痰史，听诊双下肺有湿啰音。为明确诊断，应行胸部X线检查，可见双下肺炎性浸润影。

115. B 急性黄疸型肝炎黄疸前期最突出的表现是消化道症状，如食欲减退、厌油、恶心、呕吐等。黄疸期患者可有肝大，质软、边缘锐利，有压痛和叩痛，尿色加深，巩膜、皮肤黄染，实验室检查可见谷丙转氨酶增高（选B）。淤胆型肝炎黄疸较重，持续的时间较长，但全身的症状不明显（不选A）。重型肝炎表现为一系列肝衰竭综合征，如极度乏力、嗜睡、性格改变等，有明显出血征象，可见扑翼样震颤及病理反射等（不选C、D）。

116. B 血清抗HAV IgM是HAV近期感染的指标，是确诊甲型肝炎最主要的标志物（不选A）。在检测血清抗HAV IgM的基础上，还应检查乙型肝炎病毒5项以排除乙型肝炎(不选C)。谷草转氨酶(GOT)增高，提示肝细胞线粒体损伤，是病情严重的表现（不选E）。腹部B超检查对肝硬化有较高的诊断价值，能够反映肝脏表面变化，还有助于鉴别梗阻性黄疸、脂肪肝及肝内占位性病变（不选D）。CT、MRI检查的应用价值基本同B超检查，但其价值较昂贵，且若使用造影增强剂，可能加重病情（选B）。

117. E 急性黄疸型肝炎多见于甲型和戊型肝炎。典型的急性黄疸型肝炎应首先行甲型肝炎的血清病原学检查，抗HAV IgM是甲型肝炎近期感染的指标，是确诊甲型肝炎最简便可靠的标志物。

118. C 前置胎盘的主要表现是妊娠晚期（妊娠28周后）或临产时发生无诱因、无痛性反复阴道流血，腹部检查可见子宫软，无压痛，大小与妊娠周数相符，胎方位清楚，先露高浮，易并发胎位异常（选C）。早产常有规则宫缩，伴宫颈管进行性缩短，宫口扩张，部分孕妇可有少量阴道流血或流液（不选A）。流产指妊娠不足28周，胎儿体重不足1000g而终止者（不选B）。胎盘早剥和子宫破裂均有剧烈腹痛(不选D、E)。

119. A 前置胎盘患者入院后会有紧张、焦虑等情绪，目前对其首要的护理措施是心理护理，稳定患者的情绪，减轻恐惧，并评估患者及其家属对疾病知识的了解程度、经济承受能力、社会支持系统等可能影响患者心理反应的因素，针对相应的问题对症处理。

120. D 前置胎盘可采用B超检查确定胎盘位置(不选E)。禁忌肛门检查，减少刺激(选D)。若诊断已明确，不应再行阴道检查。若必须通过阴道检查明确诊断或选择分娩方式时，可在输液、输血及做好剖宫产准备的条件下检查（不选C）。密切监测孕妇生命体征（不选A），腹部检查时注意有无胎先露高浮或胎位异常（不选B）。

答案与解析 · 冲刺试卷二

专业实务

1. E “未病先防”是指在疾病未发生之前，采取各种措施，以防止疾病的发生，特点包括顺应自然（不选 A），平衡阴阳，起居有常，劳逸适度等原则。调节饮食（不选 C），锻炼身体（不选 B），调养正气可提高机体的抗邪能力。早期诊治是“既病防变”的特点（选 E）。

2. B 紧急救护时护士应立即通知值班医生和抢救室护士（不选 E）。医生到达之前可依照诊疗和护理技术规范（不选 A），根据患者病情变化和自身能力实施抢救（不选 C），避免对患者身心造成伤害（不选 D），不可因消极等待而耽误病情（选 B）。医生到达后，汇报处理情况，执行医嘱，观察病情变化并做好抢救记录。

3. B 护理质量管理常用 PDCA 循环模式。PDCA 是全面质量管理中反映质量管理客观规律和运用反馈原理的系统工程方法。P 代表计划，D 代表实施，C 代表检查，A 代表处理。计划阶段是检查质量状况，找出存在问题，查出产生质量问题的原因，针对主要原因制订具体实施计划。

4. D 鼻饲液食物温度为 38~40℃，每次鼻饲量 ≤ 200ml，间隔时间 ≥ 2 小时。

5. D 输血前后及两袋血之间需要静脉滴注少量生理盐水，以防发生不良反应。在输入血液前先输入少量生理盐水，目的是冲洗输血器管道；输血结束后输入生理盐水是保证输血器内的血液全部输入体内，保证输血量准确。

6. B 在我国，大肠癌以直肠癌最多见，其次为乙状结肠癌。

7. C 产后出血最常见的原因是子宫收缩乏力，其次为胎盘因素（胎盘滞留、胎盘粘连或植入、胎盘部分残留），软产道裂伤，凝血功能障碍。

8. B 门诊护士应热情接待患者，询问健康史、观察病情，根据丰富的临床经验初步判断病情的轻重缓急和隶属专科，给予合理分诊，做到先预检分诊，后挂号诊疗。

9. E 护患交流过程中，应尊重、理解患者，热情真诚，态度友善，称呼患者用敬语（不选 A）。交谈时面带微笑，轻松自然，注重非语言信息的传递（不选 B、D）；举止和语言要礼貌，谈吐得体，保持良好的风度（不选 C）。注意倾听，适当运用沟通技巧，语言表达协调。

10. C 正常子宫收缩力的特点包括节律性、对称性、极性和缩复作用。缩复作用是指宫缩时，宫体部肌纤维缩短变宽，间歇期虽松弛变长变窄，但不能恢复到原来的长度，经反复收缩，肌纤维越来越短（选 C）。对称性指兴奋起自两侧宫角，迅速向宫底中线集中，左右对称，再以 2cm/s 的速度向子宫下段扩散，约 15 秒均匀协调地遍及整个子宫（不选 A）。极性指宫底的兴奋最强最持久，向下逐渐减弱，宫底收缩力的强度是子宫下段的 2 倍（不选 B）。临产后的宫缩能使宫颈管消失、宫口逐渐开大、胎先露下降、胎儿和胎盘娩出（不选 D）。当宫缩达高峰时，宫体隆起变硬（不选 E）。

11. B 法洛四联症的 4 种畸形包括肺动脉狭窄、室间隔缺损、主动脉骑跨、右心室肥厚。其中，血流动力学改变的关键在于肺动脉狭窄，决定了临床症状的严重程度。

12. C 急性肾小球肾炎常见由 A 组 β 溶血性链球菌急性感染后引起的免疫复合物肾小球肾炎，多继发于上呼吸道感染、猩红热、皮肤感染后。

13. E 感染性心内膜炎是由病原微生物经血液循环直接感染心内膜、心脏瓣膜或邻近大动脉内膜导致。瓣膜为最常受累部位，也可发生于间隔缺损部位、腱索或心壁内膜。

14. E 绝经过渡期是卵巢功能开始衰退至最后一次月经的时期，可始于 40 岁，历时短至 1~2 年，长至 10 余年（选 E，不选 D）。儿童期生殖器为幼稚型，卵泡虽能大量自主生长，但仅发育到窦前期即萎缩、退化，不能排卵（不选 A）。月经初潮为青春期的重要标志（不选 C），提示卵巢产生的雌激素已经达到一定水平，能引起子宫内膜变化而产生月经，但中枢对雌激素的正反馈机制尚未成熟，即使卵泡发育成熟也不能排卵。性成熟期亦称生育期，此阶段卵巢功能成熟并分泌性激素，已建立周期性排卵，是妇女生育功能最旺盛的时期（不选 B）。

15. C 小儿腹泻的治疗原则为调整饮食，预防和纠正脱水，合理用药，加强护理，预防并发症。感染性腹泻应禁用止泻药，因其可抑制胃肠动力、增加细菌繁殖和毒素吸收（选 C）。可适当给予助消化药（不选 D）。及时纠正水、电解质紊乱（不选 A），严重脱水患儿应及时补液（不选 B），注意补钾，防治低钾血症（不选 E）。

16. E 护理伦理原则是指导护理行为的准则，是护士行护理行为选择的主要依据。主要包括尊重原则、不伤害原则、有利原则和公正原则。尊重原则指护士应承认患者享有为人的尊严和权利。尊重原则要求护士尊重患者的隐私，医护人员不能随意泄露由于执行医疗任务而获得的患者隐私。

17. B 护士应给予患者家属心理支持，应体谅、理解、同情患者家属的处境，帮助家属正确认识疾病，提供心理支持，减轻家属的心理负担。

18. E 情感性沟通指沟通双方除分享某一问题的观点和判断外，还会表达彼此的感觉、情感及愿望，通常在交往时间长、信任程度高的人之间才会进入该层次沟通。

19. D 护士增进个人人际关系吸引力的要素包括：要清晰准确地表达以及敏锐地询问（不选 E）；要提供安静的治疗环境（不选 A），耐心倾听患者的诉说，关爱患者（不选 B）；适度的同感心（不选 C），能确切理解对方的感受，能正确了解以及不加任何评论地将这种了解传达给对方。护士有保护患者隐私的义务，但如患者患有传染病、职业病以及其他涉及公共利益和他人利益的疾病就不应当隐瞒（选 D）。

20. C 《护士条例》规定，护士执业注册申请，应当自通过护士执业资格考试之日起 3 年内提出；逾期提出申请的，还应当在符合国务院卫生主管部门规定条件的医疗卫生机构接受 3 个月临床护理培训并考核合格。

21. E 糖皮质激素的使用原则为起始足量、缓慢减药、长期维持，中程疗法应达到 6 个月，长程疗法 9 个月，以巩固疗效，防止复发。

22. E 熏蒸法空气消毒常用纯乳酸，用量为 $0.12ml/m^3$；病室大小为 $5\times4\times4=80m^3$，则乳酸用量为 $80\times0.12=9.6ml$。

23. B 急性梗阻性化脓性胆管炎主要由急性胆管梗阻和化脓性感染引起。胆管梗阻最常见的原因是肝内、外胆管结石，其次为胆道寄生虫和胆管狭窄；细菌感染的致病菌多为大肠埃希菌、克雷伯菌等肠道细菌。

24. C 急性疱疹性咽峡炎由柯萨奇 A 组病毒引起（选 C）。柯萨奇 B 组病毒是病毒性心肌炎的常见病原体（不选 E）。

25. B 肱骨干骨折除骨折的一般体征外，因肱骨干中下 1/3 段后外侧有桡神经沟，此处骨折易合并桡神经损伤，出现垂腕畸形，掌指关节不能背伸，拇指不能伸直，前臂旋后障碍等，手背桡侧皮肤感觉减退或消失。

26. A 颈椎病分为神经根型颈椎病、脊髓型颈椎病、椎动脉型颈椎病和交感神经型颈椎病；其中，神经根型颈椎病最常见，脊髓型颈椎病最严重。

27. A 雷贝拉唑属于第三代质子泵抑制剂，口服后吸收迅速，半衰期较短，应晨起吞服或早晚各服 1 次，不可咀嚼。

28. A 卡托普利属于血管紧张素转换酶抑制剂（ACEI），是目前治疗和改善慢性心力衰竭预后的首选药，无利尿作用（选 A）。氢氯噻嗪（不选 B）、呋塞米（不选 C）、布美他尼（不选 D）属排钾利尿药；氨苯蝶啶属保钾利尿药（不选 E）。

29. B 流行性乙型脑炎主要侵犯人体中枢神经系统，其临床特征为高热、抽搐、意识障碍、病理反射及脑膜刺激征，严重者可有呼吸衰竭。

30. A 导致慢性呼吸衰竭的主要原因为呼吸系统疾病，如呼吸道疾病、肺组织病变、胸廓病变、肺血管疾病等，其中以支气管 - 肺疾病（如慢性阻塞性肺疾病、肺间质纤维化）最为多见。

31. C 慢性乙型肝炎抗病毒治疗的主要药物为 α- 干扰素及核苷类似物如拉米夫定、恩替卡韦等。α- 干扰素主要通过诱导宿主产生细胞因子，在多个环节抑制病毒复制；核苷类似物作用于 HBV 的聚合酶区，通过取代病毒复制过程延长聚合酶链所需要的核苷，终止链的延长，抑制病毒复制。

32. A 手术患者因担心手术结果，惧怕麻醉、疼痛、术后并发症，以及经济负担加重、家庭角色变化等，常有明显的心理及情绪状态的改变，多数患者会出现术前焦虑。护士应与患者建立良好的护患关系，通过适当的沟通技巧，取得患者的信任，鼓励患者表达感受，耐心倾听，使其感受到被关心和重视，缓解术前焦虑。

33. C 母体血液含氧量不足会使胎儿持续宫内缺氧，是胎儿窘迫的主要原因。妊娠期高血压疾病的基本病理变化是全身小血管痉挛，会导致孕妇血液浓缩，妊娠晚期血容量不能如期增多，使母体血氧含量不足，胎盘灌注下降，进一步影响胎盘气体交换、营养物质供应等功能，胎儿生长受限，导致胎儿窘迫。

34. C 自主原则要求护理人员尊重患者的自主权，承认患者有权根据自己的考虑就其个人的事情作出合乎理性的决定。护理人员有责任向患者提供相关的信息，并帮助患者行诊疗护理活动方案的选择。如果患者的选择对自身、他人的健康和生命构成威胁或对社会产生危害，护理人员有责任协助医生对患者的自主权加以限制（选 C，不选 A、B）。

35. E 图中：①肾小囊、②近端小管、③髓袢、④远端小管、⑤集合管。致密斑位于皮质部髓袢升支，可感受远曲小管内液体容量和钠浓度的变化，调节球旁细胞分泌肾素（选 E）。近端小管是肾脏水、电解质、氨基酸和小分子物质重吸收的主要部位，正常生理情况下，肾小球滤过的全部葡萄糖、氨基酸在此完成重吸收（不选 A）。肾小管分为近端小管、髓袢和远端小管 3 部分（不选 B）。醛固酮属于排钾利尿药，在进入远端小管和集合管上皮细胞内后，与胞质内的醛固酮受体结合，形成激素受体复合物，加速 Na^+ 泵出细胞和 K^+ 泵入细胞的过程，长期使用可引起低钾血症（不选 C）。肾小球滤过膜存在机械和电荷双重屏障作用，机械屏障被破坏可出现大量蛋白尿，甚至血尿（不选 D）。

36. B 格列本脲（优降糖）属磺酰脲类降糖药，降糖机制为刺激胰岛 β 细胞分泌胰岛素，增加体内的胰岛素水平而降低血糖，其不良反应以低血糖反应最严重，常见于用药剂量过大、进食少、活动量大者及老年人（选 B）。二甲双胍属双胍类降糖药，单独使用不导致低血糖，但与胰岛素或胰岛素促泌剂合用时可增加低血糖发生的风险（不选 A）。阿卡波糖（拜唐苹）属 α- 葡萄糖苷酶抑制药，通过抑制 α- 葡萄糖苷酶从而延缓碳水化合物吸收，单独服用不发生低血糖，并可减少餐前反应性低血糖的风险（不选 C）。罗格列酮属噻唑烷二酮类降糖药，降糖机制是增强靶组织对胰岛素的敏感性，减轻胰岛素抵抗，单独使用不会引起低血糖，主要不良反应为水肿、体重增加等（不选 D）。达格列净属钠 - 葡萄糖共转运蛋白 -2（SGLT-2）抑制剂，降糖的机制为促进尿葡萄糖排泄，主要不良反应为尿路感染，单用不增加低血糖风险（不选 E）。

37. A 马斯洛需要层次理论根据人的基本需求由低到高分为 5 个层次，分别是生理需要、安全需要、爱与归属需要、尊重需要、自我实现需要。其中生理需要是维持生存最基本的需要，只有低层次的需要得到满足之后，个体才得以生存，才可以考虑其他的需要。

38. C 支被架主要用于烧伤患者采用暴露疗法需要保暖时，还可用于肢体瘫痪或极度衰弱的患者，防止盖被压迫肢体而造成不舒适或足下垂等并发症。

39. A 支气管哮喘急性发作表现为喘息、气促、胸闷或咳嗽等症状突然发生或加重，常由接触变应原触发或引起。变应原性因素包括室内变应原如家养宠物的毛，室外变应原如花粉，药物如阿司匹林等。重度支气管哮喘急性发作可表现为休息时感气促，端坐呼吸，大汗淋漓，常有三凹征等，应及早静脉给予糖皮质激素，如甲泼尼龙，可抑制气道变应性炎症、降低气道的高反应性。

40. B 休克患者应取中凹卧位，头胸部抬高 20°~30°，有利于保持气道通畅，改善通气功能，从而改善缺氧症状；下肢抬高 15°~20°，有利于静脉血回流，增加心排血量而使休克症状得到缓解。以上为外科护理学的数据，基础护理学的数据为头胸部抬高 10°~20°、下肢抬高 20°~30°；历年考试中，以外科护理学的数据常考。

41. B 破伤风抗生素治疗首选青霉素，剂量为 80 万 ~100 万 U，肌内注射，每 4~6 小时 1 次，或大剂量静脉滴注，剂量为 200 万 ~1000 万 U，每天 2~4 次，可抑制破伤风梭菌（选 B）。也可给予甲硝唑 2.5g/d，分次口服或静脉滴注，持续 7~10 天（不选 A）。如伤口有混合感染，则选用相应抗菌药物。

42. D 阿米巴痢疾多发于回盲部，取右侧卧位，可使回盲部处于低位，有利于药液到达患处，提高治疗效果。

43. E 浸泡不耐热的金属器械和精密仪器如内镜等使用 2% 戊二醛。

44. C 绝望指个体主观认为没有选择或选择有限，万念俱灰，以致不能发挥自身的主观能动性。表现为生理功能低下，情绪低落，被动或拒绝参与治疗。

45. D 坐骨肛管间隙脓肿大而深，持续性胀痛，排便、行走时加重，可触及局部隆起、波动感，伴里急后重、排尿困难，即图中④。图中：①骨盆直肠间隙脓肿；②括约肌间隙脓肿；③肛门周围脓肿；⑤高位肌间隙脓肿。

46. E 抑郁症临床表现为情绪低落、兴趣减低、乐趣丧失等，患者可自觉情绪低沉，对任何事失去兴趣。抑郁症患者最主要的心理问题是抑郁。

47. B 静脉壁软弱（不选 A）、静脉瓣膜缺陷（不选 D）及浅静脉内压升高（不选 C），是引起下肢浅静脉曲张的主要原因；长期负重工作使腹压增高，可导致下肢静脉压力升高（不选 E）。

48. C 霍乱属于甲类传染病，甲类传染病、炭疽患者死亡后，应当将尸体立即行卫生处理，就近火化。其他传染病患者死亡后，应当将尸体行卫生处理后火化或者按照规定深埋。

49. B 《医疗事故处理条例》规定，医疗事故指医疗机构及其医务人员在医疗活动中，违反医疗卫生管理法律、行政法规、部门规章和诊疗护理规范、常规，过失造成患者人身损害的事故（不选E）。根据对患者人身造成的损害程度，医疗事故分为4级：一级医疗事故指造成患者死亡、重度残疾（不选D）；二级医疗事故指造成患者中度残疾、器官组织损伤导致严重功能障碍（选B）；三级医疗事故指造成患者轻度残疾、器官组织损伤导致一般功能障碍（不选C）；四级医疗事故指造成患者明显人身损害的其他后果（不选A）。

50. A 一级护理适用于病情趋向稳定的重症患者；手术后或治疗期间需要严格卧床的患者；生活完全不能自理，且病情不稳定的患者；或部分自理，但病情随时可能发生变化的患者，如各种大手术后、休克、大出血、昏迷、高热、肝肾衰竭患者及早产儿等。

51. C 采集尿培养标本前先用消毒液清洗外阴部（选C），再用无菌生理盐水冲去消毒液。然后嘱患者开始排尿，弃去前段尿液，留取中段尿5~10ml，采集后尽快送检（不选A、B）。尿培养标本应在应用抗生素前采集（不选D）。采集中段尿在患者膀胱充盈时采集，不必多喝水获得尿液（不选E）。

52. B 不同病原体导致的肺炎痰液特点不同，金黄色葡萄球菌肺炎多为黄脓痰（选B）；肺炎链球菌肺炎为铁锈色痰（不选A）；军团菌肺炎为少量黏痰，有时见脓痰或血痰（不选C）；流感嗜血杆菌肺炎可见脓痰（不选D）；肺炎克雷伯菌肺炎典型表现为砖红色胶冻样痰（不选E）。

53. D 影响护患关系的主要因素有信任危机、角色模糊、责任冲突、权益影响、理解差异和管理体制。理解差异指护患双方在年龄、职业、教育程度、生活环境等方面存在差异，且患者缺乏医学知识，与护士之间出现知识不对称的情况，影响护患关系。

54. C 电动吸引器吸痰时，调节负压成人为40.0~53.3kPa（选C）。气管切开患者吸痰，严格执行无菌技术操作，应先吸气管切开处，再吸鼻、口咽部，吸痰导管每次更换（不选A）。操作时左右旋转吸痰管，从深部向上提拉（不选B），吸痰时间不超过15秒/次（不选E），以免患者缺氧。储液瓶内的液体应及时倾倒，不超过储液瓶的2/3（不选D）。

55. C 图中术式为贲门周围血管离断术，属于断流手术（不选A），既离断食管胃底的静脉侧支，又保留门静脉的入肝血流，可改善食管胃底静脉曲张，降低出血率（选C）。门体分流术术后肝性脑病的发生率较高（不选B）。肝移植是治疗门静脉高压症最彻底的手术方法（不选D）。严重脾大、合并明显脾功能亢进者宜行单纯脾切除术（不选E）。

56. C 非语言沟通具有表达情感、修饰补充、替代作用、强调目的和调节作用。替代作用指用非语言沟通代替语言沟通传递信息，发挥信息载体的作用，尤其适用于听力障碍、言语障碍等患者。非语言沟通技巧包括触摸（不选A）、面部表情（不选B）、手势（不选D）、身体动作（不选E）、保持适当的空间距离等。

57. A 阴虚，制约阳热的功能减退而致虚热内生，可见到低热、午后潮热，或夜间发热、手足心热、盗汗、消瘦等症状。

58. B 冷疗可使局部血管收缩，毛细血管通透性降低，减轻局部充血，同时还可使血流减慢，血液黏稠度增加，有利于血液凝固而控制出血（选B）。术后用热疗可使局部血管扩张，增加脏器的血流量和血管通透性而加重出血（不选C、D、E）。

59. E 因抢救生命垂危的患者等紧急情况，不能取得患者或近亲属意见的，经医疗机构负责人或授权人批准，可以行使特殊干涉权立即实施相应的医疗措施。

60. B 张力性气胸主要表现为严重或极度呼吸困难，发绀，血压下降，多有皮下气肿，气管向健侧移位，患侧胸部饱满，叩诊鼓音。首要处理措施是迅速排气减压，应立即行胸膜腔穿刺排气。

61. C 根据三轮高职基础护理学P320，采集24小时尿标本时，24小时尿液中加入浓盐酸5~10ml，用于17-羟类固醇、17-酮类固醇检查，目的是防止激素被氧化。七轮基础护理学P405内容有更新，24小时尿液中每升尿加入10ml浓盐酸，本题未考查。

62. D 诊断尚未明确，应严格执行外科急腹症的“四禁”，即禁食禁饮（选D，不选C）、禁忌灌肠、禁用泻药、禁用哌替啶等镇痛药（不选A、B）。做检查时，应有专人护送（不选E）。

63. D 当患者对自己的疾病提出疑问时，护士应针对患者提出的问题进一步询问，行有目的的沟通，及时解答患者的疑惑以减轻其不安情绪。

64. B 机械性肠梗阻后，吸收功能障碍致胃肠道液体积存于肠腔，肠壁液体向腹腔渗出，导致体液在第三间隙丢失，出现水、电解质紊乱，是最早和最主要的病理生理改变。但随着病情发展，大量液体渗入肠腔和腹腔，发生绞窄还可使大量血浆和血液丢失，血容量下降。

65. B 蛛网膜下腔出血首要的治疗措施是紧急手术治疗，可采用血管内介入治疗或动脉瘤切除术。

66. C 大便隐血试验前 3 天起禁食易造成试验假阳性结果的食物，如肉类（不选 E）、肝脏（不选 A）、动物血（不选 B）、含铁丰富的药物或食物、绿色蔬菜等（不选 D）；可进食牛奶、豆制品（选 C）、土豆等。

67. A 外文缩写 po，中文译意是口服。qn 为每晚 1 次。

68. B 治疗方案属于医生的工作范畴，不应列入患者心理社会状况评估的内容。护士对患者行心理社会状况评估的内容包括一般心理状态、对疾病有无认识、精神与情绪状态、应激水平与应对能力、性格特征、社会关系及密切程度、社会组织关系与支持程度、工作学习情况、经济状况与医疗条件等。

69. E 3% 过氧化氢适用于外科伤口冲洗、漱口或不耐热的外科植入物、塑料用品和餐具的消毒，用于浸泡法和擦拭法时消毒时间为 30 分钟。

70. B 患者不配合治疗时，护士首先应安抚其情绪（不选 C），对患者的心情表示理解（不选 E），耐心倾听（不选 D），倾心交流以了解其内心感受（不选 A）。

71. D 本题答案有争议。食用发芽马铃薯中毒后，洗胃应选择 1% 活性炭悬浮液（七轮基础护理学 P459）；食用发芽马铃薯或毒蕈后首选的洗胃溶液是 1%~3% 鞣酸（九轮内科学 P879）。护理考试主要依据护理教材观点（选 D，不选 B）。

72. C 心前区剧烈疼痛是急性心肌梗死患者最早出现和最突出的症状。程度较重，持续时间较长，休息和含服硝酸甘油不能完全缓解。心室颤动的心电图波形、振幅与频率均极不规则，无法辨认 QRS 波群、ST 段与 T 波。心室颤动时首先行基础生命支持。胺碘酮是目前临床应用最广泛的抗心律失常药，主要用于治疗对心肺复苏、除颤和血管升压药无反应的心室颤动或无脉性室性心动过速。

73. A 患者出现烦躁、焦虑等情绪时护士应理解、尊重患者，认真听取患者的意见，尊重患者的自主性，考虑患者的感受，避免将护士的主观情绪带给患者，并使用安慰性语言表达对患者的理解、支持及关心。

74. A 压疮Ⅱ期（炎性浸润期）受压部位紫红，皮下产生硬结，表皮有水疱形成，易破溃，患者有痛感。此期的护理重点是防止感染，局部可使用半透膜敷料或水胶体敷料加以保护。

75. C 护理质量缺陷指在护理工作中，由于各种原因导致的一切不符合护理质量标准的现象和结果，使患者产生不满意，或给患者造成危害。

76. E 青少年受社会不良因素的影响会染上吸烟、饮酒、网瘾（不选 A）、手淫等恶习（不选 B）；意外创伤和事故是青少年，尤其是男性青少年常见的问题（不选 C）。呼吸道异物多见于学龄前儿童，小儿的好奇心重，在玩耍时可能会将小物品塞入鼻腔、外耳道或放入口内，从而引起这些部位异物进入（选 E）。

77. E 有无绒毛结构是侵蚀性葡萄胎和绒毛膜癌的主要区别。侵蚀性葡萄胎侵入子宫肌层或转移至子宫外，恶性程度一般不高，多数仅局部侵犯，镜下可见绒毛结构及滋养细胞增生和分化不良，绒毛结构也可退化，仅见绒毛阴影。绒毛膜癌可突向宫腔或穿破浆膜，恶性程度极高，发生转移早而广泛，镜下滋养细胞极度不规则增生，绒毛或水泡状结构消失。

78. C 腹膜腔是人体最大的体腔，正常情况下，腹膜腔内含少量液体，病变时，腹膜腔可容纳数升液体或气体。

79. A 化疗期间，除非发生骨髓抑制等严重并发症，一般不可停药，以免影响治疗效果（选 A）。应告知患者坚持化疗的重要性（不选 B）；患者出现严重胃肠道不良反应时，可加强营养（不选 C），观察腹痛、腹泻情况，对症处理（不选 E），更改给药时间，减少不良反应等措施（不选 D）。

80. C 完全撕脱的头皮用无菌敷料包裹，隔水放置于有冰块的容器内，并随患者一起送至医院。现场应立即加压包扎止血、镇痛、防治休克。

81. C 深大呼吸，又称库斯莫尔呼吸（Kussmaul 呼吸），指一种深而规则的大呼吸，见于糖尿病酮症酸中毒和尿毒症酸中毒等（选 C）。潮式呼吸（陈 - 施呼吸）是一种呼吸由浅慢逐渐变为深快，然后再由深快转为浅慢，再经一段呼吸暂停（5~20 秒）后，又开始重复以上过程的周期性变化，其形态犹如潮水起伏（不选 B、E）。间停呼吸（比奥呼吸）表现为有规律的呼吸几次后，突然停止呼吸，间隔短时间后又开始呼吸，如此反复交替，即呼吸和呼吸暂停现象交替出现（不选 A、D）。

82. E 肾单位是肾脏结构和功能的基本单位，由肾小体和肾小管组成，正常每个肾脏约有 100 万个肾单位。

83. B 抗结核药包括全杀菌药、半杀菌药和抑菌药，异烟肼（选B）、利福平属全杀菌药，链霉素（不选A）、吡嗪酰胺属半杀菌药（不选C），乙胺丁醇属抑菌药（不选D）。

84. C 硝普钠能在血管平滑肌内代谢产生具有强大的舒张血管平滑肌作用的NO，从而产生血管扩张作用；可同时扩张动脉和静脉，分别降低心脏的后负荷和前负荷（选C）。硝苯地平属钙通道阻滞剂，可松弛血管平滑肌，扩张冠状动脉，同时能扩张周围小动脉，降低血压，但对静脉没有明显的扩张作用（不选E）。螺内酯为醛固酮受体拮抗剂，可扩张小动脉（不选A）。美托洛尔为β受体阻滞剂，可减慢心率、抑制心肌重塑、降低血压，无扩张血管的作用（不选B）。地高辛为洋地黄类药物，可增强心肌收缩力，无直接扩张血管的作用（不选D）。

85. E 我国卫生行政管理法规定的行政责任主要包括行政处罚和行政处分两种形式。行政处罚主要包括警告（不选A）、罚款、行政拘留（不选C）、没收违法所得、责令停产停业（不选D）、暂扣或吊销有关许可证等（不选B）。行政处分主要包括警告、记过、记大过、降级、撤职、开除（选E）。

86. B 体温调节中枢位于下丘脑。高热时迷走神经兴奋性降低，使胃肠蠕动减弱，消化液分泌减少，食欲下降，同时分解代谢增加，需要的营养物质增多。

87. C 取下活动义齿后用冷水刷洗，浸于冷开水中备用（选C）；勿将义齿浸于热水或乙醇中，以免变色、变形及老化（不选A）。

88. B 我国新生儿败血症的病原菌多年来一直以葡萄球菌最多见，其次为大肠埃希菌等革兰阴性杆菌。

89. B 高血压分级的梯度记忆可掌握一个基本原则：收缩压从＜120mmHg开始每增加20mmHg，和（或）舒张压从＜80mmHg开始每增加10mmHg，分级增加1级。各级血压分别为：120~139/80~89mmHg（＜140/90mmHg）为正常高值；140~159/90~99mmHg（＜160/100mmHg）为1级高血压；160~179/100~109mmHg（＜180/110mmHg）为2级高血压；≥180/110mmHg为3级高血压。当收缩压和舒张压分属不同级别时，以较高的分级为准。

90. B 易氧化和遇光易变质的药物有氨茶碱、维生素C、肾上腺素、硝酸甘油、硝普钠、硝苯地平、两性霉素B、碘酊、碘伏等，应避光、密闭保存，注射用针剂放入用黑纸遮盖的盒内（选B）。葡萄糖酸钙为常规药物，应存放于阴凉、干燥处（不选A）。过氧乙酸、酵母片易挥发、潮解、风化，需要装在密闭瓶内，拧紧瓶盖（不选C）。疫苗、抗毒血清易被热破坏，需要放入冰箱保存（不选D）。乙醚、环氧乙烷易燃易爆炸，应远离明火，置于阴凉低温处（不选E）。

91. C 切割伤伤口长且深，易造成血管、神经、肌腱的断裂（选C）。挤压伤为肌肉丰富部位受重物长时间挤压（不选A）。挫伤为最常见的软组织损伤，由钝性暴力引起（不选B）。爆震伤也称冲击伤，是指在冲击波作用下人体所产生的损伤，常引起不同程度的软组织损伤、内脏破裂和骨折（不选E）。火器伤为枪弹或弹片所致，表现为贯通或盲管伤，损伤范围大，坏死组织多，病情复杂，易感染（不选D）。

92. E 与病情严重的患者交谈应尽量使用短句沟通，沟通时间不宜过长，患者受病情影响，对语言性沟通的感知能力下降，可适当增加非语言沟通，如触摸等。

93. E 幽门螺杆菌感染是消化性溃疡的主要原因。消化性溃疡患者幽门螺杆菌检出率显著高于普通人群，并且对消化性溃疡患者应用根除幽门螺杆菌治疗后，溃疡复发率明显下降。

94. D 早产常出乎意料，易使孕妇产生内疚和无助的心理反应，且因担心早产儿预后而焦虑。应告知早产常与孕妇的行为无关，减轻其内疚心理。同时讲解早产相关的医疗和护理知识，允许家属陪伴，为孕妇提供心理支持，以积极的心态承担早产儿母亲的角色。

95. D 乙型、丙型、丁型肝炎均能导致肝癌发生，其中，乙型肝炎病毒感染是我国原发性肝癌的主要病因（选D）；西方国家以丙型肝炎病毒感染常见（不选B）。

96. D 患者及其代理人有权要求借阅或复印相关医疗护理文件，如门（急）诊病历、体温单（不选A）、医嘱单（不选C）、医学影像检查资料、病理报告（不选E）、特殊检查（治疗）同意书、手术同意书、手术及麻醉记录单、护理记录（不选B）、出院记录等。按照规定，医生的会诊记录、病例讨论不可复印（选D）。

97. C 因抢救患者，未能及时书写病历的，医务人员应当在抢救结束后6小时内据实补记，并加以注明。

98. B 心脏骤停的典型三联征包括突发意识丧失、呼吸停止和大动脉搏动消失。一旦确定为心脏骤停，应立即实施心肺复苏。根据心肺复苏CAB三个步骤，C代表胸外按压，是心脏骤停后急救处理的第一个步骤；A代表开放气道；B代表人工呼吸。

99. A 恢复心脏骤停患者呼吸最简易、有效、及时的是口对口人工呼吸法（选A）。人类免疫缺陷病毒

（HIV）主要通过血液 - 体液传播、母婴传播和性传播，口对口通气传播疾病的可能性很低，用或不用屏障装置行人工呼吸都是合理的，施救者不可因此延误胸外按压（不选 B）。球囊 - 面罩通气仅在具备 2 名训练熟练的施救者时才可使用（不选 C）。气管插管要求具有熟练的操作技能和经验，在心脏骤停的急救中失败率高（不选 E）。

100. B　药物及化学物质是引起再生障碍性贫血的重要病因，如氯霉素、磺胺类药物、抗肿瘤药、苯等。根据患者病情、血象、骨髓象及预后可分为重型（急性）和非重型（慢性）；其中非重型再生障碍性贫血起病和进展较缓慢，病情较轻，血象表现为全血细胞减少，网织红细胞＜ 0.005，骨髓象表现为骨髓增生减低。雄激素为治疗非重型再生障碍性贫血的首选药物，作用机制是刺激肾产生促红细胞生成素，对骨髓有直接刺激红细胞生成作用，常用药物有司坦唑醇、十一酸睾酮和丙酸睾酮等。

101. B　雄激素为治疗非重型（慢性）再生障碍性贫血的首选药物，常用的药物有司坦唑醇、十一酸睾酮和丙酸睾酮等。遵医嘱用药，并向患者说明该类药物的不良反应，以便消除患者顾虑，坚持用药（不选 E）。丙酸睾酮为油剂，不易被吸收，注射局部易形成硬块，须采用长针头深层、缓慢、分层注射，经常更换注射部位，发现硬块要及时理疗（不选 C）。长期应用可出现肝损害（不选 A）和女性男性化，如毛须增多、声音变粗、痤疮、女性闭经等。上述不良反应于停药后会全部消失（选 B）。一般情况下，治疗后 6 个月内可见药物治疗的效果（不选 D）。

102. E　飞沫传播是肺结核最重要的传播途径，患者在咳嗽、咳痰、打喷嚏或高声说笑时可产生大量的含有结核菌的微滴，1~5μm 大小的微滴可长时间悬浮于空气中，在空气不流通的室内可达 5 小时，与患者密切接触者可能吸入而感染。

103. D　清洁区是指不易受到患者血液、体液和病原微生物等物质污染，且传染病患者不应进入的区域，包括医务人员的值班室（选 D）、卫生间、男女更衣室、浴室以及储物间、配餐间等。潜在污染区（半污染区）是位于清洁区与污染区之间，有可能被患者血液、体液和病原微生物等物质污染的区域，包括医务人员的办公室（不选 C）、治疗室、护士站、患者用后的物品和医疗器械等的处理室、化验室、内走廊等（不选 A）。污染区是指传染病患者和疑似传染病患者接受诊疗的区域，也包括被其血液、体液、分泌物、排泄物污染的物品暂存和处理的场所（不选 B），包括病房（不选 E）、患者卫生间及浴室、处置室、污物间、外走廊以及患者入院和出院处理室等。

104. E　对开放性肺结核患者，应为患者准备专用的痰杯，口鼻分泌物特别是痰液用等量的 1% 消毒灵浸泡 1 小时后再弃去（选 E）。同类患者可居住同一病室（不选 A），不可离开病房（不选 C）；开窗通风，保持空气新鲜，可有效降低结核病传播（不选 D）。医护人员进入病室时应戴口罩、帽子，穿隔离衣，戴手套；患者家属不可随意探视，探视时应做好防护（不选 B）。

105. E　多根多处肋骨骨折指 2 根及以上相邻肋骨各自发生 2 处或以上骨折，使局部胸壁因失去完整肋骨的支撑而软化，可出现反常呼吸运动，即吸气时软化区胸壁内陷，呼气时相对外突。若软化区范围较大，可致呼吸时双侧胸腔内压力不平衡，使纵隔扑动，重者可出现呼吸和循环衰竭。

106. B　胸膜腔内负压消失主要见于开放性气胸，胸膜腔内压几乎等于大气压，肋骨骨折如未合并气胸，胸膜腔内的负压并未消失（选 B）。多根多处肋骨骨折指 2 根及以上相邻肋骨各自发生 2 处或以上骨折，使局部胸壁失去完整肋骨支撑而软化，可出现反常呼吸运动。若软化区范围较大，呼吸时双侧胸腔内压力差发生变化，使纵隔扑动（不选 A），影响肺通气和静脉血回流，导致体内缺氧、二氧化碳潴留及回心血量下降（不选 C、E），严重者可发生进行性呼吸困难继而导致呼吸和循环衰竭（不选 D）。

107. A　多根多处肋骨骨折且胸壁软化范围大、胸壁反常呼吸运动明显的连枷胸患者，现场急救应在患侧胸壁放置牵引支架，行牵引固定，或用厚棉垫加压包扎，以减轻或消除胸壁的反常呼吸运动，稳定呼吸形态，促进患侧肺复张。

108. D　双侧瞳孔缩小常见于有机磷农药、巴比妥类、吗啡等药物中毒（选 D）。氰化物中毒表现为呼气有苦杏仁味，呼吸极度困难，昏迷、抽搐、角弓反张等（不选 A）。碱性物中毒表现为皮肤黏膜灼伤，消化道及呼吸道损伤等（不选 B）。颠茄类中毒表现为吞咽困难、皮肤干燥等（不选 C）。乙醇中毒表现为兴奋、情绪不稳以及共济失调等（不选 E）。

109. B　当毒物性质不明时，应先抽吸胃内容物送检以明确毒物性质，洗胃溶液可选用温开水或生理盐水，待毒物性质明确后，再采用相应对抗剂洗胃。

110. E　成人胃管插入长度一般为前额发际至胸骨剑突的距离，或从鼻尖到耳垂再到胸骨剑突处的距离，为 45~55cm。根据七轮基础护理学 P459，全自动洗胃插胃管长度为前额发际至剑突的距离，由口腔插入 55~60cm，但本题未涉及。

111. D 硬膜外阻滞者术后不会引起头痛，但因交感神经阻滞后，血压多受影响，常取平卧位4~6小时，可不去枕。蛛网膜下腔阻滞者应去枕平卧6~8小时，防止因脑脊液外漏致颅内压降低，引起头痛。

112. C 腹部术后应取半坐卧位，床头抬高30°~50°，再摇起膝下支架，以防患者下滑，必要时可足底垫软枕，促进舒适。

113. A 腹部手术后的患者取半坐卧位可松弛腹肌，减轻腹部切口缝合处的张力，缓解疼痛，促进舒适，利于切口愈合；同时有利于术后腹腔渗出液、血液引流。

114. B 顺铂为是破坏DNA的金属铂类配合物，其进入体内后，将所含氯解离，与DNA链上的碱基形成交叉联结，从而破坏DNA的结构和功能。

115. A 动脉栓塞化疗术后，穿刺部位应压迫止血15分钟再加压包扎，沙袋压迫6小时，穿刺侧肢体制动8小时，卧床休息24小时，并观察穿刺部位和肢体远端皮肤情况。

116. B 吸氧浓度（%）=21＋4×氧流量（L/min）；氧流量为2L/min，氧浓度为21＋4×2=29%。

117. A 吸氧时严格遵守操作规程，注意用氧安全，做好“四防”，即防震、防火、防热、防油。氧气筒应放于阴凉处，周围严禁烟火及放置易燃品，距明火＞5m，距暖气＞1m（选A）。使用氧气时，应先调节流量后应用；中途改变氧气流量，先将氧气和鼻导管分离，调节流量后再接上，以免误操作，使大量气体进入呼吸道，损伤肺组织（不选B）。吸氧过程中注意观察患者呼吸频率、有无发绀等情况（不选C）。氧气筒内氧气不可用尽，压力表下降不低于0.5MPa（$5kg/cm^2$），以免灰尘进入筒内，再充气时引起爆炸（不选D）。长期鼻导管用氧者，更换导管2次/天（不选E）。

118. B 护患关系的基本模式包括主动-被动型、指导-合作型、共同参与型。共同参与型是以健康为中心的护患关系模式，特点为“护士积极协助患者自我护理”。护患双方都具有平等的权利，共同参与医疗护理的决策和实施。这种模式适用于受过良好教育的患者和慢性疾病患者，了解自身所患疾病，有强烈的主动参与意识。

119. E 影响护士与患者家属关系的主要因素包括角色期望冲突、角色责任模糊、经济压力过重。角色期望冲突指患者家属由于亲人的病情承受沉重的身心压力，并产生紧张、焦虑等心理反应，对医护人员期望值过高。然而，临床治疗和护理现状不能完全满足患者家属的需要，如果护士再出现不良的态度和工作方式，极易引发护士与患者家属间的冲突。

120. D 技术性关系是护患关系的基础，是维系护患关系的纽带。患者家属由于亲人的病情承受沉重的身心压力，并产生紧张、焦虑等心理反应，对医护人员期望过高。然而临床治疗和护理现状不能完全满足患者家属的需要，如果护士再出现不良的工作态度和工作方式，极易引发护士与患者家属冲突，所以护患关系冲突的主要责任人是张护士。

实践能力

1. E 阿尔茨海默病的核心症状、首发症状或早期最突出的症状是近期记忆障碍，主要表现为近事遗忘首先出现。

2. D 梗阻解除的重要标志是肛门排便、排气，常提示肠蠕动恢复，可拔除胃肠减压管。

3. C 原发性肾病综合征是由各种肾脏疾病所致的，以大量蛋白尿（尿蛋白＞3.5g/d）、低白蛋白血症（血浆白蛋白＜30g/L）、水肿、高脂血症为临床表现的一组综合征（选C）。出血性膀胱炎可导致血尿（不选A）。输尿管结石和膀胱肿瘤可导致非肾小球源性血尿（不选B、E）。肾结核患者有终末血尿的症状（不选D）。

4. C 妊娠28周末宫底位于脐上3横指，耻骨联合上26cm（选C）。妊娠12周末宫底位于耻骨联合上2~3横指（不选A）。妊娠16周末在脐耻之间（不选B）。妊娠32周末为耻骨联合上29cm，在脐与剑突之间（不选D）。妊娠36周末为耻骨联合上32cm，在剑突下2横指（不选E）。

5. C 胎心音多在孕妇腹壁的胎背侧听得最清楚。枕先露时在脐下方右（左）侧听得最清楚，臀先露时在脐上方右（左）侧听得最清楚，肩先露时在靠近脐部下方听得最清楚。胎心音在脐上左侧听得最清楚，则胎方位是骶左前位。

6. D 网状淋巴管炎（丹毒）患者大多先有病变远端皮肤或黏膜的某种病损如足趾皮肤损伤、足癣等，及时治疗瘙痒性皮肤病，有利于减少丹毒的发生（不选E）。丹毒可通过接触传播，不可与丹毒患者共用毛巾、脸盆等（不选B）。接触患者前应洗手，患者使用后的敷料应及时处理或灭菌（不选A）。指导患者患病期间避免饮酒及进食辛辣刺激性食物（不选C）。不可用自来水冲洗患处，以免引起继发感染（选D）。

7. B 黏液细胞分泌碱性黏液，可中和胃酸，保护胃黏膜（选B）。主细胞分泌胃蛋白酶原（不选A）。壁细胞分泌盐酸和内因子（不选C）。胃窦部G细胞分泌促胃液素（不选D）。胃壁平滑肌细胞无分泌功能（不选E）。

8. E 风湿热多见于5~15岁的儿童和青少年，主要累及关节（不选C）、心脏（不选A、B）、皮肤和皮下组织（不选D），偶可累及中枢神经系统、血管、浆膜及肺、肾等脏器。

9. D 类风湿关节炎好发于35~50岁女性（不选E），主要侵犯小关节，以腕、掌指、近端指间关节最常见（不选A）；关节痛是类风湿关节炎最早出现的症状，初期可以是单一关节或呈游走性多关节肿痛（不选C），呈对称性、持续性（选D）。多伴有关节外表现，常累及浆膜、心、肺、眼等器官（不选B）。

10. D 女性双臀和双足各占6%，男性双臀占5%、双足占7%（选D）。躯干包括腹侧（13%）和背部（13%），会阴占1%（不选C）。头颈部包括发、面、颈，各占3%（不选A）。双上肢包括双手（5%）、双前臂（6%）、双上臂（7%）。

11. E 肥厚型梗阻性心肌病患者可于胸骨左缘第3~4肋间闻及收缩期较粗糙的喷射性杂音。使心肌收缩力增强或减轻心脏后负荷的因素（选E），如含服硝酸甘油（不选A）、应用正性肌力药、做Valsalva动作（不选C）、取站立位等，可增强杂音。使心肌收缩力减弱或增加心脏后负荷的因素，如应用β受体阻滞剂（不选D）、取下蹲位等（不选B），可减轻杂音。

12. A 妊娠满37周至不满42足周期间分娩称足月产（选A）。妊娠20周后正常位置的胎盘在胎儿娩出前，部分或全部从子宫壁剥离，称胎盘早剥（不选B）。妊娠满28周至不满37足周之间分娩者为早产，此时娩出的新生儿体重多在1000~2499g，各器官发育不成熟（不选C）。妊娠不足28周、胎儿体重不足1000g而终止妊娠者为流产，发生于妊娠12周以前者称早期流产，发生在妊娠12周至不足28周者称晚期流产（不选D）。与同一性伴侣连续发生3次及3次以上的自然流产为复发性流产（不选E）。

13. D 焦虑症分为广泛性焦虑障碍和惊恐障碍，濒死感属于惊恐障碍的临床表现（选D）。广泛性焦虑障碍主要症状有眉头紧锁（不选A），坐立不宁，搓手顿足，来回走动，不能静坐；注意力下降（不选C）；胸、颈、肩背部肌肉紧张感，舌、唇、指肌震颤或肢体震颤（不选B）；口干、出汗等（不选E）。

14. E 大肠癌肠道准备包括术前3天少渣半流质饮食并口服甲硝唑（不选B），同时补充服维生素K（不选D）；术前2天无渣流质饮食；术前1天禁食；术前2天每晚用肥皂水灌肠，术前1天晚及手术当天早晨清洁灌肠（不选C）；患者出现明显脱水或急性肠梗阻时，应及时纠正水、电解质紊乱（不选A）。

15. E 葡萄胎清宫术后随访期间应严格避孕1年，首选避孕套避孕，不选用宫内节育器，以免混淆子宫出血的原因或穿孔（选E）。随访内容包括定期hCG定量测定、询问病史、妇科检查等（不选A、B），必要时可做B超检查、胸部X线检查等（不选C）。观察有无阴道流血，如有阴道不规则流血，及时就诊（不选D）。

16. E 思维云集（强制性思维）指思维不受患者意识的支配，强制性大量涌现在脑中，是外力强加不属于自己的思想（选E）。强迫思维指脑中反复出现的某一概念或相同内容的思维，明知没有必要，但又无法摆脱，是自己的思想（不选A）。幻觉指没有现实刺激作用于感觉器官而出现的虚幻知觉（不选B）。思维散漫指意识清晰，但联想松弛、内容散漫、缺乏主题，话题转换缺乏必要联系（不选C）。思维奔逸指思维联想速度加快、数量增多和转移加速（不选D）。

17. D 急性感染性喉炎是喉黏膜的急性弥漫性炎症，以发热、犬吠样咳嗽、声音嘶哑、吸气性喉鸣及呼吸困难为特征。

18. C 急性渗出性心包炎典型体征为心尖搏动减弱或消失（选C）。心包摩擦音为急性纤维蛋白性心包炎的典型体征（不选A）。奇脉又称吸停脉，见于心脏压塞（不选B）。心尖区舒张期奔马律见于急性心力衰竭（不选D）。心尖区收缩期吹风样杂音见于二尖瓣关闭不全（不选E）。

19. E 结核菌素（PPD）试验常作为结核感染的流行病学指标，也是卡介苗接种后效果的验证指标；其结果的判断时间应在注射后48~72小时。

20. B 脑膜刺激征是指在病变的情况下脊神经根受刺激导致其支配的肌肉反射性痉挛，引起一系列阳性体征，常见于脑膜炎、蛛网膜下腔出血、脑水肿及颅内压增高等。

21. B 应用袢利尿药或噻嗪类利尿药可阻碍肾小管对钠、钾、氯、镁等离子的重吸收达到利尿作用，主要不良反应是低钠、低钾、低氯、低镁血症及代谢性碱中毒。

22. A 长期便秘时粪块干结，堵塞肠道，引起慢性机械性肠梗阻；发生在回肠和结肠的肠梗阻属于低位肠梗阻，空肠梗阻属于高位肠梗阻。

23. B 高热、抽搐或惊厥、呼吸衰竭是流行性乙型脑炎极期的严重症状。其中，呼吸衰竭常为致死的主要原因。

24. C 颅内肿瘤患者降低颅内压最直接、有效的方法是手术治疗，也是降低颅内压的最佳方法。放疗、化疗、甘露醇脱水、亚低温冬眠疗法等降压速度及效果较手术治疗缓慢。

25. D 臀先露是最常见的异常胎位（不选 C）。胎心音多在孕妇腹壁的胎背侧听得最清楚，臀先露时，胎心音在脐上方右（左）侧（选 D）。胎臀形状不规则，对前羊膜囊压力不均匀，易致胎膜早破（不选 A）。胎位异常者在妊娠 30 周以前，多能自行转为头先露（不选 B）；若 30 周仍不纠正，可指导孕妇行膝胸卧位，也可用激光照射或艾灸；若无效，可在妊娠 32~34 周后行外转胎位术以矫正胎位（不选 E）。

26. E 前置胎盘的典型症状为妊娠晚期或临产时发生无诱因、无痛性反复阴道流血。大量出血使孕妇出现血压下降、脉搏细速等休克征象，须密切观察患者生命体征的变化（不选 A）。腹部 B 超检查是最安全、有效的首选检查，可清楚显示子宫壁、胎头、宫颈及胎盘的位置，确定前置胎盘的类型（不选 C）。前置胎盘患者行腹部检查时，显示子宫软，无压痛，大小与妊娠相符，胎方位清楚，先露高浮，易并发胎位异常（不选 D）。胎心监护可用于监测胎心音，还可观察胎心率的变异及其与宫缩、胎动之间的关系，从而判断胎儿在宫内的状态（不选 B）。阴道检查一般不主张采用，因有可能扩大前置胎盘剥离面导致大出血，危及生命（选 E）。

27. B 停经、腹痛、阴道流血是异位妊娠的典型症状。发生异位妊娠破裂时短期内即可出现大量腹腔内出血、腹部剧烈疼痛、晕厥及休克。此时应在纠正休克的同时行手术治疗（选 B），立即取去枕平卧位，开放静脉通道（不选 C），及时补充血容量；同时给予吸氧，遵医嘱用药，对症处理，监测并记录病情、生命体征、液体出入量及出血量（不选 D），做好输血及术前准备（不选 A、E）。

28. B 对 Apgar 评分较低的患儿行出院指导，应向家长重点强调积极预防感染，防止感染进一步加重大脑后遗症。

29. D X 线检查是诊断骨折最可靠、必不可少的检查，可明确诊断并了解骨折类型及移位情况。

30. E 功能锻炼的目的包括防止关节僵硬、防止肌肉萎缩、预防骨质疏松、促进骨折痊愈。下肢深静脉血栓形成可发生于下肢骨折的患者，与骨折后复位固定使下肢长时间制动有关，早期下床活动可预防。

31. D 有机磷农药中毒引起的毒蕈碱样症状，由于副交感神经末梢过度兴奋所致，可表现为平滑肌痉挛，如腹痛、腹泻、双侧瞳孔缩小；重度中毒时瞳孔缩小如针尖样（直径＜ 1mm）等（选 D）。单侧瞳孔缩小常提示同侧小脑幕切迹疝早期。一侧瞳孔散大、固定，常提示同侧颅内病变（如颅内血肿、脑肿瘤等）所致的小脑幕切迹疝（不选 C）。双侧瞳孔散大常见于颅内压增高、颅脑损伤、阿托品中毒及濒死状态（不选 A）。

32. A 自发性气胸最常见的症状是突感一侧胸痛，呈刀割样或针刺样；患侧胸部隆起，触觉语颤减弱甚至消失，叩诊鼓音，肝浊音界下移甚至消失。

33. E 发热是肺结核最常见的症状，多为长期午后低热；其呼吸系统症状表现为干咳或咳少量白色黏液痰，结核菌素试验阳性。肺结核主要通过呼吸道传播，应采取呼吸道隔离（不选 A）。患者餐具、痰杯应单独使用，定时消毒，保持室内通风（选 E）。有明显中毒症状、咯血或大量胸腔积液者应卧床休息，恢复期可适当增加活动（不选 D）。

34. C 中暑是指在高温、湿度大及无风的环境中，因体温调节中枢功能障碍，汗腺功能衰竭和水、电解质丧失过多，导致以中枢神经系统和心血管功能障碍为主要表现的热损伤性疾病。

35. A 黄疸患儿行蓝光治疗应使患儿全身暴露，用尿布遮盖会阴部，男婴注意保护阴囊（不选 D）；用黑布遮住双眼，防止损伤视网膜（不选 E）；双面蓝光照射无须经常更换体位；为使患儿皮肤均匀受照，单面照射时应每 2 小时更换体位 1 次，仰卧、侧卧、俯卧交替照射（选 A，不选 C）。每 2~4 小时监测体温和箱温 1 次，体温保持在 36.5~37.2℃，若体温＜ 35.0℃或＞ 37.8℃应暂停光疗（不选 B）。

36. A 静脉曲张破裂出血时，因曲张静脉压力高而出血速度快。应抬高患肢和局部加压包扎，一般均能止血。必要时可以缝扎止血，以后再行手术治疗。

37. A 多根多处肋骨骨折时，可出现连枷胸，表现为反常呼吸运动，即吸气时软化区胸壁内陷，呼气时外突。疼痛及反常呼吸可引起胸闷、气促、呼吸困难、发绀、休克等，此时呼吸情况是最重要的评估内容。

38. E 急性呼吸窘迫综合征（ARDS）是由各种肺内、外致病因素所导致的急性弥漫性肺损伤引起的急性呼吸衰竭。最早出现的症状是呼吸加快，并呈进行性加重的呼吸困难，常伴烦躁、焦虑、出汗等。

39. C 破伤风患者痉挛发作间歇期，应给予高热量、高蛋白、高维生素饮食；频繁抽搐者提供肠内、外营养，减少对患者的刺激，避免多餐，以免引起呛咳或误吸（选 C）。早期及时注射破伤风抗毒素以中和游离毒素（不选 A）。安置于单人隔离病室，保持室内安静，限制探视（不选 B）。专人护理，严密监测病情，每 4 小时监测并记录患者的生命体征和神志（不选 D）。对破伤风患者应严格执行接触隔离制度，所有器械、敷料均应专人专用，器械使用后灭菌处理，敷料直接焚烧（不选 E）。

40. B 急性胰腺炎的治疗原则为减轻腹痛，减少胰液分泌，防治并发症。减少胰液分泌最主要的措施是禁食禁饮和胃肠减压（选 B）。手术前应了解患者既往史（不选 C），严密监测生命体征（不选 D），完善术前检查（不选 E），做好术前皮肤准备（不选 A）。

41. A 心室颤动的心电图波形、振幅与频率均极不规则，无法辨认 QRS 波群、ST 段与 T 波。患者心音消失、脉搏触不到，血压测不到。

42. D 颅骨缺陷者避免局部碰撞，可在伤后半年左右做颅骨成形术。

43. D 支气管哮喘长期反复发作或感染可并发慢性阻塞性肺疾病、慢性肺源性心脏病，长期家庭氧疗可提高患者生活质量。

44. A 胰腺癌患者术后因胰岛素缺乏或不足，可出现高血糖，应指导其少食多餐，予以高蛋白、低碳水化合物、低脂饮食，补充脂溶性维生素。

45. C 腰椎穿刺术患者取弯腰侧卧位，屈颈抱膝，背齐床沿，增加椎间隙宽度，穿刺点以第 3、4 腰椎间隙最佳。图中：①第 1、2 腰椎间隙；②第 2、3 腰椎间隙；③第 3、4 腰椎间隙；④第 4、5 腰椎间隙；⑤腰 5 至骶 1 间隙。

46. D 窒息是咯血最严重的并发症，是直接致死的主要原因，表现为咯血突然减少或中断，表情恐怖，张口瞠目，双手乱抓等。

47. C 主动脉夹层动脉瘤患者常以剧烈疼痛为主诉，多为刀割样、撕裂样或针刺样疼痛，疼痛剧烈，难以忍受，多位于胸骨区，可向肩背部及后背部扩展（选 C）。心绞痛的疼痛主要在胸骨体上段或中下段之后，可波及心前区，常放射至左肩、左臂内侧达环指和小指（不选 A）。

48. C 复苏有效且成功的标志是自主呼吸恢复（不选 A），大动脉搏动（不选 B），面色及口唇颜色由发绀转为红润（不选 D），瞳孔缩小（不选 E），出现眼球运动、对光反射、手足抽动、发出呻吟等意识恢复表现。行胸外按压时，可引起类似血压波动的情况，不能从测到血压来判断心肺复苏有效（选 C）。

49. B 发生急性心肌梗死后，肌酸激酶同工酶（CK-MB）升高较早（4 小时内），恢复也较快（3~4 天），对判断心肌坏死的临床特异性也较高，适用于诊断再发心肌梗死，其高低不受进食的影响，因此要立即执行。

50. B 经皮冠状动脉介入治疗后穿刺动脉血栓形成或栓塞，可引起动脉闭塞产生肢体缺血，术后应观察足背动脉搏动情况，皮肤颜色、温度、感觉改变，下床活动后肢体有无疼痛或跛行等。

51. C 超声心动图不仅可以提供详细的心脏解剖结构信息，还能提供心脏功能及部分血流动力学信息，是先天性心脏病诊断的首选检查（选 C）。室间隔缺损心电图表现以左心室肥大为主，但缺乏特异性（不选 B）。心导管检查属有创检查（不选 D）。CT 检查对心外大血管异常、心脏瓣膜、心包等的病变有较好的诊断作用，较少用于明确室间隔缺损的诊断（不选 A）。

52. D 易感儿接触麻疹患儿后应在 5 天内给予被动免疫，注射免疫球蛋白，并隔离观察 3 周。

53. E 心包穿刺术后穿刺部位覆盖无菌纱布（不选 A）；嘱患者卧床休息（选 E），密切观察生命体征变化（不选 B），2 小时内继续心电、血压监测（不选 D）。心包引流时做好引流管护理，待心包引流液＜25ml/天时方可拔管（不选 C）。

54. D 腹股沟斜疝经腹股沟管突出，可进阴囊，平卧回纳疝块后压住深环（内环），嘱患者行增加腹压的动作，疝块不再突出，较容易发生嵌顿（选 D）。腹股沟直疝由直疝三角突出，不进入阴囊，回纳疝块后压迫腹股沟深环，疝块仍可突出（不选 E）。脐疝常见于婴儿，表现为脐部球形肿块，易回纳（不选 A）。白线疝是指发生于腹壁正中线（白线）处的疝，绝大多数在脐上（不选 B）。切口疝是发生于腹壁手术切口处的疝（不选 C）。

55. C 输卵管妊娠破裂多见于妊娠 6 周左右的输卵管峡部妊娠，受精卵着床于输卵管黏膜皱襞间，胚胎发育时绒毛侵蚀管壁的肌层及浆膜，最终导致输卵管破裂，可发生大量腹腔内出血，造成休克或反复出血形成积血和血肿。图中：①卵巢；②伞部；③峡部；④壶腹部；⑤间质部。

56. B 高血压急症是指原发性或继发性高血压患

者，在某些诱因作用下，血压突然和明显升高（一般超过 180/120mmHg），伴有进行性心、脑、肾等器官功能不全的表现（选 B）。高血压亚急症是指血压明显升高但不伴靶器官损害（不选 A）。

57. A 急性咽 - 扁桃体炎多由溶血性链球菌感染引起，咽痛明显是区别于普通上呼吸道感染的突出表现。

58. B 中度脱水表现为精神萎靡、烦躁，前囟、眼窝凹陷，皮肤干、苍白、弹性差，尿量明显减少等，伴有低钾血症时可表现为心肌收缩无力，心音低钝，心动过速，恶心，食欲减退，肠蠕动减弱，腹胀，肠鸣音减弱（选 B）。轻度脱水表现为生命体征均正常，精神状态稍差，前囟、眼窝稍凹陷，皮肤稍干、弹性尚可，尿量稍减少等（不选 C）。重度脱水表现为精神状态淡漠、昏睡或昏迷，前囟深陷，眼睑不能闭合，皮肤干燥、有花纹，弹性极差，尿量极少或无尿等（不选 A）。高钾血症表现为心动过缓，甚至心脏骤停，四肢无力，腱反射减弱或消失等（不选 D、E）。

59. C 直肠 - 腹部诊一般适用于无性生活史、阴道闭锁或经期不宜做阴道检查者，子宫一侧或双侧触及圆形或类圆形肿块提示卵巢肿瘤的可能（选 C）。双合诊是妇科检查中最重要的项目，目的在于检查阴道、宫颈、子宫、输卵管、卵巢及子宫旁结缔组织和韧带，以及盆腔内壁有无异常（不选 D）。腹部叩诊在卵巢肿瘤中意义不大（不选 B）。腹部触诊在早期卵巢病变中无诊断意义，在晚期可触及腹部包块（不选 A）。四步触诊法常用于产前检查，可了解子宫大小、胎产式、胎先露、胎方位及胎先露是否衔接等情况(不选 E)。

60. B 外阴阴道假丝酵母菌病常见的诱发因素有妊娠、糖尿病、大量应用免疫抑制药及广谱抗生素、穿紧身化纤内裤等（选 B，不选 E）。临床表现为外阴瘙痒（奇痒）、灼痛、性交痛，伴尿频、尿痛（不选 C）。确诊可用生理盐水悬滴法、10% 氢氧化钾（KOH）悬滴法或革兰染色检查分泌物中的芽孢和假菌丝（不选 A）。可用 2%~4% 碳酸氢钠液冲洗阴道或坐浴（不选 D）。

61. A 感染性心内膜炎的治疗原则为高血药浓度、静脉给药、长疗程、首选杀菌抗生素、联合用药、早期治疗。病情较轻者可选用青霉素、阿莫西林或氨苄西林联合庆大霉素。

62. A 糖皮质激素是目前治疗系统性红斑狼疮（SLE）的首选药，具有显著抑制炎症反应和抗免疫作用。大剂量应用糖皮质激素可诱发或加重感染，应重点观察和预防（选 A）。此外糖皮质激素还可导致胃或十二指肠溃疡（不选 B），骨质疏松（不选 C）、肌肉萎缩、伤口愈合延缓，高血压（不选 D），影响儿童生长发育等。

63. B 洋地黄类药物的治疗剂量和中毒剂量接近，使用后应重点观察中毒反应。严格遵医嘱用药，用药前应先测量心率。当患者心律或脉搏节律改变(选 B)，心率或脉搏＜ 60 次 / 分(不选 C)，均提示洋地黄中毒，应暂停用药并通知医生。心尖区舒张期奔马律为左心衰竭的体征，与洋地黄中毒无直接关系（不选 A）。

64. D 胆道感染患者常有轻度至中度发热，通常无寒战；若出现寒战、高热，提示病情严重，主要由梗阻导致胆管内压升高，胆道感染逆行扩散，细菌及毒素经毛细胆管进入肝窦至肝静脉，再进入体循环引起全身感染所致。寒战高热时提示细菌在血液中大量繁殖，此时行血培养可提高阳性率。

65. C 面部及颈部手术后患者，采取半坐卧位可减少局部出血。

66. D 慢性肾衰竭限制蛋白质摄入是治疗的重要环节，能减少含氮代谢产物生成，减轻症状及相关并发症，延缓病情进展。根据肾小球滤过率调整蛋白质摄入量，一般为 0.4~0.8g/（kg · d），血液透析患者蛋白质摄入量为 1.0~1.2g/（kg · d）。

67. C 黏液脓血便是溃疡性结肠炎活动期的重要表现，急性活动期患者应给予无渣流质或半流质软食。病情严重者应禁食，遵医嘱给予肠外营养。病情缓解后指导患者食用质软、易消化、少纤维素又富含营养、有足够热量的食物，以维持机体代谢的需要。

68. C 呼吸困难是二尖瓣狭窄患者最常见的早期症状，在运动、情绪激动等时易诱发。X 线检查表现为主动脉弓缩小、肺动脉主干突出、右心房增大、心脏呈梨形。

69. E 慢性胃炎患者应保持良好的心理状态（不选 C），平时生活要有规律，合理安排工作和休息时间，注意劳逸结合，积极配合治疗（不选 A）。规律饮食（不选 B），避免进食过于粗糙、浓烈、辛辣食物（选 E，不选 D），戒烟酒。

70. B 成人肺炎链球菌肺炎主要的并发症是感染性休克，休克型肺炎最突出的表现是血压降至 80/50mmHg 以下，还可出现四肢湿冷、面色苍白、冷汗、脉搏细速等症状。应用血管活性药物，维持收缩压在 90~100mmHg（选 B）。患者应取中凹卧位，利于呼吸和静脉回流（不选 A）。注意输液速度，不宜过快，以免诱发急性心力衰竭（不选 E）。降温时避免使用阿司匹林等解热药，必要时酌情小剂量应用，以免大量出汗导致虚脱（不选 C）。禁用热水袋、电热毯等体表加温方法，防止烫伤和皮肤血管扩张导致心、脑、肺等重要脏器血流灌注进一步降低（不选 D）。

71. E　输尿管切开取石术的患者，术前 1 小时行腹部 X 线检查，定位结石，拍摄后应保持定位时的体位，防止结石移位。

72. A　子宫脱垂以患者平卧用力向下屏气时子宫下降的最低点为标准，分为 3 度。Ⅰ度轻型宫颈外口距离处女膜缘＜ 4cm，未达处女膜缘；Ⅰ度重型宫颈外口已达处女膜缘，阴道口可见宫颈。Ⅱ度轻型宫颈脱出阴道口，宫体仍在阴道内；Ⅱ度重型宫颈和部分宫体脱出阴道口。Ⅲ度宫颈及宫体全部脱出至阴道口外。

73. C　突发严重呼吸困难是急性左心衰最主要的症状，双肺满布湿啰音是急性左心衰的主要体征，可伴哮鸣音（选 C）。肺部感染多表现为咳嗽、咳痰，常伴发热（不选 A）。肺动脉高压（不选 B）、急性右心衰（不选 D）、慢性阻塞性肺疾病失代偿期（不选 E）均是以体循环淤血、水肿等右心衰竭的表现为主。

74. A　呋塞米（速尿）为袢利尿药，可抑制 Na^+ 重吸收，促进 K^+ 和 H^+ 排出增多。另外，呋塞米通过抑制髓袢对 Ca^{2+}、Mg^{2+} 的重吸收而增加 Ca^{2+}、Mg^{2+} 排泄。长期使用呋塞米可引起低钾、低钠（不选 B）、低钙（不选 C）、低镁（不选 D）等电解质紊乱症状（选 A）。

75. D　肝癌术后病情平稳后宜取半坐卧位，术后 24~48 小时卧床休息，不宜过早活动，避免剧烈咳嗽和打喷嚏，以减少出血。

76. B　CO_2 轻度增加可出现精神兴奋、躁动不安、昼睡夜醒等兴奋症状。CO_2 潴留可引起体表小静脉扩张，皮肤充血，颜面潮红，球结膜水肿，皮肤温暖、多汗等（选 B）。Ⅰ型呼吸衰竭仅存在缺氧而无 CO_2 潴留，主要见于换气功能障碍的疾病（不选 A）。

77. E　地西泮属于镇静催眠药，可抑制呼吸中枢，年老者易出现呼吸抑制，严重者可致呼吸停止。

78. C　口服铁剂最常见的不良反应是恶心、呕吐、胃部不适和黑便等胃肠道反应。注射铁剂的不良反应主要包括注射局部肿痛、硬结形成、皮肤发黑和过敏反应。

79. C　前列腺切除术后常规生理盐水持续膀胱冲洗 1~2 天，保持引流通畅，若血凝块堵塞，可采取挤捏导尿管、加快冲洗速度、施行高压冲洗、调整导尿管位置等方法；如无效可用注射器抽取生理盐水反复抽吸冲洗。

80. E　休克早期有效循环血量锐减导致血压下降，刺激主动脉弓和颈动脉窦的压力感受器，进而使交感 - 肾上腺髓质系统、肾素 - 血管紧张素 - 醛固酮系统兴奋，引起心跳加快、心排血量增加、脉搏加快。休克代偿期，脉搏加快，且出现在血压变化之前，是休克的早期诊断指标。

81. A　水肿是肾脏疾病最常见的症状，可分为肾炎性水肿和肾病性水肿。肾炎性水肿主要由肾小球滤过率降低引起的水、钠潴留所致，组织间隙蛋白含量高，水肿多从眼睑、颜面部开始。肾病性水肿主要有长期、大量蛋白尿引起血浆胶体渗透压降低所致，组织间隙蛋白含量低，水肿多从下肢开始。

82. B　妊娠期糖尿病的产妇，产后遵医嘱调整胰岛素用量并监测血糖变化，一般分娩后 24 小时内胰岛素减至原用量的 1/2（选 B），48 小时减少到原用量的 1/3（不选 C），以免发生低血糖。

83. B　猩红热是由 A 组 β 溶血性链球菌引起的急性呼吸道传染病，病程初期舌覆白苔，红肿的乳头突出于白苔之外，称为“草莓舌”；2~3 天后出现“杨梅舌”。其皮疹多在发热 24 小时内出现，始于耳后、颈底及上胸部，迅速蔓延全身。其主要通过飞沫传播，明确诊断后应采取呼吸道隔离，隔离期限至少为 1 周，至咽拭子培养连续 3 次阴性后解除隔离。

84. A　出牙为生理现象，但个别儿童可有低热、流涎、睡眠不安、烦躁等反应，属于正常现象（不选 C）。出生后 4~10 个月乳牙开始萌出，3 岁前出齐（不选 D）。婴儿乳牙萌出后，每晚用指套牙刷或软布清洁乳牙；2~3 岁后的幼儿应在父母的指导下自己刷牙，早晚各 1 次，餐后漱口（选 A）。为保护牙齿，应少吃易致龋齿的食物，如糖果、甜点等（不选 E）；去除不良习惯，如喝着牛奶或果汁入睡（不选 B）。

85. B　消化性溃疡患者如有少量出血，可给予米汤等温凉、清淡流质饮食，以中和胃酸，利于黏膜的恢复。如合并大出血、穿孔、幽门梗阻，应禁食。缓解期给予高热量、高蛋白、高维生素、易消化的饮食。

86. C　产后出血首要治疗原则是针对出血原因，迅速止血。子宫收缩乏力引起产后出血时，可按摩子宫（不选 A），应用缩宫素，刺激宫缩，减少产后出血（不选 B）。胎盘因素致出血时，若胎盘粘连，可一手按压宫底一手进入宫腔徒手剥离胎盘后取出（不选 E）。软产道裂伤致出血时，清除积血，按解剖层次逐层缝合，彻底止血（不选 D）。凝血功能障碍致出血时，应尽快输新鲜全血、补充血小板、凝血因子等。

87. D　左心衰竭主要表现为肺淤血和心排血量降低，最主要的症状是不同程度的呼吸困难，根据病情由轻到重依次出现劳力性呼吸困难、夜间阵发性呼吸困难、端坐呼吸、急性肺水肿。其中急性肺水肿是左心衰竭呼吸困难最严重的情况（选D）。劳力性呼吸困难最早出现（不选C）。吸气性呼吸困难常见于上呼吸道部分梗阻患者，如喉头水肿、气管异物等（不选B）。

88. B 手指的皮肤与指骨骨膜间的纤维束将软组织分成很多坚韧密闭的小腔，脓性指头炎时脓液不易向四周扩散，导致压力迅速增高，易引起骨缺血坏死，形成慢性骨髓炎，伤口经久不愈，应及时切开减压引流。

89. A 血栓闭塞性脉管炎分局部缺血期（早期）、营养障碍期（中期）、组织坏死期（晚期）。间歇性跛行是早期的典型表现，少数患者可伴反复发作性游走性浅静脉炎，表现为小静脉条索状炎性栓塞，局部红肿伴压痛。

90. C 严重肝胆疾病患者由于肝合成凝血因子减少，会出现凝血功能障碍，患者术前1周应注射维生素K，改善凝血功能，预防术中、术后出血。

91. A 小儿出生后4~10个月乳牙开始萌出，2岁内乳牙数目为月龄减4~6，则有6－（4~6）=0~2（颗）。

92. B 颅内出血是原发免疫性血小板减少症的主要致死原因，若血小板＜ 20×10^9/L，提示有出血的危险。

93. A 新生儿硬肿病主要由受寒引起，其病情分度主要依靠肛温、腋-肛温差、硬肿范围、全身情况及器官功能改变来判断。

94. B 支气管扩张症痰液的特点是大量脓痰，静置后分4层，上层为泡沫，中层为浑浊黏液，下层为脓性成分，最下层为坏死组织。

95. E 支气管哮喘的典型表现是反复发作性伴哮鸣音的呼气性呼吸困难（选E）。吸气性呼吸困难常见于喉部、气管、大支气管的狭窄与阻塞，如气管管腔狭窄（不选B）、气管异物（不选C）、喉癌等（不选D）。

96. B 恶露是产后子宫蜕膜脱落，血液、坏死的蜕膜组织经阴道排出的液体。正常恶露可分为3类，产后3~4天内为血性恶露，呈鲜红色（不选A）；产后3~4天出现浆液恶露，持续10天左右，呈淡红色（选B）；产后14天出现白色恶露，持续3周左右，呈白色（不选C）。

97. E 随着宫体肌纤维不断缩复，在胎盘娩出后宫底位于脐下1横指，产后第1天稍上升平脐，以后每天下降1~2cm，产后10天降入骨盆腔内，于耻骨联合上方不能触及。

98. A 肛门周围脓肿表现为肛周持续性跳痛，局部红肿，有压痛，脓肿形成可有波动感（选A）。直肠壁内脓肿主要表现为会阴、直肠坠胀感，直肠指诊可触及疼痛性肿块（不选B）。骨盆直肠间隙脓肿全身症状严重，持续性高热、头痛，可触及隆起肿块，压痛和波动感（不选C）。直肠后间隙脓肿直肠指诊时可触及直肠后壁外隆起肿块，触痛明显，有时可触及波动感（不选D）。坐骨肛管间隙脓肿主要表现为肛门巨大红肿，排尿困难和里急后重，深压痛等（不选E）。

99. C 肛门周围脓肿形成后尽早切开引流，避免进展为肛瘘（选C）。发病早期可给予抗生素控制感染（不选E）。

100. C 维生素D缺乏性手足搐搦症多见于6个月以内的婴幼儿，主要表现为惊厥、喉痉挛和手足抽搐，并有程度不等的活动期佝偻病表现。

101. D 维生素D缺乏性手足搐搦症患儿惊厥时除预防窒息、外伤外，立即止痉也非常重要。控制惊厥与喉痉挛，用10%水合氯醛保留灌肠，还可使用地西泮肌内或缓慢静脉注射（选D）。在解痉治疗的基础上再给予钙剂治疗，10%葡萄糖酸钙5~10ml加入10%葡萄糖液5~20ml中，缓慢静脉注射（10分钟以上）或滴注（不选C）。注意鉴别本病和新生儿低钙血症的治疗，同样是由低钙引起的抽搐，新生儿低钙血症是指出生后28天以内的小儿，搐搦症患儿一般为数个月大小的小儿而非新生儿；新生儿低钙血症钙剂治疗有特效；而搐搦症患儿治疗首选解痉药，在控制惊厥的基础上再给予钙剂。

102. D 急腹症诊断不明者，禁用镇痛药，以免掩盖病情（选D）。在病情观察期间应尽量少搬动患者，以免加重病情（不选A）。禁饮、禁食的目的是防止加重腹腔感染（不选B），禁用泻药、禁止灌肠以防止穿孔或炎症扩散（不选C、E）。

103. E 一般开放性损伤彻底清创后12小时内预防性使用破伤风抗毒素（选E）。腹腔穿刺抽出不凝血提示实质性脏器或大血管破裂所致的内出血，因腹膜的去纤维作用使血液不凝固。术前应行交叉配血试验（不选C），常规建立静脉通道（不选A），留置导尿管（不选B），行药物过敏试验等（不选D）。

104. A 对术后痰多不易咳出的患者，护士应首先指导其有效咳嗽，给予翻身、叩背（选A）。若痰液黏稠，嘱患者多饮水或给予雾化吸入，防止肺部感染（不选B）。咽部不适或咽痛时可含服润喉片（不选C）。合并感染时医生可根据细菌培养结果，选择敏感抗生素治疗。镇咳药可抑制咳嗽和呼吸，应慎用（不选 E）。

105. C 脑出血发病后多有血压明显升高，由于颅内压升高，常有头痛、呕吐和不同程度的意识障碍等。不同部位出血的临床表现各异：小脑出血常有眩晕、共济失调等表现，无肢体瘫痪（选 C）；大量脑桥出血，患者可立即昏迷、四肢瘫痪、两侧瞳孔缩小如针尖（特征性表现）、中枢性高热和中枢性呼吸衰竭（不选 A）；大脑中动脉出血以豆纹动脉于其呈直角处多见，主要位于基底神经节区，以壳核出血最常见，表现为病灶对侧偏瘫、偏身感觉障碍和同向偏盲（不选 D）。蛛网膜下腔出血表现为持续性剧烈头痛，喷射性呕吐，可出现脑膜刺激征，一般无定位性神经系统体征及肢体瘫痪（不选 B）。脑血栓形成以偏瘫、失语、偏身感觉障碍和共济失调等局灶定位症状为主（不选 E）。

106. C 头颅 CT 检查是确诊脑出血的首选检查方法，能直接显示病变部位、范围和出血量。急性脑出血表现为高密度影区。

107. C 有高代谢症状和体征，伴有甲状腺肿大和血甲状腺激素水平升高即可诊断为甲状腺功能亢进症（选 C）。甲状腺毒症心脏病可出现心脏扩大和心力衰竭，心律失常则以心房颤动多见（不选 B）。地方性甲状腺肿多由碘缺乏引起，主要表现为甲状腺轻、中度肿大，表面平滑，质地较软（不选 D）。甲状腺癌早期多无明显症状，晚期可压迫气管、食管或神经而出现呼吸困难、吞咽困难、声音嘶哑、霍纳（Horner）综合征等（不选 E）。

108. D 甲状腺功能亢进症首选用药是咪唑类药物（甲巯咪唑、卡比马唑）或硫脲类药物（丙硫氧嘧啶），两药相比，优选甲巯咪唑，丙硫氧嘧啶肝毒性明显（选 D，不选 E）；而妊娠 1~3 个月和甲状腺危象的患者则优选丙硫氧嘧啶，其致畸危险更小。普萘洛尔属 β 受体阻滞剂，通过从受体部位阻断儿茶酚胺的作用，减轻甲状腺毒症的症状，抑制外周组织 T_4 转换为 T_3，阻断甲状腺激素对心肌的直接作用，常用于心悸明显者（不选 C）。^{131}I 治疗现是欧美国家治疗成人甲亢的首选疗法，适用于甲状腺Ⅱ度以上肿大、药物或手术治疗后复发和甲状腺毒症心脏病等（不选 B）。手术治疗是治疗甲亢的有效方法，主要适用于中、重度甲亢长期药物治疗无效或效果不佳者（不选 A）。

109. B 抗甲状腺药物的不良反应有粒细胞减少、皮疹、皮肤瘙痒、中毒性肝病和血管炎等，其中粒细胞缺乏是最严重的不良反应，在用药期间应重点观察。

110. E 甲状腺功能亢进症患者在治疗过程中应定期复查血象，如白细胞 $< 3.0\times10^9$/L 或中性粒细胞 $< 1.5\times10^9$/L 应停药，并遵医嘱给予促进白细胞生成的药；当白细胞 $< 1\times10^9$/L 或中性粒细胞绝对值 $\leq 0.5\times10^9$/L 时，应实行保护性隔离，以预防感染。

111. A 急性单纯性阑尾炎仅有轻度上腹部或脐部疼痛（选 A）。急性化脓性阑尾炎合并腹膜炎表现为阵发性胀痛逐渐加重，可有腹膜炎体征（不选 B）。坏疽性阑尾炎呈持续性剧烈腹痛（不选 C）。穿孔性阑尾炎随着阑尾腔压力骤然降低，腹痛可暂时缓解，但之后出现腹膜炎，腹痛加剧并且范围扩大（不选 E）。急性阑尾炎穿孔进程较慢时，穿孔的阑尾被大网膜及邻近肠管包绕，形成阑尾周围脓肿（不选 D）。

112. D 急性阑尾炎是最常见的外科急腹症，应禁服泻药及灌肠，防止穿孔或炎症扩散（选 D）。护士应告知患者术前禁食、禁饮（不选 A）。做交叉配血试验，通知血库备血（不选 B）。术后患者因切口疼痛，不愿配合有效咳嗽和排痰，容易引起肺不张和肺炎，应做好术前呼吸道准备（不选 C）。配合医生做好麻醉前用药的护理（不选 E）。

113. C 行胸膜腔闭式引流时，水封瓶橡胶塞上的短玻璃管为空气通路，与外界空气相通，应远离液面 5cm 以上（选 C）。长玻璃管为引流通路，应插入液面下 3~4cm（不选 B）。引流橡皮管两端分别连接长玻璃管与患者身上的胸膜腔闭式引流管（不选 D）。水封瓶应低于引流管出口平面 60~100cm（不选 E）。妥善放置引流瓶，防止被踢倒或打破（不选 A）。

114. C 水封瓶意外被打破时，应立即将胸膜腔闭式引流管反折捏紧，并更换引流装置，通知医生，防止并发开放性气胸。

115. E 肝硬化合并上消化道出血，多为食管胃底静脉曲张破裂出血所致，出血活动期应暂禁食禁饮，出血停止 48~72 小时后再提供无刺激性流质饮食（选 E）。止血的同时应立即建立静脉通道以扩充血容量(不选 B）。休克患者应行心电监护（不选 A），吸氧（不选 C）。三腔二囊管压迫止血是紧急情况下暂时控制出血的有效方法（不选 D）。

116. E 使用三腔二囊管治疗，出血停止后，不可立即拔管，应放气并保留管道继续观察 24 小时，未再出血可考虑拔管（选 E）。插管前仔细检查，确保各种管道通畅，检查两气囊无漏气后抽尽囊内气体（不选 A）。置管后先向胃囊内注气 150~200ml 至囊内压约 50mmHg（不选 C），向外加压牵引，以压迫胃底；如未能止血，再向食管囊内注气约 100ml 至囊内压 35~45mmHg（不选 B）。为防止黏膜糜烂，气囊充气加压 12~24 小时应放松牵引，放气 15~30 分钟，必要时可重复注气压迫（不选 D）。

117. E 乳腺癌患者术后6小时无恶心、呕吐等麻醉反应者，可正常饮食，并保证足够热量和维生素，以利于机体康复（选E）。手术部位用胸带加压包扎，使皮瓣紧贴胸壁，防止积液、积气（不选A）。术后应严密观察病情、维持有效引流、预防患侧上肢肿胀（不选B），避免过早外展患侧上肢，以免皮瓣移动影响愈合（不选C）。术后24小时内开始做手指和腕部的屈曲和伸展运动，可减少瘢痕牵拉，恢复患侧上肢功能（不选D）。

118. E 乳腺癌术后10天，皮瓣与胸壁黏附较牢固后开始全范围的肩关节活动，抬高患侧上肢，做手指爬墙运动（直至患侧手指能高举过头），梳理头发等。

119. E 慢性阻塞性肺疾病的体征可有桶状胸，呼吸浅快（不选C），呼气时间延长（不选B），可闻及干、湿啰音（选E）。

120. D 氨茶碱属于茶碱类药物，具有平喘、强心、利尿、扩张血管等作用，通过抑制磷酸二酯酶、阻断腺苷受体、增加内源性儿茶酚胺的释放等而松弛支气管平滑肌。

答案与解析·冲刺试卷三

专业实务

1. A 外阴炎可用0.1%碘伏或1∶5000高锰酸钾溶液坐浴。高锰酸钾具有防腐、消毒、除臭及解毒作用，其治疗外阴炎的原理是通过抑制氧化菌体的活性基团，发挥杀菌作用。

2. E Ⅰ度烧伤伤及表皮角质层、透明层和颗粒层，局部表现为皮肤红斑，痛觉过敏，无水疱（选E）。浅Ⅱ度烧伤伤及表皮全层、真皮乳头层（不选A）。深Ⅱ度烧伤伤及真皮乳头层以下，但仍残留部分网状层（不选B）。Ⅲ度烧伤损伤皮肤全层、皮下、肌肉或骨骼（不选D）。

3. C 新生儿溶血病是指母、子血型不合引起的同族免疫性溶血，以ABO血型不合最常见；ABO血型不合多为母亲为O型，新生儿为A型或B型，O型血妇女通常在孕前已接触过A、B血型物质的刺激，其血清中产生了相应的抗A、抗B的IgG，妊娠时经胎盘进入胎儿血液循环引起溶血。

4. A 发生护理差错后，当事人应立即报告护士长及科室相关领导，护士长应在24小时内填写报表上报护理部。

5. C 房间隔缺损是最常见的成人先天性心脏病，占成人先天性心脏病的20%~30%（选C）。小儿最常见的先天性心脏病为室间隔缺损（不选B）。法洛四联症是成人最常见的青紫型先天性心脏病（不选D）。

6. E 发热、疼痛、异常恶露为产褥感染三大主要症状。发生产褥感染的患者要及时应用敏感、足量、高效抗生素控制感染。

7. B 护士发药时，患者因特殊检查或手术需要禁食，应暂缓发药，带回保管，适时再发或交班。

8. D 肺结核化疗的原则为早期、联合、适量、规律和全程治疗。

9. B 肺换气是肺泡与肺毛细血管血液之间的气体以扩散方式交换的过程，气体分压差是气体交换的动力，当肺泡PaO_2＞肺毛细血管PaO_2，肺泡内的O_2顺分压差扩散入血液。进入血液的O_2需要先溶解在血液中，提高PaO_2，再与血红蛋白结合。肺泡内O_2与血红蛋白的结合与解离取决于肺泡内的PaO_2或氧浓度。

10. A 护理执业中的伦理原则包括尊重原则、不伤害原则、公正原则和行善原则。行善原则又称有利原则，主张为患者的利益施加好处，包括不应施加伤害、应预防伤害、应去除伤害、多行善事四项（选A）。尊重原则指护士应承认患者享有为人的尊严和权利，包括尊重患者的生命，尊重患者及其家属的人格尊严，尊重患者的隐私（不选B），尊重患者的自主决定（不选C）。

11. D 老年人由于年老体衰，对内、外环境刺激的反应下降，各个器官出现了不同程度的衰老，表现为味觉敏感性降低（不选A）、嗅神经元减少而出现嗅觉迟钝（不选B）、心脏收缩力减弱（不选C）、记忆力减退（不选E）、关节灵活性减弱（选D）。

12. D 取水剂药时先摇匀，以量杯量取，倒药液至所需要的刻度，再倒入药杯内，药杯内无须事先加水（不选B）；同时服用几种药液时应倒入不同药杯内（不选C）；倒液完毕用湿纱布擦净瓶口，盖好瓶盖（选D）。取油剂或药液不足1ml时，应用滴管吸取（不选A、E），滴于事先加入少量温开水的药杯中，以免附壁，从而减少药量损失。

13. E 有机磷农药中毒患者呼吸中有大蒜味（选E）。肝性脑病患者呼吸中有肝臭味（不选A）。糖尿病酮症酸中毒患者呼吸中有烂苹果味（不选C）。尿毒症患者的呼吸中有尿臭味（不选D）。氯丙嗪中毒表现为嗜睡，恶心、呕吐，呼吸困难等（不选B）。

14. D 呼吸机辅助呼吸的供氧浓度一般为30%~40%，最高不超过60%。

15. C 护患沟通中，应耐心倾听，对患者所谈话题表示浓厚兴趣（选C）。全神贯注地接受和感受交谈对象发出的全部信息并全面理解（不选A、D）。与患者目光接触的时间应占总谈话时间的30%~60%（不选B）。可使用语言和非语言行为给予患者适时、恰当的反馈，如微笑、点头、轻声应答等（不选E）。

16. C 继续护理学教育实行学分制，护理技术人员每年参加继续护理学教育的最低学分为25学分。

17. D 医疗事故指医疗机构及其医务人员在医疗活

动中，违反医疗卫生管理法律、行政法规、部门规章和诊疗护理规范、常规，过失造成患者人身损害的事故（不选A）。根据对患者人身造成的损害程度，医疗事故分为4级：一级医疗事故指造成患者死亡、重度残疾的事故（不选B）；二级医疗事故指造成患者中度残疾、器官组织损伤导致严重功能障碍的事故（不选C）；三级医疗事故指造成患者轻度残疾、器官组织损伤导致一般功能障碍的事故（选D）；四级医疗事故指造成患者明显人身损害的其他事故（不选E）。

18. D 护士素质培养的核心是职业素质。护士的素质培养包括道德与法律素养、专业知识及能力、身心健康。护士要具有良好的基础护理技能、专科护理技能、健康评估、沟通技能、患者的综合管理技能、健康教育等多方面的技能。

19. C 对情绪低落的癌症晚期患者，主要处理措施为稳定患者的情绪，解决其生活上的困难，提高其生存质量，而不是向患者承诺一定会治好，让患者感觉不负责任。此次沟通过程中护士存在的主要问题为沟通方式不当。护士在使用安慰性语言时态度要诚恳，对患者的关心和同情要恰如其分，最好在安慰中给予鼓励，并设身处地为患者考虑。

20. C 甲状腺 ^{131}I 功能检查前应排除外源性摄入碘对检查结果的干扰，试验期为2周，试验期间禁食含碘食物，如海带、海蜇、紫菜、卷心菜、鱼、虾、干贝、蛏子、加碘食盐等，禁用含碘消毒剂做局部消毒。

21. C 急性白血病患者出血的最主要的原因是血小板减少，血小板功能异常、凝血因子减少及感染细菌毒素对血管的损伤也可导致出血。

22. B 阑尾的神经由交感神经纤维经腹腔丛和内脏小神经传入，由于其传入的脊髓节段在第10、11胸节，当急性阑尾炎发病时，常引起内脏神经反射，表现为脐周的牵涉痛，属内脏性疼痛（选B）。随着病情发展，阑尾炎症累及浆膜层时，引起躯体神经反射，疼痛常定位于右下腹（不选C）。

23. A 人感染高致病性禽流感属乙类传染病，采取甲类传染病的预防、控制措施。《传染病防治法》规定，医疗机构发现甲类传染病时，应当对患者、病原携带者予以隔离治疗，隔离期限根据医学检查结果确定；对疑似患者，确诊前在指定场所单独隔离治疗。

24. D 脊髓腔穿刺后脑脊液可自穿刺处渗出至脊膜腔外，脑脊液减少将导致颅内压过低，使颅内静脉窦和脑膜等组织受牵张引起头痛。

25. A 由图可知胎盘附着于子宫下段，下缘覆盖宫颈内口，是前置胎盘的表现。典型症状为妊娠晚期或临产时突发无诱因、无痛性反复阴道流血，孕妇可因失血过多出现血压下降、脉搏细速等休克征象，胎心异常或消失。

26. C 脐带内有2条管腔小而管壁厚的脐动脉、1条管腔大而管壁薄的脐静脉，是母体与胎儿气体交换、营养物质供应和代谢产物排出的重要通道。

27. A 味辛、甘，性温热者主升浮；味酸、苦、咸，性寒凉者主沉降。酸能收、能涩，即有收敛固涩的作用。

28. C 食物中纤维素可预防便秘，与小儿营养不良无直接关系（选C）。小儿营养不良的原因有喂养不当（不选B、E）、迁延性腹泻（不选A）、长期摄入不足（不选D）、急慢性传染病恢复期、糖尿病、发热性疾病等。

29. E 临床常用的利尿药有呋塞米、氢氯噻嗪等。主要通过促进排钠利尿，减少血容量，降低心排血量，从而达到降压效果。

30. B 慢性阻塞性肺疾病（COPD）急性加重期多因呼吸道感染使气道炎症加重、气流严重受限，发生缺氧和二氧化碳潴留，严重时并发呼吸衰竭。由于COPD引起肺血管床减少和缺氧致肺动脉收缩和血管重塑，引起肺动脉高压，可导致右心室扩大和右心衰竭。

31. D 护士在其执业注册有效期内变更执业地点，应当向拟执业地注册主管部门报告，收到报告的注册部门应当自收到报告之日起7个工作日内为其办理变更手续，并向其原执业地注册部门通报。

32. D 控制和解除痉挛是破伤风治疗的中心环节，目的是使患者镇静，减少对外界刺激的敏感性，措施包括保持环境安静，温度18~22℃、湿度50%~60%为宜（不选A、B），限制探视，尽量减少搬动患者。轻微的刺激便可诱发破伤风患者发生强烈的阵发性痉挛，应避免光、声、寒冷及精神等各类刺激（选D，不选E）。床边加护栏，门椅脚钉橡皮垫，以防止患者受伤（不选C）。

33. D 间歇脉是指在一系列正常均匀的脉搏中，出现1次提前而较弱的脉搏，其后有一较正常延长的代偿性间歇，多见于急性心肌梗死、洋地黄中毒等患者（选D）。颅内压增高表现为缓脉（不选A）。甲状腺功能亢进症、心力衰竭表现为速脉（不选B、E）。心房颤动表现为绌脉（不选C）。

34. D 护理执业中的伦理原则包括尊重原则、不伤害原则、公正原则和行善原则。尊重原则指护士应承认患者享有人的尊严和权利，在为其提供服务时应平等对待患者，并且对涉及患者利益的行为应事先征求患者的意见。护士有保护患者隐私的义务，未经患者同意不得复印或转发患者病历，不得将患者个人信息泄露给与治疗、护理无关的其他人员。

35. C　心脏骤停表现为意识丧失、大动脉搏动消失。一般临床上判断心脏骤停常以触摸颈动脉搏动是否存在为依据。图中：①心前区；②股动脉；③颈动脉；④腋动脉；⑤桡动脉。

36. E　破伤风抗毒素（TAT）过敏试验结果判断为阳性的标准是皮丘红肿，硬结直径＞1.5cm，红晕直径＞4cm，有时出现伪足或痒感。TAT过敏试验阳性可采用TAT脱敏注射法逐渐增加剂量，将TAT分为0.1ml、0.2ml、0.3ml和余量4组，分别加入生理盐水至1ml，每隔20分钟注射1次。

37. D　首优护理诊断/问题指对生命威胁最大，需要立即解决的问题。对以咳痰为主要表现者，痰液黏稠不易咳出或无力咳痰可造成呼吸道阻塞，导致呼吸困难，此时的首优护理诊断是“清理呼吸道无效　与呼吸道分泌物过多、痰液黏稠不易咳出等有关”。

38. B　马斯洛需要层次理论根据人的基本需求由低到高分为5个层次，分别是生理需要、安全需要、爱与归属需要、尊重需要、自我实现需要。其中，尊重需要是指对自己的尊严和价值的需求，包括自尊和他尊。自尊指个体渴求能力、信心、成就、实力等；他尊指个体希望得到别人的尊重、认可、赞赏。若无法满足，可出现自卑、无能的感觉。

39. C　一氧化碳（CO）中毒的发病机制为CO经呼吸道进入血液后，立即与血红蛋白（Hb）结合形成稳定的碳氧血红蛋白（COHb）。CO与Hb的亲和力比氧与Hb的亲和力大240倍，COHb不能携氧且不易解离，可引起组织和细胞缺氧。

40. A　疖是指单个毛囊及其周围组织的化脓性感染，多由金黄色葡萄球菌感染所致。鼻、上唇及周围所谓“危险三角区”的面疖被挤压或处理不当时，致病菌可经内眦静脉、眼静脉进入颅内海绵状静脉窦，引起化脓性海绵状静脉窦炎。

41. A　血液生化检查，如肝功能、空腹血糖等宜在清晨空腹采血，事先告知患者晚餐后禁食，至次晨采血，以免影响检验结果。

42. C　开放性气胸急救时应立即将开放性气胸转变为闭合性气胸，可使用无菌敷料在患者用力呼气末封盖伤口，并加压包扎。

43. D　根据七轮儿科护理学P189，结核菌素（PPD）试验常作为结核感染的流行病学指标，也是卡介苗接种后效果的验证指标。注射48~72小时后测量皮肤硬结直径，硬结直径＜5mm为阴性（－）；5~9mm为阳性（＋）；10~19mm为中度阳性（＋＋）；≥20mm为强阳性（＋＋＋）；局部除硬结外，还有水肿、破溃、淋巴管炎及双圈反应等为极强阳性（＋＋＋＋）。七轮内科护理学P48关于结核菌素试验的数据有变，硬结直径10~15mm为中度阳性，但考试未采用。

44. C　输血溶血反应第一阶段患者出现头部胀痛，面部潮红，恶心、呕吐，四肢麻木，腰背部剧烈疼痛等反应；第二阶段出现黄疸和血红蛋白尿，应静脉滴注碳酸氢钠，以碱化尿液，增加血红蛋白在尿液中的溶解度，防止或减少血红蛋白结晶阻塞肾小管。

45. A　急性枕骨大孔疝时，小脑扁桃体经枕骨大孔进入颈椎管上端，延髓受压很快可引起呼吸衰竭，危及生命。图中：①枕骨大孔；②小脑幕；③动眼神经；④大脑镰；⑤血肿。

46. D　护送病情危急患者入病区时，不应停止输液或给氧等必要的治疗，维持导管通畅，保证患者的持续性治疗不受影响。

47. B　压力蒸汽灭菌法是物理灭菌法中应用最广、效果最可靠的首选灭菌方法，利用高压高温饱和蒸汽所释放的潜热杀灭所有微生物及其芽孢，适用于耐高温、耐高压、耐潮湿的物品，如各类器械、敷料、搪瓷、玻璃制品、橡胶及溶液的灭菌。

48. B　临终患者的心理反应过程包括否认期、愤怒期、协议期、忧郁期、接受期（不选D、E）。愤怒期表现为患者对其病情的否认无法继续，出现气愤、怨恨和嫉妒的情绪，怨天尤人，或迁怒于家属、医护人员，对治疗和护理百般挑剔（选B）。否认期是临终患者心理反应的第一期，患者极力否认患病的事实，心存侥幸，四处求医，希望是误诊（不选A）。接受期是临终心理反应的最后阶段，患者最终开始坦然接受面临死亡的现实（不选C）。

49. B　护士在安排候诊时应随时观察患者病情变化，如遇高热、剧痛、呼吸困难、出血、休克等患者，应立即采取措施，安排提前就诊或送急诊室处理，必要时配合医生实施抢救。

50. B　全补偿护理系统指患者完全没有自理能力，需要护士给予全面的照顾，适用于在神志上和体力上均无法满足自理需要的患者，如昏迷、全身麻醉和植物状态等患者。

51. E 移情、重述、阐释、澄清均属于护患交谈技巧。澄清是指对于一些模棱两可、含糊不清、不够完整的信息提出疑问，以取得更具体、准确的信息（选E）。移情是指感情进入的过程，是从他人的角度感受、理解他人的感情，并对他人的感情给予恰当的反应（不选A）。重述一方面可以将对方所说的话再重复叙说一遍，并不加判断；另一方面也可以要求对方将说过的话再重述一遍（不选C）。阐释是护理人员以患者的陈述为依据，提出一些新的看法和解释，以帮助患者更好地面对和处理自己所遇到的问题（不选D）。

52. E 急性呼吸窘迫综合征严重缺氧时，机械通气治疗是纠正缺氧的主要措施，可使萎陷的肺泡复张并维持开放状态，以增加肺容积和改善氧合，同时避免肺泡过度扩张和反复开闭所造成的损伤，护理人员应告知家属机械通气的重要性。

53. D 嵌顿性疝可突然增大并伴有明显疼痛，用手推送不能回纳，长时间不及时处理可发展为绞窄性疝。绞窄性疝的临床症状多较严重，但在肠袢坏死穿孔时，疼痛可因疝块压力骤降而暂时有所缓解。继发感染可有发热。

54. B 病区值班护士接到住院处通知后，立即根据患者病情需要准备患者床单位，急、危重患者应安排在离办公室较近的小病室、危重病室或抢救室，并将备用床改为暂空床，酌情加铺橡胶单和中单，备齐患者所需要的抢救用物。

55. C 食管癌好发于胸中段食管，下段次之，上段较少。图中：①食管颈段；②食管胸上段；③食管胸中段；④食管胸下段；⑤食管腹腔段。

56. C 马斯洛需要层次理论根据人的基本需求由低到高分为5个层次，分别是生理需要、安全需要、爱与归属需要、尊重需要、自我实现需要。其中自我实现需要是指充分发挥个体的能力和潜力，力求实现自身的愿望、理想和抱负，并能从中得到满足。

57. B 尿激酶可直接激活纤溶酶原，发挥溶解血栓作用（选B）。防止血小板聚集的药物有阿司匹林、氯吡格雷等（不选C）。抗凝药有肝素、华法林等（不选E）。

58. E 《献血法》规定，国家实行无偿献血制度。国家提倡18周岁至55周岁的健康公民自愿献血（选E，不选D）。身体状况不符合献血条件的，血站应向其说明情况，不得采集血液（不选A、B）。血站对献血者每次采集血液量一般为200ml，最多不得超过400ml，2次采集间隔不少于6个月（不选C）。

59. B 影响护士与患者家属关系的主要因素包括角色期望冲突、角色责任模糊、经济压力过重。角色期望冲突指患者家属由于亲人的病情承受沉重的身心压力，并产生紧张、焦虑等心理反应，对医护人员期望值过高。然而，临床治疗和护理现状不能完全满足患者家属的需要，如果护士再出现不良的态度和工作方式，极易引发护士与患者家属间的冲突。

60. C 肾病综合征首选的治疗药物是糖皮质激素（如泼尼松），通过抑制免疫炎症反应，减少醛固酮和血管升压素分泌，发挥其利尿、消除尿蛋白的疗效（选C）。细胞毒药物（如环磷酰胺）若无激素禁忌，一般不作为首选或单独治疗用药（不选E）。环孢素A适用于激素及细胞毒药物治疗无效的难治性肾病综合征（不选D）。不主张常规使用抗生素预防感染，避免诱发真菌双重感染（不选A）；发生感染时应选择无肾毒性的抗生素治疗，常见的肾毒性药物有氨基糖苷类（如庆大霉素）、磺胺类、两性霉素B等（不选B）。

61. A 一般血培养标本的采血量为5ml。七轮基础护理学P399，真空采血器采集血培养标本，临床常用采血量，婴儿1~3ml，幼儿3~5ml，成人8~10ml。本题未采用七轮教材观点。

62. A 经尿道膀胱镜取石或碎石术适用于结石＜2~3cm者（选A）。体外冲击波碎石适用于直径≤2cm的肾结石及输尿管上段结石（不选B）。耻骨上膀胱切开取石术为传统的开放手术方式，适用于结石过大、过硬或膀胱憩室病变者（不选D）。非手术治疗适用于结石直径＜0.6cm，光滑且无尿路梗阻及感染的患者（不选C）。中西医结合疗法包括中西药、解痉、利尿、针刺等，可促进排石（不选E）。

63. A 茶碱类药物血药浓度与中毒浓度接近，用量过大或静脉注射过快易出现心律失常、血压剧降等不良反应。

64. C 过失犯罪指应预见自己的行为可能发生危害社会的结果，因疏忽大意而没有预见，或已经预见而轻信能够避免，以致发生不良后果而构成犯罪。

65. D 分享性沟通，即分享感觉，指患者对护士表达自己的想法，表示护患之间已建立起信任感，如患者向护士表达其对治疗的要求等。

66. D 为患者吸痰，插管时不可打开负压，以免损伤黏膜（不选A、B）；吸痰时动作轻柔、敏捷，左右旋转，从深部向上提拉（选D，不选C）；吸痰时间不超过15秒/次，以免患者缺氧（不选E）。

67. E 输液时发生静脉炎表现为沿静脉走行的条索

状红线，局部组织红、肿、热、痛，有时伴畏寒、发热等。处理措施是停止发生静脉炎部位的输液，患肢抬高并制动（选 E，不选 B）。局部使用 50% 硫酸镁或 95% 乙醇湿热敷（不选 D）。超短波理疗，1 次 / 天，15~20 分 / 次（不选 C）。合并感染时遵医嘱给予抗生素治疗（不选 A）。

68. B 患者就医时应履行如下道德义务：如实提供病情和有关信息；在医师指导下接受并积极配合治疗；避免将疾病传播给他人；尊重医护人员及其劳动；遵守医院规章制度；支持临床实习和医学科学的发展。自觉遵守医院规章制度中包括遵守医院的就诊须知、入院须知、探视等制度。

69. C 金黄色葡萄球菌肺炎患儿常采用甲氧西林或万古霉素治疗，因易复发和产生并发症，应用药至体温正常后 2~3 周，总疗程≥ 6 周。

70. A 青春期为 10~19 岁，此期女性第二性征开始形成，主要表现为乳房发育（不选 D），骨盆变宽，脂肪丰满，阴毛、外生殖器改变（不选 C），月经来潮（不选 B），腋毛出现（不选 E）。第三磨牙（智齿）于 17~18 岁萌出，但也有终生不萌出者，与第二性征无关（选 A）。

71. A 特级护理适用于病情危重，随时可能发生病情变化需要监护、抢救者；各种复杂大手术后；使用呼吸机辅助呼吸、连续性肾脏替代治疗，并需要严密监测生命体征者；大面积烧伤或严重创伤患者等。

72. C 患者喉头有痰鸣音和排痰不畅是吸痰的主要指征。

73. C 氢氧化铝为弱碱抗酸药，中和胃酸作用较强、起效缓慢、作用持久，作用后产生的氧化铝具有收敛、止血和致便秘作用。

74. B 乳腺癌最常见的发病部位是乳房外上象限，其次为乳腺中央区和其他象限。

75. D 右心房、右心室之间由三尖瓣相通，当右心室收缩时，三尖瓣关闭，防止血液反流至右心房。

76. B 肿瘤患者出现焦虑反应，应指导患者以有效的应对方式代替不良的应对方式，及时提供反馈意见，对患者的积极变化及时给予正性强化。及时科学地回答和解释患者提出的问题，通过语言与非语言沟通方式解除患者因肿瘤相关知识缺乏而带来的焦虑，以此使患者身心更加健康，更好地配合治疗。

77. C 昏迷患者在插管前取去枕平卧位，将患者的头后仰。当胃管插至会厌部，即 15cm 时，将患者的头部托起（不选 B），使下颌靠近胸骨柄，以增大咽喉部通道的弧度，便于胃管顺利通过会厌部（选 C）。插管时不可喂水，防止误吸（不选 A），动作轻柔，防止黏膜损伤（不选 D）。一般成人插入长度为 45~55cm（不选 E）。

78. D 枸橼酸铋钾可形成胃黏膜保护屏障，须在餐前半小时服用，不可与抗酸药同时服用。甲硝唑、维生素 C、伊曲康唑、青霉素口服类药物都有不同程度的消化道反应，应在餐后服用。

79. E 为阻断母婴传播，HBsAg 阳性母亲的新生儿出生后 12 小时内应尽快完成乙肝疫苗和乙型肝炎免疫球蛋白的联合免疫。

80. B 房性期前收缩常发生在情绪激动、吸烟以及饮酒、饮浓茶和咖啡等情况下，通常不需要特殊治疗，主要的措施是充分休息，放松心情，戒烟、限酒，避免饮用浓茶和咖啡（选 B）。心房颤动（不选 A）、心室颤动（不选 C）、二度房室传导阻滞（不选 D）、室性心动过速多见于器质性心脏病（不选 E）。

81. A 小肠壁的结构包括黏膜、黏膜下层、肌层、外层。黏膜由上皮、固有层和黏膜肌层组成（选 A，不选 C）。黏膜下层为较致密的结缔组织，有黏膜下神经丛、主要的血管和淋巴管网（不选 B）。肌层由内环肌和外纵肌 2 层平滑肌组成（不选 D）。小肠壁的最外层除薄层结缔组织外，还有间皮覆盖，称浆膜，可保持胃肠外表面光滑，减少摩擦（不选 E）。

82. D 心肺复苏时，将患者放置于仰卧位，平躺在坚实平面上，颈过伸，可保持呼吸道通畅。

83. D 洋地黄类药物又称强心苷，是正性肌力药的代表，在增强心肌收缩力的同时，不增加心肌耗氧量，是临床最常用的强心药物。常用药有地高辛、毛花苷丙和毒毛花苷 K 等。

84. A 腰椎间盘突出症可采用糖皮质激素硬膜外注射治疗，糖皮质激素可减轻疼痛（不选 D）、水肿（不选 B），缓解肌痉挛（不选 E），减轻神经根周围的炎症和粘连（不选 C）。

85. C 护士在处理医嘱时，应先急后缓，先执行临时医嘱，再执行长期医嘱。临时医嘱有效时间在 24 小时以内，应在短时间内执行，有的需要立即执行（st），通常只执行 1 次（选 C）。长期备用医嘱（prn）有效时间在 24 小时以上，必要时使用（不选 A）。临时备用医嘱（sos）需要时执行，12 小时内有效（不选 B）。长期医嘱有效时间在 24 小时以上，按执行单要求执行，如硝酸异山梨酯 10mg，po，bid（不选 E）。

86. B 由于橡胶材料不透气，不利于汗液蒸发而对皮肤刺激性大，易引起皮肤损伤，导致压疮发生。

87. B 易氧化和遇光易变质的药物有硝普钠、硝酸甘油、硝苯地平、维生素C、氨茶碱、肾上腺素、两性霉素B、碘酊、碘伏等，应避光、密闭保存，注射用针剂放入用黑纸遮盖的盒内。

88. D 缩宫素适用于产程延长且协调性子宫收缩乏力者，静脉滴注过程中必须专人监护，监测宫缩、血压和胎心等变化并及时做好记录。若10分钟内子宫收缩≥5次、宫缩持续1分钟以上或胎心率异常，应立即停用缩宫素，避免因子宫收缩过强而发生子宫破裂或胎儿窘迫等严重并发症。

89. B 巨幼细胞贫血是由维生素 B_{12}、叶酸缺乏引起的，典型血象呈大细胞性贫血，红细胞数下降较血红蛋白量更明显（选B）。缺铁性贫血是由体内贮存铁缺乏，导致血红蛋白合成减少而引起的小细胞低色素性贫血，是最常见的贫血（不选A）。再生障碍性贫血主要由药物及化学物质、病毒感染及物理因素引起，典型的血象呈正细胞正色素性贫血，全血细胞减少，但三系细胞减少的程度不同（不选E）。

90. A 手术切除是早期胰腺癌首选的、唯一有效的根治方法，适用于无远处转移的胰头癌。对于不可切除胰腺癌，可采用化疗、放疗和免疫治疗等综合治疗手段。

91. E 人体体温可随昼夜、年龄、性别、活动、药物等出现生理性变化，但其变化的范围很小，一般不超过0.5~1.0℃。正常人体温在24小时内呈周期性波动，清晨2~6时最低，下午13~18时最高。

92. D 支气管肺炎常见病原体为细菌、病毒。发展中国家以细菌为主，以肺炎链球菌多见；发达国家以病毒为主，呼吸道合胞病毒最常见。

93. E 直肠肛管周围脓肿患者便后可温水坐浴，常用1∶5000高锰酸钾溶液或0.1%苯扎溴铵溶液。

94. B 中药煎药用火应遵循“先武后文”原则，先武火煮沸后用文火煎煮，以免水分迅速蒸发，影响药物有效成分的浸出。

95. E 硝酸甘油属硝酸酯类药物，是最有效、作用最快的终止心绞痛发作的药物，舌下含服起效迅速，1~2分钟开始起效（选E）。硝普钠常用于高血压急症的治疗（不选B）。阿司匹林常用于心绞痛、心肌梗死和缺血性脑血管病等的抗血小板治疗（不选C）。利多卡因常用于室性心律失常的治疗（不选A）。异丙肾上腺素属β受体激动剂，常用于心脏骤停、房室传导阻滞、支气管哮喘等疾病的治疗（不选D）。

96. C 压疮Ⅱ期（炎性浸润期）皮肤的表皮层、真皮层或两者发生损伤或坏死，主要表现为受压部位呈紫红色，皮下出现硬结，表皮常有水疱，易破溃。

97. C 压疮炎性浸润期的护理重点是保护皮肤，预防感染。除继续加强定期翻身避免局部组织长时间受压，以防止损伤继续发展外（不选A），还应注意对出现水疱的皮肤护理（不选D）。未破的小水疱应尽量减少摩擦，身体空隙处垫软枕，防止水疱破裂、感染，使其自行吸收（不选E）；大水疱可在无菌操作下用无菌注射器抽出疱内液体（不选B），不必剪去表皮，局部消毒后再用无菌敷料包扎（选C）；若水疱已破溃并露出创面，应消毒创面和创周皮肤，并根据创面类型选择合适的伤口敷料。

98. E 压疮炎性浸润期若及时解除受压，改善血液循环，清洁创面，仍可防止压疮进一步发展。护士应特别注意观察局部皮肤情况，每次更换敷料时需要根据创面情况、渗出液变化和有无感染迹象等判断压疮是否改善或恶化，及时调整治疗护理方案。

99. B 碘剂（复方碘化钠或碘化钾液）的主要作用机制为抑制蛋白水解酶，减少甲状腺球蛋白分解。术前使用碘剂，主要是抑制甲状腺激素的释放与合成，且作用迅速，并且可以减少甲状腺的血流量，使腺体充血减少，因而缩小变硬。

100. D 甲状腺功能亢进症术前用药是降低基础代谢率的重要环节，可提高患者对手术的耐受性，预防术后并发症，用药期间应严密观察药物的不良反应与效果。阿托品可增快心率，增加心肌耗氧量，并有引发心室颤动的危险，甲状腺功能亢进症术前禁用。

101. A 呼吸困难和窒息是甲状腺手术术后最危险的并发症，多由切口内出血、喉头水肿、气管塌陷、双侧喉返神经损伤等引起，其主要表现为烦躁，进行性呼吸困难，发绀，甚至窒息。

102. C 沉默是一种超越语言的沟通方式，也是一种特殊的沟通技巧。患者伤心流泪时应默默陪伴给予安慰，表达接受、关注和同情，给予患者宣泄的机会和时间，使其冷静下来。

103. C 隐私是公民与公共利益无关的个人私生活秘密。保护患者隐私包括保护患者的身体和个人信息。患者的病情、家庭史、接触史、身体隐私部位、异常生理特征等个人信息，医院及其工作人员应保守，不得非法泄露。护士应给予患者安慰，加强心理护理，并制止其他患者议论。

104. D　维生素 D 缺乏性手足搐搦症主要表现为惊厥、喉痉挛和手足抽搐，并有程度不等的活动期佝偻病表现，无意识障碍（选 D）。新生儿缺氧缺血性脑病多由缺氧和围生期窒息引起，主要表现为意识障碍和肌张力降低等（不选 C）。热性惊厥多在高热开始后 12 小时内，体温 38.5℃以上时突然出现，发作后意识恢复快（不选 E）。

105. E　维生素 D 缺乏性手足搐搦症多见于 6 个月以内的婴幼儿，伴有惊厥、喉痉挛、手足抽搐和程度不等的活动期佝偻病表现。搐搦症患儿惊厥时应立即止痉，用 10% 水合氯醛溶液保留灌肠或地西泮肌内或缓慢静脉注射，不能口服（不选 A）；给予钙剂治疗，用 10% 葡萄糖酸钙溶液 5~10ml 加入 10% 葡萄糖液 5~20ml 中，缓慢静脉推注（选 E，不选 C、D）。本病与新生儿低钙血症相鉴别，同样是由低钙引起抽搐，新生儿低钙血症指出生后 28 天以内的小儿，治疗只需要补充钙剂即可。

106. D　影响沟通的生理因素包括：暂时性的生理不适，如疼痛、饥饿、寒冷等；年龄因素；永久性生理缺陷等。这些因素可不同程度影响沟通效果，护士应在患者不适缓解后再沟通。

107. C　护士与患者沟通时，患者切口疼痛，加之亲人在场，使护患交谈难以继续，可能的原因是患者术后想引起家人更多的关注。护士此时应暂停沟通，待其不适缓解后再交谈。

108. D　指导 - 合作型是以患者为中心的护患关系模式，是目前临床护患关系的主要模式。其特点是“护士告诉患者应该做什么和怎么做”。这种模式适用于病情较重但神志清楚、病程短的急性患者和外科手术后恢复期的患者。

109. D　大便隐血试验前 3 天禁食肉类、动物肝脏、血、含铁丰富的食物或药物、绿色蔬菜等，以免造成假阳性，可食用豆制品、茭白、山药、冬瓜等。

110. D　大便隐血试验饮食应禁食肉类（不选 A）、动物肝脏（不选 C）、血（不选 B）、绿色蔬菜等（不选 E），可食豆制品、土豆、鸡蛋清等（选 D）。

111. B　门静脉高压症患者发生上消化道出血时，因来势凶猛、出血量大，患者可有紧张、恐惧的心理。术前护理最重要的措施是消除患者的恐惧心理，建立良好的护患关系，鼓励患者表达感受，耐心倾听，取得其信任，帮助患者宣泄恐惧、焦虑等不良情绪，使其感受到被关心和重视。耐心解释手术的必要性，介绍医院技术水平和手术成功的例子，增强其治疗信心。

112. E　门静脉高压症患者急性大出血期应迅速建立静脉通道，尽快配血、输血，补充血容量（不选 A）。遵医嘱及时应用止血药，注意观察药物疗效和不良反应（不选 C）。药物止血效果不佳时可给予三腔二囊管压迫止血（不选 D）。遵医嘱应用保肝药物，避免使用对肝脏有损害的药物（不选 B）。及时清除肠内积血，可用弱酸性溶液灌肠，但应禁用肥皂水等碱性溶液，以免引起肝性脑病（选 E）。

113. C　分流术后早期，因门静脉系统、腔静脉系统血流量大，压力高，为使血管吻合口保持通畅，防止吻合口破裂出血，须取平卧位或低坡半坐卧位（$<15°$），并注意观察有无吻合口出血倾向。

114. A　焦虑症患者主要的护理问题为“焦虑　与过度紧张和自主神经功能紊乱所致的躯体症状有关”。

115. C　地西泮属苯二氮䓬类药物，起效快，抗焦虑作用强。指导患者应从小剂量开始服用，逐渐增量至最小有效量，维持 2~4 周后逐渐停药，以免长期应用而致成瘾。停药过程不应短于 2 周，突然停药易出现戒断症状。

116. B　输血过敏反应多发生在输血后期或即将结束输血时，轻度反应出现皮肤瘙痒、荨麻疹；中度反应出现血管神经性水肿，多见眼睑、颜面部和口唇高度水肿；重度反应可表现为过敏性休克（选 B）。发热反应可发生在输血过程中或输血后 1~2 小时内，患者先有发冷、寒战，继之出现高热，体温可达 38~41℃（不选 A）。枸橼酸钠中毒时患者出现手足抽搐，血压下降，心率缓慢，甚至心脏骤停（不选 C）。溶血反应表现为在输血后出现头部胀痛、四肢麻木、腰背部剧痛、胸闷、气促等（不选 D）。大量输入库存血可引起高钾血症，表现为四肢软弱无力，心率缓慢等（不选 E）。

117. B　过敏反应为常见的输血反应，程度轻重不一。轻度反应出现皮肤瘙痒、荨麻疹（选 B）。中度反应出现血管神经性水肿，多见眼睑、颜面部和口唇高度水肿，喉头水肿，表现为呼吸困难，双肺闻及哮鸣音（不选 C）。重度反应可表现为过敏性休克，出现循环衰竭表现（不选 D）。

118. B　输血过敏反应轻度者应减慢输血速度，遵医嘱给予抗过敏药物，如苯海拉明、异丙嗪或地塞米松等，用药后症状可缓解（选 B）。中、重度过敏反应，应立即停止输血，根据医嘱皮下注射肾上腺素或静脉滴注氢化可的松或地塞米松等抗过敏药物（不选 C）。

119. E　甲型肝炎主要经消化道传播，污染的水源、食物可引起传染，应采取消化道隔离。

120. D 同种患者可居一室，不同种患者应尽可能分室收住（不选A）；护理、探视患者时须穿隔离衣、戴手套，并消毒双手；病室应有防蝇设施（不选C）；患者之间不可互换物品，以防交叉感染（选D）。

实践能力

1. B 胃、十二指肠溃疡急性穿孔的患者立位腹部X线检查可见膈下新月状游离气体影，是明确诊断的主要依据。

2. A 拔除胸膜腔闭式引流管时嘱患者先深吸一口气，在深吸气末屏气，迅速拔管。

3. B 慢性肺源性心脏病由于肺动脉高压，导致右心室后负荷过重，引起体循环淤血，可表现为双下肢水肿、颈静脉怒张等。

4. B 焦虑症是以焦虑、紧张、恐惧情绪为主的神经症，常伴有自主神经功能症状、肌肉紧张与运动性不安，其紧张惊恐的程度与现实环境不相符。其临床表现形式为广泛性焦虑障碍和惊恐障碍。

5. A 电复律后患者卧床休息24小时（选A），清醒后2小时内避免进食，以免恶心、呕吐。持续心电监护24小时，注意心律、心率变化（不选B）。密切观察病情变化，如神志、瞳孔、呼吸、血压、皮肤及肢体活动情况（不选C、D）。遵医嘱继续使用奎尼丁、洋地黄或其他抗心律失常药物以维持窦性心律（不选E）。

6. C 超声心动图为确诊肥厚型心肌病最有价值的检查，其特征为室间隔不对称肥厚而无心室腔增大。

7. D 正常血钾为3.5~5.5mmol/L；血钾＞5.5mmol/L为高钾血症，血钾＜3.5mmol/L为低钾血症。

8. C 肺炎患儿高热时可给予物理降温，避免体温骤降（选C，不选D）。解热镇痛药不能有效地预防热性惊厥的发生（不选B）。退热期往往大量出汗，应及时擦干汗液，更换衣服，防止受凉（不选A）。

9. B 氨茶碱属于茶碱类药物，局部刺激性较强，不宜肌内注射（选B）。氨茶碱具有舒张支气管平滑肌，强心、利尿等作用（不选A）。氨茶碱的血药浓度与中毒浓度接近，用量过大或静脉注射过快易引起心律失常、头晕、血压剧降、抽搐等（不选D），严重者导致心脏骤停（不选E）。静脉给药时需要用葡萄糖溶液稀释，缓慢静脉注射，时间宜在10分钟以上（不选C）。

10. C 妊娠合并心脏病产妇在分娩第二产程中，宫缩时不宜用力屏气，宫口开全后应行产钳术或胎头吸引术缩短产程（选C）。分娩期除有产科指征外，心功能Ⅲ~Ⅳ级可选择剖宫产终止妊娠（不选B）。产妇可适当应用镇静药如哌替啶等，但禁用吗啡，因吗啡可降低子宫收缩力，延长产程（不选D）。为预防产后出血，可使用缩宫素，但禁用麦角新碱，以免静脉压升高（不选A）。感染可诱发心力衰竭，应预防性使用抗生素直至产后1周，避免感染（不选E）。

11. A 心包疾病患者应进高热量、高蛋白、高维生素的易消化饮食，限制钠盐摄入。水肿严重伴腹腔积液者无盐饮食。

12. E 痈在初期仅有红肿时，可外敷鱼石脂软膏、金黄散，促进炎症消退；已出现多个脓点、表面紫褐色或已破溃时应及时切开引流（不选A），可采用“＋”或“＋＋”形切口，清除坏死组织（选E）。全身治疗应及时使用青霉素或磺胺类药物，以后根据细菌培养和药敏试验结果用药（不选B）；免疫力低下会加重感染，有糖尿病病史者，应根据病情控制饮食同时给予胰岛素治疗（不选C）。注意休息，加强营养，增强机体抵抗力（不选D）。

13. C 妊娠时孕妇收缩压多无明显变化，舒张压会有轻度降低（选C）。妊娠期血沉加快，血浆增加多于红细胞增加，血液相对稀释（不选E），会出现生理性贫血（不选A）。妊娠期凝血因子会增加，血液处于高凝状态（不选B）。孕妇血容量于6~8周开始增加，至妊娠32~34周达高峰（不选D）。

14. E 呼吸衰竭最早、最突出的临床症状为呼吸困难，表现为呼吸费力伴呼气延长。

15. E 心肺复苏时，成人不论两人施救还是单人施救，按压与通气比例均为30∶2。

16. A 分流术后早期，因门静脉系统、腔静脉系统血流量大，压力高，为使血管吻合口保持通畅，防止吻合口破裂出血，需要取平卧或低坡半坐卧位（＜15°），并注意观察有无吻合口出血倾向。

17. D 膀胱结石典型表现为排尿突然中断，疼痛放射至远端尿道和阴茎头部，伴排尿困难和膀胱刺激症状，小儿常用手搓拉阴茎、跑跳或改变排尿姿势后使疼痛缓解并继续排尿（选D）。肾肿瘤表现为血尿、肿块、腰痛，间歇无痛性血尿为常见的症状（不选A）。肾、输尿管结石主要表现为与活动有关的血尿和疼痛，典型表现为肾绞痛（不选B、C）。尿道结石表现为排尿困难，呈点滴状，伴尿痛（不选E）。

18. B　急性淋巴管炎分为网状淋巴管炎（丹毒）和管状淋巴管炎，网状淋巴管炎多由足趾皮肤损伤、足癣、口腔溃疡等所致；管状淋巴管炎多由口咽炎症、足癣、皮肤损伤所致。

19. D　金黄色葡萄球菌毒力强，常破坏正常组织，所致肺炎极易合并脓胸、脓气胸、肺大疱、肺脓肿等。胸部 X 线检查 4 大特征为肺浸润、肺脓肿、肺气囊肿和脓（气）胸，对金黄色葡萄球菌肺炎的诊断意义较大。

20. E　初产妇宫口开全、经产妇宫口扩张 6cm 及以上且宫缩规律有力时，应首先做好接产准备，用平车送产妇入产房待产。

21. C　老年人由于生理功能老化，导致身体功能下降，适当的体育锻炼是保持良好身体状况的最佳方法。

22. D　溃疡性结肠炎的病变主要位于直肠和乙状结肠；可逆行向近段发展，扩展至降结肠和横结肠，累及全结肠，甚至回肠末段。

23. A　会阴部或肠道手术（如阑尾炎手术）切口感染的病原菌多为大肠埃希菌等肠道菌群或厌氧菌群（选 A）。清洁手术切口感染的常见病原菌为葡萄球菌和链球菌（不选 E）。

24. C　高热、抽搐或惊厥、呼吸衰竭是流行性乙型脑炎极期的严重症状。其中，呼吸衰竭常为致死的主要原因。

25. D　如图所示，在宫体和子宫下段之间有一明显的环状凹陷，为病理缩复环。这是由于胎先露部下降受阻，子宫强直性或痉挛性过强收缩，强有力的宫缩使子宫下段逐渐变薄，而子宫上段更加增厚变短所致。下腹部压痛、血尿、子宫病理缩复环形成和胎心率改变是先兆子宫破裂的典型表现。

26. B　慢性支气管炎以咳嗽、咳痰、喘息及反复发生感染为特征。

27. A　慢性阻塞性肺疾病患者应预防呼吸道感染，接种流感疫苗、肺炎链球菌疫苗、卡介菌多糖核酸等对预防疾病反复感染有益。

28. B　胎盘娩出后，宫底在脐下 1 指，产后第 1 天宫底稍上升平脐，以后每天下降 1~2cm，产后 4 天下降 3~4cm，产后 10 天降入骨盆腔内，于耻骨联合上方不能触及（选 B）。一般产后 3~4 天产妇可出现泌乳热，体温一般不超过 38℃（不选 D）。产后 1~2 天会出现宫缩导致的阵发性剧烈腹痛，持续 2~3 天自然消失（不选 A）。产后 1 周内会大量排汗，以睡眠和初醒时明显，不属病态（不选 C）。恶露性质的转变是一个渐进性过程，随着时间推移，恶露由血性逐渐变为浆液性，在产后第 4 天变为含少量血液的浆液恶露，呈淡红色（不选 E）。

29. C　甲拌磷属剧毒类有机磷农药。全血胆碱酯酶活力(ChE)测定是诊断有机磷农药中毒的特异性指标。轻度中毒 ChE 在 50%~70%（不选 B），中度中毒 ChE 在 30%~50%，重度中毒 ChE ＜ 30%（选 C）。口服中毒者用清水、生理盐水、2% 碳酸氢钠（敌百虫禁用）或 1∶5000 高锰酸钾溶液（甲拌磷、对硫磷、内吸磷、乐果禁用）反复洗胃（不选 D）。阿托品属于 M 胆碱受体阻断剂，能缓解毒蕈碱样症状，根据病情每 10~30 分钟或 1~2 小时给药 1 次，直至毒蕈碱样症状消失或患者出现阿托品化表现，再逐渐减量或延长给药间隔时间（不选 A、E）。

30. C　糖尿病患者胰岛素使用的注意事项有：告知患者普通胰岛素于餐前 30 分钟皮下注射，宜选择上臂三角肌、臀大肌、大腿前侧、腹部等部位，腹部吸收最快（选 C，不选 A）。指导患者，使用乙醇消毒后，保持针头与皮肤成 30°~40° 进针（不选 D）。注射部位应交替使用，以免形成局部硬结和脂肪萎缩，影响药物吸收及疗效（不选 B）。未开封的胰岛素放置于冰箱冷藏保存，开封后可常温保存 28~30 天，无须冷冻（不选 E）。

31. D　子宫收缩乏力导致的产后出血，表现为胎盘娩出后间歇性阴道流血，查体宫底升高，子宫质软、轮廓不清，此时应检查宫缩情况并按摩子宫，刺激宫缩（选 D）。胎盘因素导致的出血，多在胎儿娩出数分钟后出现大量阴道流血，色暗红，应及时取出胎盘，做好刮宫准备（不选 A）。软产道裂伤表现为胎儿娩出后立即阴道流血，色鲜红，应检查软产道，及时准确地修复缝合（不选 E）。凝血功能障碍表现为胎儿娩出后持续出血，血液不凝，应尽快输新鲜全血，补充血小板等（不选 C）。

32. E　强迫症的基本特征是强迫观念和强迫行为。强迫观念是指反复闯入患者意识的观念，明知没有必要，但又无法摆脱，因而苦恼而焦虑。应对强迫症患者行耐心细致的解释和心理教育，指导患者把注意力从强迫症状转移到日常生活、学习和工作中去，减轻患者的焦虑。

33. E　流行性脑脊髓膜炎应行呼吸道隔离，隔离至症状消失后 3 天，一般不少于发病后 7 天。接触者应医学观察 7 天。

34. E　急性白血病化疗期间最主要的观察项目是血常规，如白细胞＜ $3.5 \times 10^9/L$，应暂停化疗，预防感染。白细胞＜ $1 \times 10^9/L$ 或血小板＜ $80 \times 10^9/L$ 时，实行保护性隔离（选E）。血小板＜20×10^9/L时绝对卧床休息，协助做好生活护理（不选C）。

35. C 四步触诊法可用于检查子宫大小、胎产式、胎先露、胎方位和先露是否衔接。图中动作为四步触诊法的第3步，检查者右手置于耻骨联合上方，拇指与其余4指分开，握住胎先露部，进一步查清是胎头或胎臀，并左右推动以确定是否衔接（选C）。第1步检查者双手应置于宫底（不选A）；第2步检查者两手分别置于腹部左右两侧，一手固定，另一手轻轻深按检查（不选B）；第4步检查者两手应分别置于胎先露部的两侧（不选D）。

36. C 被毒蛇咬伤后应尽快使毒液流出，并清除残留的毒牙（不选B）。局部冷敷，可减轻疼痛，减缓局部代谢，减少毒素吸收（选C）。蛇咬伤后忌奔跑（不选E），伤肢制动、放置低位（不选A），立即用布带或止血带等在伤肢的近心端伤口上方绑扎，以阻断淋巴、静脉回流（不选D）。

37. C 体内的磺胺药主要由肾脏排出，在尿液中浓度较高。尿液中的磺胺药及其乙酰化物一旦在肾脏中形成结晶，可产生尿道刺激和梗阻症状，甚至造成肾损害。适当增加饮水量可降低尿液中的药物浓度，避免造成肾损害。

38. B 鹅口疮为白假丝酵母菌感染所致，多见于新生儿、营养不良、腹泻、长期应用广谱抗生素或激素的患儿，口腔黏膜出现白色或灰白色乳凝块样小点或小片状物，可逐渐融合成大片，不易拭去。患处不痛，一般无全身症状。

39. D 肛门周围脓肿切开引流术后护士注意观察引流是否通畅及引流液颜色、量（不选A、B），注意有无敷料渗血、渗液，如有外渗，应及时更换，警惕内出血发生（不选E）；由于肛周神经末梢丰富，患者疼痛剧烈，术后1~2天遵医嘱应用镇痛药，如涂敷消炎镇痛软膏（不选C），必要时去除多余敷料（选D）。

40. E 高血压的高危因素包括钠盐摄入过多、肥胖（不选C）、吸烟（不选A）、精神压力（不选B）、遗传（不选D）等。适当的体育锻炼有助于降低血压（选E）。

41. A 感染性心内膜炎患者心脏瓣膜有巨大赘生物时，应绝对卧床休息，防止赘生物脱落（选A）。脑栓塞可出现意识改变、失语、肢体活动受限等（不选E）；肺栓塞可突然出现胸痛、气促、发绀和咯血（不选B）；肾栓塞可出现两季肋部和腹部疼痛，伴肉眼或镜下血尿（不选D）；肢体栓塞有相应部位明显缺血和疼痛（不选C）。

42. E 流行性腮腺炎主要通过呼吸道传播，对无并发症的患儿可在家中隔离治疗，采取呼吸道隔离至腮腺肿大完全消退。

43. A 杵状指表现为手指或足趾末端增生、肥厚、增宽、增厚，指甲从根部到末端拱形隆起呈杵状。其发生机制与肢体末端慢性缺氧、代谢障碍及中毒性损害有关，缺氧时末端肢体毛细血管增生扩张，血流丰富，软组织增生，形成末端膨大。

44. C 肝性脑病清醒后的患者，可逐渐增加蛋白质的摄入量，并应选择植物蛋白如豆制品，含支链氨基酸较多，有利于保护结肠的正常菌群及酸化肠道，减少氨的生成与吸收。

45. A 二尖瓣狭窄患者血栓栓塞以脑栓塞最多见，栓子多来自扩大的左心房伴心房颤动者，心房颤动时易形成左心房附壁血栓，血栓脱落后进入左心室，通过主动脉瓣泵入主动脉及各级分支，射血到全身各器官，其中脑栓塞最常见也最严重。图中：①脑；②脾；③肾；④肝；⑤肺。

46. B 艾森门格综合征多见于室间隔缺损、房间隔缺损、动脉导管未闭等左向右分流的先天性心脏病。随着病情进展，严重的左向右分流使肺循环血量增加，导致肺动脉高压，右心室压力显著增高，逆转为右向左分流，出现持久性青紫，称为艾森门格综合征。

47. D 多数急性心肌梗死患者会在发病1~2天出现心律失常，尤其是24小时内，以室性心律失常最多见。心室颤动是急性心肌梗死早期，特别是入院前患者死亡最主要的原因。

48. D 过敏性紫癜多见于6岁以上的男性儿童和青少年。发病前1~3周可有上呼吸道感染等前驱症状。根据受累部位及表现可分为5型，其中单纯型表现为反复皮肤紫癜，多位于下肢及臀部、胸腹部，呈对称分布，呈紫红色，压之不褪色，融合成片或略高出皮肤表面等；可伴有关节肿痛、压痛及功能障碍等表现，多发生于膝、踝等大关节（选D）。血友病是遗传性凝血因子缺乏而引起的出血性疾病，出血是最主要的临床表现，与生俱来，常表现为软组织或深部肌肉内血肿（不选C）。猩红热表现为弥漫充血的皮肤上出现针尖大小红色丘疹，触之有沙粒感，疹间无正常皮肤（不选B）。川崎病表现为发热，球结合膜充血，草莓舌，向心性皮疹等（不选A）。

49. A 吸气性呼吸困难主要表现为吸气显著费力，严重时可出现三凹征，常见于喉部、气管、大支气管的狭窄与阻塞。

50. D 肺气肿指终末细支气管远端的气道弹性减退、气腔异常扩大、伴有肺泡及其组成部分的病理改变。肺气肿患者应行缩唇呼吸和腹式呼吸等呼吸功能锻炼，以加强呼吸肌的肌力和耐力。缩唇呼吸通过缓慢呼气以提高支气管内压，防止呼气时小气道过早塌陷，利于肺泡气体排出。腹式呼吸可降低呼吸阻力，增加肺泡通气量。

51. E 腹泻脱水时，碳酸氢盐从肾脏和小肠液丢失，易导致代谢性酸中毒。酸中毒时血中游离钙增多，即使患儿原有低钙血症，也不会出现手足抽搐，但快速纠正酸中毒后，可使大量 Ca^{2+} 转移至细胞内，血中 Ca^{2+} 减少，发生低钙血症，出现手足抽搐、惊厥等。

52. A 相邻多根多处肋骨骨折使局部胸壁失去完整肋骨的支撑而软化，可导致连枷胸，是最严重的肋骨骨折。患者吸气时软化区胸壁内陷，呼气时外突，称为反常呼吸运动。

53. B 痰结核分枝杆菌检查是确诊肺结核的主要方法，也是制订化疗方案和考核治疗效果的主要依据。

54. A 卵巢瘤样病变以滤泡囊肿和黄体囊肿最常见。怀疑卵巢瘤样病变且囊肿直径＜ 5cm 时，应观察或口服避孕药 2~3 个月，可自行消失，无须特殊治疗，每 3~6 个月复查 1 次。

55. B 图为毕Ⅱ式胃大部切除术后发生的急性完全性输入袢梗阻，表现为突起上腹部剧烈疼痛伴频繁呕吐，呕吐物量少、不含胆汁，呕吐后症状不缓解。

56. D 胰腺癌术后出血可有大汗、血压下降、呕血等症状。出血可发生在术后早期（24 小时以内）和晚期，晚期出血常发生在术后 1 周左右。早期常因凝血功能障碍所致创面广泛渗血（不选 B）、术中止血不彻底或吻合口出血引起，晚期出血多因腹腔严重感染、胰瘘、胆瘘使邻近血管受到腐蚀导致破裂出血（选 D，不选 E）。

57. D 抑郁症典型表现为情绪低落、兴趣减退、乐趣丧失，最突出的症状是持久性情绪低落，常有晨重暮轻的特点。

58. D 肺结核是一种慢性消耗性疾病，应高热量、高维生素、高蛋白质饮食，多食牛奶、豆浆、鸡蛋、鱼、肉、水果及蔬菜等，以增强抵抗力，促进病灶愈合。

59. E 滴虫阴道炎多表现为大量稀薄泡沫状的阴道分泌物及外阴瘙痒，妇科检查可见阴道黏膜充血，严重者有散在出血斑点。检查滴虫阴道炎最简单的方法是生理盐水悬滴法，在阴道分泌物中找到滴虫即可确诊。

60. E 妊娠期合并下肢静脉曲张者可采用非手术治疗（不选 B）。选择穿弹力袜或用弹力绷带外部加压治疗，弹力绷带包扎时应自下而上，从肢体远端开始向近端缠绕，松紧适宜（选 E，不选 D）。休息时应脱下弹力袜，抬高下肢，以利静脉回流（不选 A）。适当运动，增强血管壁弹性（不选 C）。

61. E 丙酸睾酮为油剂，不易被吸收，注射局部易形成硬块，须采用长针头深层、缓慢、分层注射，经常更换注射部位，发现硬块要及时理疗。此外应严密观察用药后的不良反应，如肝损害和女性男性化，毛须增多、声音变粗、痤疮、女性闭经等。

62. A 查科三联征为急性胆管炎的典型表现，即腹痛、寒战与高热、黄疸，腹痛一般为剑突下或右上腹绞痛。B 超为急性胆管炎首选检查，可发现结石并明确其大小和部位。

63. E 乳腺癌术后 1~2 周的功能锻炼内容是抬高患侧上肢；手指爬墙运动，幅度逐渐递增，直至患侧手指能高举过头；患侧手经头顶自行梳理对侧头发或摸到对侧耳朵。

64. A 急性呼吸窘迫综合征（ARDS）主要表现为呼吸窘迫、顽固性低氧血症和呼吸衰竭，动脉血气分析的典型变化是 PaO_2 降低、$PaCO_2$ 降低、pH 升高。早期由于过度通气而出现呼吸性碱中毒，pH 高于正常值；后期可出现呼吸肌疲劳或合并代谢性酸中毒，pH 低于正常值。PaO_2 正常值为 80~100mmHg，＜ 60mmHg 时机体处于失代偿边缘，是诊断呼吸衰竭的标准。$PaCO_2$ 参考值为 35~45mmHg。人体 pH 正常值为 7.35~7.45。HCO_3^- 正常值为 22~27mmol/L。

65. D 骨折早期一般为术后 1~2 周，运动重点是肢体等长收缩运动（不选 A），固定部位上、下关节暂不活动，身体其他部位加强主动运动，防止肌肉萎缩，减轻水肿，促进静脉回流。骨折中期一般为术后 2 周，运动重点以患肢骨折的上、下关节运动为主，动静结合，循序渐进（不选 B），主动与被动运动结合（不选 E），活动范围由小到大，活动强度和活动量逐渐加大（选 D，不选 C）。骨折后期一般病变部位已基本愈合，做以重点关节为主的全身锻炼，可在抗阻力下锻炼或借助器械练习，也可行物理治疗和外用药物熏洗。

66. A 心房颤动为二尖瓣狭窄最常见的心律失常，也是相对早期的常见并发症，可能为患者就诊的首发症状。

67. E 1 岁以下发生腹股沟斜疝的患儿可暂不手术，观察病情发展情况，随着躯体生长强壮后疝可自行消失。可采用非手术治疗，即用棉线束带或绷带压住腹股沟管深环，防止疝块突出。

68. A 浅静脉瓣膜功能试验是让患者平卧，抬高下肢使静脉空虚后，在腹股沟下方缚扎止血带压迫大隐静脉，再嘱患者站立，释放止血带后10秒内如静脉曲张自上而下出现，提示大隐静脉瓣膜功能不全（选A）。同法，在腘窝处缚扎止血带，可检测小隐静脉瓣膜的功能（不选B）。

69. D 宫颈刮片细胞学检查是普查筛选宫颈癌的手段，如发现宫颈上皮内瘤样变，再做宫颈活组织检查明确诊断(选D)。阴道镜检查对可疑部位行定位活检，以提高宫颈疾病确诊率（不选B）。宫颈或宫颈管活组织检查是确诊宫颈癌的必要手段（不选C）。诊断性刮宫是诊断宫腔疾病最常用的方法，可同时了解宫腔和宫颈的情况（不选E）。

70. C 胃肠道手术患者，术前禁食8~12小时，禁饮4小时，以防麻醉或手术过程中呕吐引起窒息或吸入性肺炎。

71. A T管引流的作用：引流胆汁和减压，防止因胆汁排出受阻导致胆总管内压力增高、胆汁外漏而引起胆汁性腹膜炎；引流残余结石，使胆道内残余结石通过T管排出体外；支撑胆道，防止胆总管切开处粘连、瘢痕狭窄等导致管腔变小；经T管溶石或造影等。

72. E 血管升压素在较大剂量时可强烈收缩血管，升高血压，治疗出血和尿崩症，主要用于治疗大咯血及食管胃底静脉曲张破裂出血引起的大呕血。但血管升压素可使冠状动脉收缩，高血压、冠心病、心力衰竭患者应禁用。

73. A 腹水是肝硬化肝功能失代偿期最突出的临床表现。大量腹水时，腹部膨隆，呈蛙状腹，腹壁紧张发亮，叩诊有移动性浊音，出现呼吸困难、心悸等。

74. C 硝普钠为高血压急症的首选药物，可同时扩张动脉和静脉，分别降低心脏的后、前负荷。口服不吸收，静脉给药后5分钟即见效，停药后作用仅维持3~5分钟，故只可静脉滴注（不选A、B）。因其降压迅速，不可与其他降压药物同时应用（不选D），使用时应调整给药速度，严密监测血压变化（不选E），有条件者可用输液泵控制速度（选C）。

75. A 急性支气管炎是指由各种致病原引起的支气管黏膜感染，主要症状为咳嗽、咳痰。老年人因咳嗽无力，常排痰困难，因此老年人急性支气管炎的护理重点是清理呼吸道，以防窒息。

76. C 骨质疏松症的护理诊断包括：“有受伤的危险　与骨质疏松导致骨骼脆性增加有关”“疼痛：骨痛与骨质疏松有关”；潜在并发症：骨质疏松性骨折；“躯体移动障碍　与骨骼变化引起活动范围受限有关”“营养失调：低于机体需要量　与饮食中钙、蛋白质、维生素D的摄入不足有关等”。其中，有受伤的危险是对患者生活影响最大的危险因素。

77. A 肺癌术后要告知患者本人及其家属，若有切口疼痛、剧烈咳嗽、咯血及痰中带血等症状，应尽快就诊。

78. E 慢性肺源性心脏病失代偿期因呼吸衰竭可致缺氧和CO_2潴留，CO_2潴留严重时可出现肺性脑病。应保持呼吸道通畅，合理氧疗，持续低流量、低浓度给氧，避免高浓度吸氧而抑制呼吸、加重CO_2潴留。

79. E 急性肺水肿是左心衰竭呼吸困难最严重的情况，主要表现为严重呼吸困难、端坐呼吸、剧烈咳嗽、咳大量粉红色泡沫痰，双肺满布湿啰音及哮鸣音。应给予高流量氧气吸入，氧流量6~8L/min，使肺泡内压力增高，减少肺泡内毛细血管渗出液产生；同时给予20%~30%乙醇湿化，因乙醇能减低肺泡内泡沫的表面张力，使泡沫破裂消散，从而改善肺泡通气，迅速缓解缺氧症状。

80. B 气胸患者痊愈后，指导患者适量活动，在气胸痊愈的1个月内，不宜参加剧烈活动。

81. B 热衰竭指热应激后以血容量不足为特征的一组临床综合征，表现为多汗、疲乏、头晕、恶心和肌痉挛，心率明显加快、直立性低血压或晕厥，体温≤40℃。

82. B 石膏绷带包扎过紧易发生手指缺血，表现为手指发凉、发绀，不能自主活动。

83. B 肾脏手术后常留置肾周引流管，以引流渗血和渗液。一般于术后2~3天、引流量减少时拔除。

84. E 疫苗接种后的反应可分为一般反应、异常反应和偶合症3类。其中，异常反应主要包括过敏性休克、过敏性皮疹、血管神经性水肿等变态反应和晕厥。

85. C 新生儿窒息是指新生儿出生后不能建立正常的自主呼吸而导致低氧血症、高碳酸血症及全身多脏器损伤。清理呼吸道是抢救新生儿窒息的首要措施：将患儿置于远红外辐射床上，头轻微仰伸位，用吸球或吸管吸出口、鼻、咽和气道黏液及羊水。若清理呼吸道后仍无呼吸，可轻拍或轻弹足底、摩擦背部以诱发自主呼吸，增加通气。

86. B 心房扑动的心电图表现为窦性P波消失，代之以振幅和间期较恒定、呈规律的锯齿状的F波，频率250~350次/分，一般情况下QRS波群形态正常(选B)。心房颤动P波消失，代之以大小、形态及规律不一的f波（不选E)。心室扑动心电图表现为波幅大而规则的正弦波形，频率150~300次/分（不选D)。室性心动过速心电图表现为3个或以上的室性期前收缩连续出现，QRS波群宽大畸形，时限＞0.12秒（不选C)。室性期前收缩心电图表现为提前出现宽大畸形的QRS波群，时限＞0.12秒，期前收缩后有完全性代偿间歇（不选A)。

87. A 稳定型心绞痛发作时应立即休息（不选D)，一般患者停止活动后症状即可消除。硝酸甘油舌下含服可快速吸收，1~2分钟内显效，约30分钟后作用消失；每隔5分钟可重复1次，一般连续服用不超过3次（选A，不选B)。服药后观察胸痛情况（不选E)。多次服药无效后，立即就医（不选C)。

88. D 小儿囟门6个月后逐渐骨化变小，一般于12~18个月闭合，最迟于2岁闭合；新生儿由于颅缝及囟门未闭而具有缓冲作用，可使颅内压增高和脑膜刺激征表现不明显。

89. B 休克型肺炎最突出的表现是血压降至80/50mmHg以下（选B)，还可出现四肢湿冷、面色苍白、脉搏细速、少尿或无尿、意识模糊等症状（不选E)。

90. C 洋地黄中毒最常见、最早出现的心律失常是室性期前收缩，也可发生二联律、三联律及心动过速。洋地黄中毒的其他心律失常包括房室传导阻滞、窦性心动过缓等。

91. D 心包叩击音见于缩窄性心包炎，由于心包增厚，阻碍心室舒张，心室在舒张过程中被迫骤然停止，在第二心音后出现较响而短促，呈叩击样的额外心音（选D)。心包积液患者积液量多时，心影向两侧增大（不选A)。病毒性心肌炎心脏正常或轻度扩大，第一心音减弱，可出现奔马律和交替脉等心力衰竭的体征；心动过速与发热程度不平行（不选B)。急性心包炎的典型表现是心包摩擦音（不选C)。肥厚型心肌病患者胸骨左缘第3、4肋间可闻及粗糙的喷射性收缩期杂音（不选E)。

92. C 心脏骤停的典型三联征包括突发意识丧失、呼吸停止和大动脉搏动消失。识别心脏骤停最可靠的临床征象是意识丧失伴大动脉搏动消失。

93. C 淀粉酶测定是急性胰腺炎早期最常用和最有价值的检查方法。血淀粉酶升高较早，超过正常值3倍即可诊断（选C)。尿淀粉酶升高较晚，且受患者尿量与尿液浓缩、稀释的影响（不选D)。

94. E 绌脉常见于心房颤动，是由于心肌收缩强弱不等，较弱的搏动只可产生心音，而不能引起周围血管搏动，导致脉率少于心率（选E)。严重主动脉瓣关闭不全患者收缩压升高、舒张压降低、脉压增大（不选A)，出现周围血管征，如水冲脉（不选D)、毛细血管搏动征（不选C)、点头征、股动脉枪击音等（不选B)。

95. A 自发性气胸最常见的症状是突感一侧胸痛，呈刀割样或针刺样。

96. E 右半结肠肠腔较大，癌肿多呈肿块型，突出于肠腔，大便稀薄，可有腹泻、便秘交替及血便的表现，大便隐血试验阳性（不选B)，以右腹部包块、腹痛、全身症状为主（不选C)；右腹隐痛，间歇痛逐渐转为持续痛（不选A)；出现消瘦、乏力、低热等全身症状（不选D)；肠梗阻症状不明显（选E)。

97. D 结肠癌术前12~14小时开始服用37℃等渗电解质溶液6000ml，产生容量性腹泻，达到清洁肠道的目的（选D)。应给予高蛋白、高热量、高维生素、易消化的少渣饮食（不选A)。术前3天进少渣半流质饮食，术前2天流质饮食，术前1天禁食（不选B)。术前3天每晚口服缓泻药如液状石蜡或硫酸镁，清洁肠道（不选C)。甘露醇口服肠道准备法是指术前1天午餐后0.5~2.0小时内口服5%~10%甘露醇1500ml，可吸收肠壁水分，致腹泻（不选E)。

98. B 结肠癌术后48~72小时肛门排气或结肠造口开放后，若无腹胀、恶心、呕吐等不良反应，可拔除胃管，饮水后无不适可进流质饮食；给予高蛋白、高热量、低脂、富含维生素及易消化的少渣食物。

99. A 腰椎间盘突出症可由反复弯腰、扭转等动作及从事重体力劳动引起，主要表现为腰痛、坐骨神经痛等，查体可见肌力减退、跟腱反射消失、感觉异常等。患者应绝对卧床休息，初次发作一般严格卧硬板床3周，症状缓解后戴腰围逐步下床活动。

100. D 腰椎间盘突出症突出的髓核或脱垂的椎间盘组织压迫马尾神经，出现鞍区感觉迟钝，大小便功能障碍，应采取手术治疗。

101. B 患者床边准备的急救物品中，最重要的为气管切开包。因呼吸困难和窒息是甲亢患者术后最危险的并发症，一旦发生须立即剪开缝线，敞开切口，迅速除去血肿，结扎出血的血管，必要时行气管切开、给氧。

102. E 甲状腺次全切除术后的护理包括常规引流24~48小时（选E)，术后切口引流量一般不超过

100ml，注意观察引流液的量、颜色和性状。患者清醒、无呕吐即可给予少量温或凉水。若无误吸、呛咳等不适，可进温凉流质饮食，避免过热饮食刺激腺体充血、出血，少食慢咽（不选 A）。疼痛不能忍受者可遵医嘱给予镇痛药（不选 D）。密切观察切口渗血及引流情况（不选 B）。指导患者术后继续服用复方碘化钾溶液，逐渐减少，直至病情平稳（不选 C）。

103. A 甲状旁腺损伤时，应适当限制肉类、乳品和蛋类等高磷食物，以免影响钙的吸收（选 A）。症状轻者口服钙剂（不选 B），并加用维生素 D_3（不选 E）；症状较重者应口服双氢速甾醇油剂，可迅速提高血钙含量。定期测定电解质（如血钙、尿钙，不选 C），抽搐发作时应立即遵医嘱静脉注射 10% 葡萄糖酸钙或氯化钙 10~20ml，可重复使用（不选 D）。

104. C 急性颅内压增高代偿期出现典型生命体征改变（脑缺血反应，即库欣反应）：“两慢一高”，即脉搏减慢，呼吸深慢，血压升高，尤其是收缩压升高、脉压增大。

105. E 地塞米松属糖皮质激素，通过稳定血 - 脑屏障，改善血管通透性，减少脑脊液生成，从而减轻脑水肿，缓解颅内压增高；但其刺激胃酸、胃蛋白酶的分泌并抑制胃黏液分泌，降低胃肠黏膜的抵抗力，可诱发或加剧胃或十二指肠溃疡。消化道溃疡合并出血时主要表现为黑便，应停用糖皮质激素。

106. C 中国新九分法将人体按体表面积划分为 11 个 9% 的等份，另加 1%，构成 100%。适用于较大面积烧伤的评估，可简记为 3、3、3（发、面、颈）；5、6、7（双手、双前臂、双上臂）；5、7、13、21（双臀、双足、双小腿、双大腿）；13、13、1（躯干、背侧、会阴）；成年女性的双臀和双足各占 6%。患者头、面、颈部和前胸、腹部烧伤的计算公式为 9% ＋ 13%=22%。

107. B 按烧伤的总面积和烧伤深度将烧伤程度分为 4 度，通常情况下烧伤总面积的计算不包括 I 度烧伤。烧伤创面苍白与潮红相间，有水疱，疱壁较厚，是深 II 度烧伤的表现，II 度烧伤面积在 11%~30% 或 III 度烧伤面积在 10% 以下属于中度烧伤（选 B）。轻度烧伤指 II 度烧伤面积＜ 10%（不选 A）。重度烧伤指烧伤总面积 31%~50%，或 III 度烧伤面积 11%~20%，或并发休克、复合伤、吸入性烧伤（不选 C）。特重烧伤为总面积＞ 50%，或 III 度烧伤面积＞ 20%，或已有严重并发症（不选 D）。

108. D 吸入性烧伤常与头面部烧伤同时发生，指吸入火焰、蒸汽或化学性烟尘、气体等所引起的呼吸系统损伤。多表现为口鼻有黑色分泌物、咳炭末样痰、声音嘶哑、呛咳、呼吸困难等，应及时清除呼吸道分泌物，重点观察呼吸情况。

109. B 急性肾盂肾炎是肾盂、肾间质和肾小管的化脓性炎症，主要由细菌感染引起，病原体以革兰阴性杆菌为主，最常见的为大肠埃希菌。

110. D 急性肾盂肾炎最常见的感染方式为上行感染，致病菌经尿道进入膀胱，甚至沿输尿管播散至肾脏。

111. C 尿路感染患者多饮水可增加尿量，起到冲洗尿路的作用，促进细菌和毒素排出，减少炎症对膀胱和尿路的刺激。

112. E 病毒性脑炎患儿的脑脊液检查病程早期以中性粒细胞为主，后期以淋巴细胞为主，涂片和培养无细菌发现(选 E)。脑电图只能提示异常脑功能障碍，不能证实病毒感染性质（不选 C）。颅脑 CT 检查可见弥漫性脑水肿征象（不选 D）。

113. B 病毒性脑炎的脑脊液压力多数正常或增高，外观清亮（不选 A），白细胞正常或轻度增高＜ 300×10^6/L（选 B），早期以多形核细胞为主（不选 C），晚期以淋巴细胞为主（不选 D），蛋白质含量正常或稍高，糖和氯化物含量正常（不选 E）。

114. D 病毒性脑膜炎患者如出现呼吸节律不规则、双侧瞳孔不等大、对光反应迟钝，多提示有脑疝及呼吸衰竭发生（选 D）。如出现烦躁不安、意识障碍，应警惕是否存在脑水肿（不选 A）。

115. A 病毒性脑炎患者给予冰帽物理降温，其主要目的是减少脑组织代谢，降低大脑耗氧量，减轻脑细胞损害，预防脑水肿。

116. D 患儿全身水肿明显，阴囊壁变薄，主要的护理问题是体液过多。低白蛋白血症引起血浆胶体渗透压下降，水分从血管腔进入组织间隙，是形成水肿的主要原因。

117. A 肾病综合征严重水肿患儿应绝对卧床休息，取半坐卧位，以增加肾血流量，从而增加尿量。床上适度活动，防止关节僵硬、挛缩及肢体血栓形成。

118. B 肾病综合征患儿的健康指导应重点强调遵医嘱按时、按量用药，不可随意减量或停用激素。

119. C II 度胎盘早剥多见于有妊娠期高血压疾病的孕妇，常有突发的持续性腹痛、腰酸或腰背痛，阴道流血不多，胎盘附着处压痛明显，宫缩有间歇，胎儿可存活（选 C）。前置胎盘典型症状为妊娠晚期或临产时发生无诱因、无痛性反复阴道流血（不选A）。先兆早产则表现为不规律宫缩，宫颈管进行性缩短，常伴有少量阴道流血或血性分泌物（不选B）。妊娠期高血压疾病常以高血压、水肿、蛋白尿为主要表现（不选D）。子宫破裂发生时间多在分娩期或妊娠晚期，表现为腹部撕裂样剧痛，宫缩骤然停止，待羊水、血液进入腹腔后，又出现持续性全腹痛，阴道大量流血伴休克症状（不选E）。

120. A　胎盘早剥患者的治疗原则是一旦确诊，及时终止妊娠，纠正休克，防治并发症。轻型如无胎儿宫内窘迫、短时间可结束分娩者，可经阴道分娩。重型一旦确诊应采用剖宫产终止妊娠。

答案与解析 · 冲刺试卷四

专业实务

1. C 氟马西尼是苯二氮䓬结合位点的拮抗剂，可特异地竞争性拮抗苯二氮䓬类衍生物与 γ-氨基丁酸受体上特异性结合位点，在苯二氮䓬类药物中毒时可用氟马西尼解救（选 C）。阿托品、东莨菪碱均为 M 胆碱受体阻断剂，阿托品常用于有机磷农药中毒时的抢救治疗（不选 A）；东莨菪碱常用于缓解内脏绞痛（不选 B）。苯海拉明属 H_1 受体拮抗剂，常用于防晕止吐，有中枢抑制作用，表现为镇静、嗜睡等（不选 D）。有机磷农药中毒时可用 1∶5000 高锰酸钾溶液（对硫磷忌用）洗胃（不选 E）。

2. D 尿常规标本除测定尿比重需要留取 100ml 尿液外，其余检验留取 30~50ml 即可（六轮基础护理学 P458）。此数据在七轮基础护理学 P405 有变动：采集常规尿标本留取所需试验的最小标本量（根据具体医院要求，一般 2~10ml 即可），但考试尚未采用。

3. D 产褥期产妇会阴或会阴切口水肿者用 50% 硫酸镁湿热敷，产后 24 小时红外线照射外阴。

4. A 闪火法多用于全身治疗，是临床上常用的拔罐方法。操作方法为长条纸或用镊子夹着酒精棉球点燃后，在罐内壁四周绕擦一圈拿出，然后迅速扣在背上。

5. C 外科急腹症患者明确诊断前应严格执行“四禁”，即禁食、禁用镇痛药、禁服泻药、禁止灌肠。禁止灌肠、禁服泻药，以免增加消化道负担，造成感染扩散或病情加重（选 C）。禁用吗啡、哌替啶等强镇痛药，以免掩盖病情，延误诊断（不选 B）。

6. A 开放性脑损伤常伴头皮裂伤、颅骨骨折、硬脑膜破裂、脑脊液漏和颅内积气等临床表现。

7. D 轻、中度脱水且无严重呕吐的患儿可首选口服补液，如口服补液盐（不选 A）。严重呕吐、腹泻导致中、重度脱水的患儿应静脉补液（不选 B）。静脉补液总量包括累积损失量、继续丢失量及生理需要量。对伴有休克的重度脱水患儿，开始应快速输入等张含钠液（生理盐水或 2∶1 液）扩容（不选 C）。其余的累积损失量在 8~12 小时滴入，每小时 8~10ml/kg（选 D）。继续丢失量和生理需要量在补完累积损失量后的 12~16 小时输入，每小时 5ml/kg（不选 E）。

8. E 胸部叩击和振动适用于久病体弱、长期卧床、排痰无力者（选 E）。体位引流适用于痰液量较多、呼吸功能尚好者，如支气管扩张症、肺脓肿（不选 A）。超声雾化治疗适用于痰液黏稠和排痰困难者（不选 B）。机械吸痰适用于痰液黏稠无力咳出、意识不清或建立人工气道者（不选 C）。有效咳嗽适用于神志清醒、尚能咳嗽者（不选 D）。

9. C 乳果糖口服后在结肠内被消化道菌群分解为乳酸和醋酸，降低结肠 pH，抑制肠道产氨细菌生长，减少氨的产生与吸收，并促进血液中的氨从肠道排出。

10. D 《献血法》规定，血站是采集、提供临床用血的机构，是不以营利为目的的公益性组织。设立血站向公民采集血液，必须经国务院卫生行政部门或者省、自治区、直辖市人民政府卫生行政部门批准。

11. D 在药物治疗的基础上结合电休克治疗可缩短对阳性症状的治疗时间，缩短住院时间，其适应证包括：严重抑郁，有强烈自伤、自杀或明显自责自罪者；极度兴奋躁动、冲动、伤人者；拒食、违拗和紧张性木僵者；精神药物治疗无效或对药物治疗不能耐受者。单纯型精神分裂症以阴性症状为主，极少有幻觉、妄想，通常采用药物结合心理社会干预治疗。

12. E 普萘洛尔属 β 受体阻滞剂，可减慢心率、减轻甲状腺毒症（选 E）。甲状腺危象主要诱因有严重精神创伤、口服过量甲状腺激素（TH）制剂（不选 B、C）、应激状态（如感染、手术、放射性碘治疗，不选 A）、手术中过度挤压甲状腺（不选 D）、严重躯体疾病（如充血性心力衰竭、低血糖）等。

13. D 已配制好的要素饮食应放在 4℃以下的冰箱内保存，于 24 小时内用完，防止放置时间过长而变质。

14. E 提问首先应遵循的原则是中心性原则。提问是收集信息和核对信息的重要方式，也是确保交谈围绕主题持续进行的基本方法，因此一定要围绕主题。

15. B 护理质量标准是护理管理的重要依据，是指导护士工作的指南。终末质量标准是指患者所得到的护理效果的质量，如技术操作合格率、皮肤压疮发生率、差错发生率、出院满意度等。

16. E 洗发过程中，应注意观察患者的病情变化，如面色、脉搏和呼吸等。一旦出现异常，应停止操作，平卧，吸氧，并通知医生。

17. A 绞窄性疝的内容物已发生缺血、坏死。若处理不及时，可导致肠穿孔、腹膜炎等严重并发症而危及生命。一旦发生绞窄性疝应紧急手术治疗。

18. B 支气管哮喘治疗药物分为控制性药物和缓解性药物。控制性药物指需要长期使用的药物，主要用于治疗气道慢性炎症而使哮喘维持临床控制、减少发作次数，其中吸入型糖皮质激素是目前支气管哮喘长期治疗的首选药物（选 B），其他药物还包括长效 β_2 受体激动剂（不选 A）、长效抗胆碱药（不选 D）、缓释茶碱（不选 E）。

19. D 大肠的运动形式有 4 种。袋状往返运动是空腹时最常见的运动形式，使肠袋中的内容物向前后两个方向作短距离移动，但并不向前推进，促进水和电解质的吸收（选 D）。分节推进运动和多袋推进运动可将肠内容物推移至邻近或下一肠段（不选 B、E）。蠕动表现为稳定向前推进的舒缩波，使肠段排空并闭合。集团蠕动是一种进行很快且前进很远的蠕动，可将部分肠内容物快速推送到降结肠或乙状结肠（不选 A）。

20. A 重症肌无力临床主要表现为部分或全身骨骼肌无力和极易疲劳。呼吸肌受累时可出现咳嗽无力甚至呼吸困难，是致死的主要原因，需要呼吸机辅助通气。

21. D 金黄色葡萄球菌的耐药性主要与细菌的质粒、细菌细胞壁成分改变和合成的量有关，较常见的机制是产生由质粒介导的 β- 内酰胺酶。β- 内酰胺酶能使 β- 内酰胺类抗生素（如青霉素类）结构中的 β- 内酰胺环水解裂开，失去抗菌活性（选 D）。金黄色葡萄球菌对头孢菌素也可产生耐药，并与青霉素类间有部分交叉耐药，但除第一代头孢菌素外，头孢菌素对 β- 内酰胺酶均比较稳定（不选 A）。

22. E 麦角新碱可收缩血管，使血压升高，引起严重高血压，恶心、呕吐等反应，给予此药前应重点评估患者血压。麦角新碱主要用于预防和治疗产后由于子宫收缩乏力造成的出血。禁用于有妊娠期高血压疾病、冠心病及其他血管疾病的患者。

23. E 萎缩性阴道炎多见于自然绝经、卵巢去势后妇女，表现为阴道分泌物增多、稀薄，淡黄色。治疗原则为补充雌激素，增加阴道抵抗力；使用抗生素抑制细菌生长。阴道冲洗液宜选用 1% 乳酸溶液或 0.1%~0.5% 醋酸溶液。

24. B 《护士条例》规定，护士执业注册申请，应当自通过护士执业资格考试之日起 3 年内提出；逾期提出申请的，还应当在符合国务院卫生主管部门规定条件的医疗卫生机构接受 3 个月临床护理培训并考核合格。

25. E 发现直肠肛管内的病变时，应先注明是何种体位，再用钟表定位法记录病变的部位。上为 12 点，正下方即肛门后正中点为 6 点，左为 9 点，右为 3 点。膝胸位与截石位恰好相反，截石位时痔位于 3 点，膝胸卧位即为 9 点。

26. D 发生护理差错后，当事人应立即报告护士长及科室相关领导，护士长应在 24 小时内填写报表上报护理部。

27. A 患者病情危重，家属常有急切、恐惧和焦虑的心理，担心患者病情及预后，护士应理解并安慰家属。与家属沟通时应注意沟通技巧，委婉陈述病情。不可推卸责任，避免激化护患之间的矛盾冲突。避免保证性语言，也不可为了安慰患者或家属谎报病情。

28. C 《侵权责任法》规定，医务人员在诊疗活动中应当向患者说明病情和医疗措施。需要实施手术、特殊检查、特殊治疗的，医务人员应当及时向患者说明医疗风险、替代医疗方案等情况，并取得其书面同意；不宜向患者说明的，应当向患者的近亲属说明，并取得其书面同意。锁骨下静脉穿刺置管为特殊治疗手段，操作前须充分告知并签订知情同意书。

29. E 前置胎盘的典型症状为妊娠晚期或临产时发生无诱因、无痛性反复阴道流血。发生前置胎盘的孕妇对阴道流血不知所措和担心胎儿的安危，常表现为恐惧、焦虑。医务人员应向孕妇讲述前置胎盘的有关知识，耐心解答其提问，给予其心理支持和安慰，消除其恐惧、焦虑的心理。

30. E 小儿支气管肺炎合并心力衰竭的表现为极度烦躁不安，明显发绀，呼吸突然加快＞ 60 次 / 分；心率突然增快，婴儿＞ 180 次 / 分，幼儿＞ 160 次 / 分；心音低钝，肝大等。肺动脉高压和中毒性心肌炎是诱发心力衰竭的主要原因；病原体和毒素侵袭心肌，可引起心肌炎；缺氧使肺小动脉反射性收缩，肺循环压力增高，增加右心负荷。

31. C 鼻、上唇及周围所谓“危险三角区”的面疖被挤压或处理不当时，致病菌可经内眦静脉、眼静脉进入颅内海绵状静脉窦，引起化脓性海绵状静脉窦炎；患者多有寒战、高热、头痛、昏迷等表现。

32. A 人际距离可分为亲密距离（＜ 0.5m）、个人距离（0.5~1.0m）、社交距离（1.1~4.0m）和公共距离（＞4.0m）。亲密距离适用于夫妻、孩子依恋父母等，护士为患者查体或治疗时应采取亲密距离。

33. A 稽留热是指体温持续在39.0~40.0℃，达数天或数周，24小时波动范围＜1.0℃，常见于急性感染病，如伤寒、肺炎链球菌肺炎等。

34. A 张力性气胸破裂口呈单向活瓣或活塞作用，气体随每次吸气进入胸膜腔并积累增多，导致胸膜腔压力高于大气压，患侧肺严重萎陷，纵隔显著向健侧移位，健侧肺受压。

35. D 男性发生骑跨伤最常见的损伤部位是尿道球部，女性发生骑跨伤最常见的损伤部位是大阴唇，可致外阴血肿。图中：①尿道海绵体部；②尿道外口；③前列腺；④尿道球部；⑤睾丸。

36. B 护士在处理及执行医嘱时，如发现医嘱有明显错误，有权拒绝执行；向医生指出医嘱中的错误后，医生执意要求执行，护士应报告护士长或上级主管部门。

37. C 尽可能去除导致缺铁性贫血的原发病是根治贫血、防止复发的关键环节（选C）。铁剂治疗是治疗缺铁性贫血的基本措施，对大多数缺铁性贫血患者，补充铁剂可使血红蛋白较快恢复正常，但其长期预后取决于是否根治原发病（不选A）。

38. A 甲苯的作用是保持尿液中的化学成分不变，用于尿生化检查，如肌酐、尿蛋白、尿糖、尿电解质（钠、钾、氯）、肌酸等定量检查（选A）。浓盐酸用于17-羟类固醇、17-酮类固醇等检查（不选B）。40%甲醛用于阿迪计数等检查（不选C）。

39. E 静脉炎表现为输液后沿静脉走行的条索状红线，局部发红、肿胀、疼痛。出现静脉炎时宜选用50%硫酸镁或95%乙醇湿热敷。

40. D 根据Orem自理理论，护理系统包括全补偿护理系统、部分补偿护理系统和支持-教育系统。其中，全补偿护理系统适用于完全没有能力完成自理活动者，如高位截瘫患者、昏迷或麻醉未醒患者等。

41. A 扩张型心肌病随着病程进展，心室收缩功能进一步降低，出现咳嗽、咳痰、端坐呼吸等心力衰竭的症状时，应按照慢性心力衰竭治疗。利尿药是慢性心力衰竭治疗中改善症状的基础，包括以呋塞米为代表的袢利尿药、噻嗪类利尿药及保钾利尿药等（选A）。洋地黄类药物主要用于利尿药等治疗后仍有症状的患者（不选E）。

42. C 甘露醇是治疗脑水肿、降低颅内压安全而有效的首选药物（选C），也可联合使用呋塞米（不选D）。高渗葡萄糖也有脱水及渗透性利尿作用，但因其可从血管弥散进入组织，且易被代谢、作用弱而不持久，停药后，可出现颅内压回升而引起反跳（不选A、B）。尿素脱水及利尿作用迅速而强大，用药后常继发脑体积增大和颅内压反跳性回升（不选E）。

43. C CO_2潴留可引起体表小静脉扩张，皮肤充血、温暖多汗，颜面潮红，球结膜水肿等。CO_2潴留患者的呼吸中枢化学感受器对CO_2反应性差，呼吸主要依靠低氧血症对外周化学感受器的刺激来维持，应给予低浓度、低流量持续吸氧。

44. C 一级护理适用于病情趋向稳定的重症患者；手术后或者治疗期间，需要严格卧床的患者；生活完全不能自理，且病情不稳定的患者；部分自理，但病情随时可能发生变化的患者，如各种大手术后、休克、大出血等。

45. B 右心房、右心室之间由三尖瓣相通，当右心室收缩时，三尖瓣的瓣膜关闭，防止血液反流至右心房。可先判断出上下腔静脉，再推出右心房，进而推出三尖瓣，位于图中②。图中：①肺动脉瓣；③左心室；④主动脉瓣；⑤二尖瓣。

46. D 特级护理适用于病情危重，随时可能发生病情变化需要抢救者；各种复杂大手术后；使用呼吸机辅助呼吸、连续性肾脏替代治疗，并需要严密监测生命体征者；大面积烧伤或严重创伤患者等。

47. E 咯血患者发生窒息时，首要的护理措施是维持呼吸道通畅，立即采取头低足高45°俯卧位（选E）。不应立即使用镇静、镇咳药，以免抑制咳嗽反射，使血液和痰液不易咳出（不选A）。

48. C 急诊护士遇有危重患者，应立即送抢救室，并迅速做好抢救准备，急救物品迅速到位（不选A）；测量生命体征并记录（不选E）；迅速建立静脉通道（不选D）；抽血送检（不选B）；配合医生实施救治；做好抢救记录等。疑似急性心肌梗死的患者，胸部X线检查不仅不能提供明确的诊断帮助，还会延误抢救时间，加重病情（选C）。

49. C 急性胰腺炎主要表现为大量饮酒或暴饮暴食后出现上腹持续性疼痛，阵发性加剧，伴恶心、呕吐，发热，血淀粉酶高于正常值。胆道疾病如胆石病、胆道感染或胆道蛔虫病等引起的胆道梗阻，是急性胰腺炎最常见的病因。

50. B 急性化脓性骨髓炎多见于儿童，好发于长骨干骺端，如胫骨近端、股骨远端等；早期患处剧痛，患肢半屈曲状，形成骨膜下脓肿时可出现局部肿胀、压痛更明显，病变暂未累及膝关节时通常浮髌试验（－）；实验室检查白细胞升高。手术治疗宜早，最好在抗生素治疗 48~72 小时仍不能控制局部症状时立即手术，引流脓液，常用的手术方式有钻孔引流术和开窗减压。

51. E　护士应指导患者使用简易通便法，如使用开塞露、甘油栓等；必要时遵医嘱服用缓泻药，但不宜长期使用，避免形成依赖（选 E）。无器质性疾病的便秘患者，应摄取充足的水分，保证每天液体摄入量 2000~3000ml（不选 A）。增加膳食中的纤维素含量，多食水果、蔬菜及其他富含纤维素的食物（不选 D）。适当增加活动量，行腹肌、盆底肌锻炼（不选 B）；卧床患者定时腹部环形按摩，刺激肠蠕动（不选 C）。

52. E　止咳糖浆对呼吸道有安抚作用。同时服用多种药物时，最后服用止咳糖浆，服后不饮水，以免冲淡药液。

53. B　心理护理在术前护理中占有重要地位，最常见的患者心理反应为担忧手术效果、被误诊或误治、惧怕麻醉和手术、担心疼痛及术后并发症等。患者术前出现不良心理反应时，护士应首先给予心理护理，安慰患者，针对患者所关心的问题做解答、指导，消除患者恐惧心理，帮助其树立战胜疾病的信心。

54. C　根据公式，每分钟滴数 =［液体总量（ml）× 点滴系数（滴 /ml）］/ 输液时间（分钟），即（800×15）/（4×60）=50 滴 / 分。

55. B　气管在隆突处分为左、右主支气管，位置相当于胸骨角水平，是支气管镜检时判断气管分叉的重要定位标记。胸骨柄和胸骨体相接的部位向前突起，称为胸骨角，两侧平对第 2 肋。图中：①胸骨柄；②胸骨角；③第 2 肋间；④胸骨体；⑤剑突。

56. B　自主原则指有自主行为能力的个体，在不伤害社会和他人利益的前提下，有权自行决定是否接受或拒绝某些检查、治疗或临床试验。医务人员对患者实施检查、治疗、手术或护理前，应向患者或其家属提供正确、适量的信息，向患者解释操作的目的、对患者的益处、可能的不良后果，以获得患者或其家属的同意，并签订知情同意书。

57. D　患者出院前护士应根据出院医嘱，通知患者和家属并协助其做好出院准备（不选 B）。指导患者或家属到出院处办理出院手续（不选 C）。根据患者的康复现状，进行恰当适时的健康教育，指导出院后在休息、饮食、用药、功能锻炼、定期复查及心理调节等方面的注意事项（不选 E）。自动出院的患者应在出院医嘱上注明“自动出院”，并由家属签字确认（不选 A）。静脉输液属于护理操作技能，患者及家属不能自行操作（选 D）。

58. E　焦虑是一种源于内心的紧张、压力感，常表现为内心不安、心烦意乱、有莫名其妙的恐惧感和对未来的不良预期感。护士要关注患儿家属的情况，对患儿的病情做好详细的解释工作，减少患儿家属的焦虑和担忧。

59. C　提问方式包括封闭式与开放式。开放式提问的问题范围较广，不限制患者的回答，常以“为什么”“能否”等提问词语，优点是可诱导其开阔思路，鼓励其说出自己的观点、意见、想法和感觉（选 C）。封闭式提问是将患者的应答限制在特定范围内的提问，患者回答问题的选择性很小，只要求回答“是”或“不是”，“有”或“没有”（不选 D）。

60. D　护患语言沟通的原则包括尊重性、礼貌性、规范性、情感性、保密性等。保密性主要体现在尊重患者的隐私权，对患者的个人隐私信息保密，患者不愿意陈述的内容不可过分追问。

61. D　制订护理计划应排列护理诊断的优先顺序，根据优先次序可分为首优问题、中优问题和次优问题。其中，首优问题指对生命威胁很大，需要立即解决的问题，如清理呼吸道无效、气体交换受损等。

62. E　留取尿常规标本时，能自理的患者，嘱其先洗手、清洁会阴部及尿道口，再给予标本容器，嘱其将清晨起床、未进早餐和做运动之前所收集的第 1 次排出的尿液留于容器内。

63. A　患者角色的适应包括角色行为强化、角色行为缺如、角色行为消退和角色行为冲突。角色行为强化指患者安于患者角色，对自我能力表示怀疑，产生退缩和依赖心理，以老年人或慢性病患者多见（选 A）。角色行为缺如指患者没有进入患者角色，否认自己是患者，自我感觉良好，认为医生诊断有误，或病情尚未严重到需要治疗的程度，不能很好地配合治疗和休息（不选 B）。角色行为消退指患者适应患者角色后，由于某种原因，又重新承担起本应免除的社会角色的责任而放弃患者角色（不选 C）。角色行为冲突指患者在适应患者角色过程中，与其患病前的各种角色发生心理冲突而引起行为的矛盾；患者不能很好接受患者角色，出现烦躁不安、焦虑紧张等情绪改变(不选 E)。

64. C　肝性脑病患者均有不同程度的智力和意识障碍，口腔护理时不必准备吸水管，禁忌漱口和棉球过湿，防止发生呛咳或误吸（选 C）。开口器（不选 A）、血管钳（不选 B）、手电筒（不选 D）、压舌板（不选 E）、液状石蜡、纱布等均应备齐。

65. B 2 型糖尿病首选生活方式干预和二甲双胍治疗。生活方式干预（饮食和运动）是 2 型糖尿病的基础治疗措施，应贯穿于糖尿病治疗的始终（选 B）；如单纯生活方式不能使血糖控制达标，应开始药物治疗。口服降糖药联合治疗而血糖仍不达标者，可加用胰岛素治疗（不选 A）。

66. C 食管癌术前应指导患者合理进食高热量、高蛋白、含丰富维生素的流质或半流质饮食，术前 1 天禁食。

67. D 《侵权责任法》规定，患者在诊疗活动中受到损害，医疗机构及其医务人员有过错的，由医疗机构承担赔偿责任。医疗损害责任指医疗机构及其从业人员在医疗活动中，未尽相关法律、法规、规章和诊疗技术规范所规定的注意义务，在医疗过程中发生过错，并因这种过错导致患者人身损害，应当承担以损害赔偿为主要方式的侵权责任。

68. E 对于眼睑不能自行闭合的患者，可涂金霉素眼药膏或用湿纱布覆盖双眼，保护角膜，防止角膜长时间暴露、干裂引起溃疡（选 E）。对危重症患者，应鼓励家属及亲友探视患者，与患者沟通，向患者传递爱、关心与支持（不选 A）。尽可能多采用“治疗性触摸”，传递关心、支持或信息给患者（不选 B）。尊重患者，不强迫与其交谈（不选 C）。提供安静舒适的环境，病室内应安静，同时加强基础护理，保证患者生活质量（不选 D）。

69. D 老年人的自杀通常与抑郁心理有关，表现为情绪低落，沮丧、郁闷，意志消沉、萎靡不振；有强烈的孤独感、失落感和衰老无用感，对未来生活失去信心，感到悲观失望；行为退缩，兴趣减退，不愿主动和人交往。

70. C 动脉硬化、高血压患者宜选择低脂、低胆固醇、低盐饮食；胆固醇摄入量＜ 300mg/d，禁食或少食动物内脏、鱼子、蛋黄、肥肉等高胆固醇食物（选 C）；脂肪摄入量＜ 50g/d（不选 E）；食盐摄入量＜ 6g/d（不选 A）。日常膳食中纤维素推荐摄入量为 20~30g/d（不选 D），蛋白质总量＜ 120g/d（不选 B）。

71. D 心脏发育的关键时期是胚胎 2~8 周。胚胎第 2 周开始形成原始心脏；第 4 周时心房和心室是共腔的并开始有循环作用；胚胎第 8 周房室中隔完全形成，即成为具有四腔的心脏。因此心脏胚胎发育的关键时期是胚胎第 2~8 周，在此期间如受到某些物理、化学和生物因素的影响，则易引起心血管发育畸形。

72. B 肉芽水肿可用 5% 氯化钠溶液湿敷（选 B）。健康肉芽组织外敷等渗盐水或凡士林纱布（不选 A、E）。创伤面脓液稠厚且坏死组织多，可使用硼酸溶液湿敷（不选 C）。创面脓液量多而稀薄可用 0.02% 呋喃西林溶液纱布湿敷（不选 D）。

73. C 腺病毒肺炎多见于 6 个月至 2 岁儿童，临床特点包括起病急骤，高热持续时间长，中毒症状重，啰音出现较晚，X 线改变较肺部体征出现早等，患儿咳嗽频繁，呈阵发性喘憋，有轻重不等的呼吸困难和发绀，抗生素治疗无效。

74. E 护士应允许患者用不同方式宣泄情感，耐心倾听患者诉说，安慰患者，调动其积极情绪（选 E，不选 C）。有自杀倾向患者尽量让家属陪伴身旁，注意安全，防范自杀（不选 A、B）。如患者因心情抑郁忽视个人卫生，护士应协助做好皮肤、口腔护理，保持卫生和舒适（不选 D）。

75. A 申请护士执业注册的条件包括：具有完全民事行为能力（不选 B），申请者年龄至少在 18 周岁以上；在中等职业学校、高等学校完成国务院教育主管部门和国务院卫生主管部门规定的普通全日制 3 年以上的护理、助产专业课程学习（不选 E），包括在教学、综合医院完成 8 个月以上护理临床实习，并取得相应学历证书；通过国务院卫生主管部门组织的护士执业资格考试（不选 D）；符合国务院卫生主管部门规定的健康标准。护士执业注册申请，应当自通过护士执业资格考试之日起 3 年内提出（不选 C）。

76. E 患者享有隐私权，隐私即公民与公共利益无关的个人私生活秘密。保护患者隐私包括保护患者的身体和个人信息。医生检查患者身体必须得到患者的同意，接受异性医务人员检查，有要求第三者在场的权利。患者的病情、家庭史、接触史、身体隐私部位、异常生理特征等个人信息，医院及其工作人员应保守，不得非法泄露。

77. B 经造口管的方式给予要素饮食，其滴注的速度根据患者耐受情况调节，可由 30 滴 / 分逐渐增加至 60~70 滴 / 分，根据选项最优范围为 40~60 滴 / 分。

78. B 鼠药磷化锌中毒洗胃液可用 1∶15 000~1∶20 000 高锰酸钾或 0.5% 硫酸铜，并配合催吐（选 B，不选 A）。

79. A 对于行胸外按压 60 秒后仍然不能恢复正常的窒息患儿，应遵医嘱给予 1∶10 000 肾上腺素静脉或气管内注入（不选 C）。根据病情酌情使用纠酸（不选 B）、扩容药（不选 E），有休克症状者可加用多巴胺（不选 D）。

80. C　患者不配合导尿时护士应耐心解释，讲清导尿的重要性，剖宫产术前留置导尿管是为了排空膀胱，使膀胱持续保持空虚状态，避免术中误伤；并用屏风遮挡，保护患者隐私，消除患者的顾虑，以获得配合。

81. A　先煎，是先于群药煎煮15~20分钟，然后再放入其他药物同煎。需要先煎的药物有矿石和贝壳类，如磁石、生石膏、石决明、珍珠母、寒水石、龙骨、牡蛎、生紫石英、生瓦楞子、龟甲、鳖甲等。这些药物不仅需要先煎，而且还应打碎，使有效成分充分煎出。毒性较大的药物，如生附子、生半夏、生乌头、马钱子等，这些药物煎的时间长一些可以减少其毒性。

82. A　血管紧张素Ⅱ是肾素-血管紧张素-醛固酮系统的主要效应物质。血管紧张素Ⅱ与受体结合直接使小动脉平滑肌收缩（选A，不选B），还可促进醛固酮和去甲肾上腺素分泌（不选C），使血压升高。

83. D　血栓闭塞性脉管炎是一种主要累及四肢中、小动静脉的炎性、节段性、周期性发作的血管炎性病变。通常始于动脉，然后累及静脉，由远端向近端进展，呈节段性分布。

84. A　羊水过少是指妊娠晚期至足月时羊水量少于300ml。羊水过多是指妊娠期间羊水量超过2000ml。

85. C　根据对患者人身造成的损害程度，医疗事故分为4级（不选B、D）：一级医疗事故指造成患者死亡、重度残疾；二级医疗事故指造成患者中度残疾、器官组织损伤导致严重功能障碍（选C）；三级医疗事故指造成患者轻度残疾、器官组织损伤导致一般功能障碍；四级医疗事故指造成患者明显人身损害的其他后果。因不可抗力造成不良后果属非医疗事故情形（不选E）。医疗差错与医疗事故的特征基本相同，两者唯一的不同是损害后果程度上的差异（不选A）。

86. E　体温单底栏内容包括血压、入量、尿量、大便次数、体重、身高及其他等。

87. A　使用止血带时，应注意正确的缚扎部位、方法和止血时间，以能止血为度，应每隔1小时放松2~3分钟，且使用时间一般不超过4小时。

88. D　早产儿是指出生胎龄≥28周但＜37周的新生儿。其病室温度应保持在24~26℃、相对湿度在55%~65%；体重＜2000g者，应尽早置于婴儿暖箱保暖。

89. D　用电动吸引器吸痰时，患者取平卧位，头转向操作者一侧（不选A）。昏迷患者可用压舌板或开口器帮助打开口腔（不选B）。调节负压成人为40.0~53.3kPa，小儿＜40kPa（不选C）。先吸口咽部分泌物，再吸气管内分泌物（选D）；为气管切开患者吸痰时，应先吸气管切开处，再吸鼻、口咽部。吸痰导管应每次更换（不选E）。

90. D　倾听时应给予对方充分诉说的时间，不要急于作出判断，从而更全面完整地了解情况（选D）。在交谈前明确沟通的目的（不选A）。可用30%~60%的时间注视患者的面部（不选B），并面带微笑，避免分散注意力的动作。理解对方所说的信息（语言的和非语言的）和情感（不选C）。在交谈过程中，不宜随意打断、批评他人（不选E）。

91. D　原发性痛经是由于子宫痉挛性收缩引起子宫缺血所致，其发生与月经来潮时子宫内膜前列腺素升高有关。

92. E　移情即感情进入的过程，是从他人的角度感受、理解他人的感情，并对他人的感情给予恰当的反应。护患沟通过程中，护士移情主要是理解患者的感情，学会换位思考，注意倾听，尊重患者。移情有助于护患沟通的准确性，有助于患者自我价值的保护，有助于护士学会关注环境和他人。

93. A　治疗性沟通指护患之间可起到治疗作用，围绕患者的健康问题，具有服务精神的、和谐的、有目的的沟通行为，是人际沟通在护理实践中的具体应用。治疗性沟通的目的包括建立相互信任、开放、融洽的护患关系，有利于治疗与护理的顺利完成，为患者提供个性化整体护理（不选E）；创造良好的治疗环境（不选B）；共同商讨健康问题和治疗护理方案，使患者积极、主动地配合（不选D）；提供心理－社会支持，促进患者的身心健康（不选C）。

94. A　影响医护关系的主要因素包括角色心理差位、角色压力过重、角色理解欠缺、角色权力争议。角色心理差位是指新型医护关系应该是平等的合作关系，交往时双方在心理上处于同等位置。部分护士对医生产生依赖、服从心理，不能主动、独立地为患者解决问题；相反，高学历或高年资、经验丰富的护士可能对年轻医生不尊重、不配合，也可影响医护关系。

95. D　尿常规标本用于检查有无细胞和管型，特别是各种有形成分的检查和尿蛋白、尿糖定性测定（选D）。24小时尿标本适用于体内代谢产物尿液成分定量检查分析，如蛋白、糖、肌酐等（不选C）。

96. C　糖尿病可分为1型、2型、其他特殊类型和妊娠期糖尿病。1型糖尿病多见于儿童或青少年，在遗传易感性的基础上，病毒感染可启动胰岛β细胞的自身免疫反应，使胰岛β细胞被破坏而导致胰岛素绝对缺乏，具有酮症倾向，应使用胰岛素终生治疗（选

C）。2 型糖尿病主要与遗传有关，有家族史，多见于 40 岁以上成人，多数为超重者（不选 D）。

97. C 糖尿病患者消瘦的主要原因是外周组织对葡萄糖利用障碍，脂肪分解增多，蛋白质代谢负平衡，出现乏力、消瘦。

98. B 休克患者应取中凹卧位，将头胸部抬高，利于保持呼吸道通畅，改善缺氧；同时将下肢抬高，利于静脉回流，增加心排血量，缓解休克症状。

99. E 休克患者应取中凹卧位，将头胸部抬高 20°~30°，下肢抬高 15°~20°。此数据为外科护理学的数据，基础护理学的数据为头胸抬高 10°~20°、下肢抬高 20°~30°；历年考试中，以外科护理学的数据常考。

100. C 艾滋病患者在采取血液 - 体液隔离的同时实施保护性隔离，家属可以陪伴和探视，医护人员应尊重患者、保护患者隐私，不得询问其感染原因和告知患者履行“防止感染他人”义务（不选 D），不应限制患者与他人交往（不选 A、B）。患者床头贴隔离标识（选 C），但不得悬挂预防艾滋病提示（不选 E）。

101. E 严格执行医疗废物管理制度，锐器、针头和普通垃圾严禁混放，应置于符合国际标准的锐器盒内（选 E，不选 D）。禁止用手分离污染的针头和注射器或回套针头帽（不选 B、C）；禁止用手直接接触使用过的针头、刀片；禁止用手折弯或弄直针头（不选 A）。

102. C 护士在接触患者血液或体液、有创伤的皮肤黏膜、行体腔及血管的侵入性操作或在接触和处理被患者体液污染的物品和锐器时，均应戴手套操作。操作结束后脱手套，行手卫生，预防医院感染。

103. C 使用青霉素前必须做药物过敏试验。试验前应询问患者的用药史、过敏史、家族史。其中过敏史最为重要，若已知有青霉素过敏史，不可做过敏试验，同时报告医生。

104. E 药物过敏试验时常选取的注射部位是前臂掌侧下段，因该处皮肤较薄，易于注射，且皮肤颜色较浅，易于判断局部反应。

105. E 肺结核患者咯血时禁止屏气，取患侧卧位，以利于健侧通气，并防止病灶扩散（选 E）。小量咯血以静卧休息为主，大量咯血患者应禁食（不选 B）、绝对卧床休息（不选 D）。

106. E 肺结核大咯血窒息时，应立即置患者于头低足高位，轻叩背部以利血块排出，或迅速用机械吸引，以清除呼吸道内积血，保持呼吸道通畅。

107. A 肺结核患者出现大咯血，可引起呼吸道阻塞，导致窒息，危及生命，此时首要的护理问题为清理呼吸道无效。

108. B 颅底骨折合并脑震荡主要表现为脑脊液漏（如鼻腔、耳道流出淡红色液体）和短暂的意识障碍（一般不超过半小时）。此时首先应查看生命体征以观察患者是否合并其他严重颅脑损伤（如颅内血肿）。

109. A CT、MRI 检查可了解颅底骨折的部位、范围及周围脑水肿的程度，还可了解脑室受压及中线结构移位等，有助于明确诊断。

110. C 颅内血肿多因脑挫裂伤致脑实质内血管破裂引起，常与硬膜下血肿同时存在，多伴有颅骨凹陷性骨折，表现为进行性加重的意识障碍；若血肿累及重要脑功能区，可出现偏瘫、失语、癫痫等症状。

111. D 对于拒绝治疗的患者，护士应与家属共同做好患者的疏导工作，建立信任的护患关系，以取得配合。

112. C 肝癌主要表现为肝区疼痛，肝脏进行性增大、质地坚硬，肝硬化征象如蜘蛛痣等，肝癌侵犯肝包膜或向腹腔内破溃可出现血性腹水，伴有全身性表现如消瘦、食欲减退、乏力等。在我国，引起原发性肝癌最常见的疾病是乙型肝炎后肝硬化。

113. D 胎早期就开始合成并分泌多种血浆蛋白和甲胎蛋白（AFP），在第 5~6 个月，由胎肝实质细胞合成 AFP；当发生原发性肝细胞癌、病毒性肝炎、肝硬化等，可伴 AFP 升高。

114. A 全身麻醉未清醒或昏迷患者，为防止呕吐物流入气管引起窒息或肺部感染，应采取去枕仰卧位，头偏向一侧。

115. C 颅内肿瘤切除术后，因颅腔留有较大空隙，为防止脑干移位，避免患侧脑组织受压，患者术后 24~48 小时应取健侧头高足低位，翻身时动作不可剧烈，防止引起脑疝。

116. D 头高足低位适用于颅脑术后患者，利于颅内静脉回流，减轻颅内压，预防脑水肿。

117. A 使用约束带时，应注意观察约束部位皮肤颜色，每 15 分钟观察 1 次，如发现肢体苍白、冰冷或麻木，应立即放松约束带。

118. C 胸骨体后及心前区剧烈疼痛是急性心肌梗死患者最早出现和最突出的症状。诱因多不明显，且常发生于安静时，程度较重，持续时间较长，休息和含服硝酸甘油不能完全缓解。患者常伴有烦躁不安、大汗、呼吸困难、恐惧和濒死感。疼痛剧烈时常伴有恶心、呕吐和上腹胀痛，与迷走神经受坏死心肌刺激和心排血量降低、组织灌注不足等有关。

119. D 对心肌梗死的患者采取的首要护理措施是绝对卧床休息，以减轻心脏负担，减少心肌耗氧。

120. C 腹部 B 超检查对急性心肌梗死的诊断价值不大，应避免不必要的检查，以免加重心脏负担（选 C）。密切监测心电图、生命体征及血氧饱和度（不选 A、B）。给予吸氧，改善心肌缺氧，减轻疼痛（不选 E）。心肌坏死标志物（心肌酶、肌钙蛋白等）是诊断心肌梗死的敏感指标（不选 D）。

实践能力

1. C 阿托品属 M 胆碱受体阻断剂，能竞争性地与 M 胆碱受体结合，阻断乙酰胆碱与副交感神经和中枢神经系统的 M 胆碱受体结合，能有效缓解 M 样症状和中枢神经系统症状，改善呼吸中枢抑制，但对 N 样症状（如肌纤维颤动）无明显作用。

2. A 急性乳腺炎患者无须绝对卧床，给予高蛋白、高热量、高维生素、低脂饮食，多饮水，注意休息，适当活动（选 A）。避免乳汁淤积是预防急性乳腺炎的关键，每次哺乳后将剩余乳汁吸空（不选 B）。患侧乳房暂停哺乳，可用吸乳器吸尽乳汁（不选 E）。促进局部血液循环，用宽松胸罩托起乳房，减轻疼痛和肿胀。做好局部热敷和理疗护理（不选 C），局部用 25% 硫酸镁溶液湿热敷或理疗（不选 D），促进炎症消散。

3. D 临产的重要标志是有规律且逐渐增强的宫缩，持续时间 30 秒及以上，间歇 5~6 分钟，同时伴进行性宫颈管消失、宫口扩张及胎先露下降。

4. C 大咯血窒息患者不应立即使用镇静、镇咳药，以免抑制咳嗽反射，使血液和痰液不易咳出（选 C）。首要的护理措施是维持呼吸道通畅，立即采取头低足高 45° 俯卧位（不选 A）、头偏一侧，迅速清除口、鼻腔内血块（不选 B）。气道通畅后呼吸仍未恢复者，应行人工呼吸（不选 D），给予高流量吸氧（不选 E）。

5. A 大叶性肺炎致病菌多为肺炎链球菌，药物治疗首选青霉素。

6. B 硝酸甘油属硝酸酯类药物，是最有效、最快终止心绞痛发作的药物。舌下含服硝酸甘油后 1~2 分钟开始起效，作用一般持续 10 分钟左右，最多 30 分钟。

7. B 行蓝光治疗前，应剪短患儿指甲，防止抓破皮肤（不选 A）。脱去患儿外衣裤，暴露全身皮肤（不选 C），用尿布遮盖会阴部，男婴注意保护阴囊（不选 E）。双眼佩戴遮光眼罩，防止光线损伤视网膜（不选 D）。照射时使患儿皮肤均匀受照，单面照射时每 2 小时更换体位 1 次，仰卧、侧卧、俯卧交替照射（选 B）。

8. D 肺结核咯血患者应卧床休息，尽快止血（不选 B）；取患侧卧位，以利于健侧通气，防止病灶扩散（选 D）。咯血时勿屏气，将血轻轻咯出，保持呼吸道通畅，预防窒息（不选 C）。对精神极度紧张、咳嗽剧烈的患者，可给予小剂量镇静药或镇咳药（不选 E）。护士可守护在床旁，安慰患者，消除紧张情绪（不选 A）。

9. E 小儿重症肺炎除呼吸衰竭外，还可发生循环、神经和消化等系统严重功能障碍。其中，消化系统表现为频繁呕吐、严重腹胀、听诊肠鸣音消失等中毒性肠麻痹症状。

10. C 呼吸困难是二尖瓣狭窄患者最常见的早期症状，在运动、情绪激动等时易诱发（不选 E）。咳嗽常见于夜间睡眠或劳动后（不选 D）。二尖瓣狭窄早期可因支气管静脉破裂出血导致咯血（不选 B）。伴心律失常可有心悸（不选 A）。晚期右心衰竭时可有下肢水肿、食欲减退、腹胀等体循环静脉淤血的表现（选 C）。

11. E 肝性脑病患者口服利福昔明、新霉素、甲硝唑等抗生素，可抑制肠内产尿素酶的细菌生长，减少氨的形成和吸收。因新霉素属氨基糖苷类抗生素，具有肾毒性和耳毒性，肝性脑病伴有肾损害的患者应选用利福昔明或甲硝唑。

12. D 高渗性脱水可分为 3 度。轻度脱水患者除口渴外，无其他临床症状（选 D）。中度脱水患者极度口渴、烦躁（不选 C）、乏力（不选 B）、皮肤弹性差（不选 A）、眼窝凹陷、尿少、尿比重增高。重度脱水患者除上述症状外，还可出现脑功能障碍的表现，如躁狂、幻觉、谵妄，甚至昏迷（不选 E）。

13. C 骨折早期的运动重点是肢体等长收缩运动，固定部位上、下关节暂不活动，身体其他部位加强主动运动，防止肌肉萎缩，减轻水肿，促进静脉回流。

14. D 骨质疏松症患者应给予富含钙、蛋白质、维生素的食物，如乳制品、海产品等。吸烟、酗酒、饮浓茶、喝咖啡等均是骨质疏松症发病的危险因素，应避免食用。

15. C 人绒毛膜促性腺激素（hCG）是胎盘合体滋养细胞合成的一种蛋白激素（不选 A、B）。妊娠早期分泌迅速，可作为诊断早期妊娠的指标（不选 E）。正常妊娠时，在受精卵着床后数天血清 hCG 升高，妊娠 8~10 周达高峰，持续 1~2 周后逐渐下降，产后 2 周内消失（选 C）。葡萄胎妊娠时，滋养细胞高度增生，血清 hCG 滴度通常高于相应妊娠周数的正常妊娠值，而且在停经 8~10 周后仍持续上升（不选 D）。

16. D 关注患者过多躯体不适的主诉属于躯体护理内容（选 D）。在心理护理方面，护士应同情、理解、尊重和关心焦虑症患者，帮助其尽快适应新的环境，减少压力（不选 A）；指导患者学习自我放松及分散注意力的方法，以减轻焦虑症状（不选 B）；以支持和疏泄疗法为主，帮助患者了解疾病，消除焦虑情绪（不选C）；帮助患者正确认识焦虑时所呈现的行为模式（不选 E）。

17. E 慢性肾盂肾炎大多数因急性肾盂肾炎迁延不愈发展而来，可表现为急性肾盂肾炎反复发作，伴有腰背部疼痛、发热等，部分患者有无症状性菌尿。大量蛋白尿主要见于原发性肾病综合征。

18. E 慢性子宫颈炎以物理治疗为主要方法，治疗前做常规宫颈刮片细胞学检查，排除宫颈癌，防止癌细胞转移（不选 A）。在创面尚未愈合期间（4~8 周）禁盆浴、性交和阴道冲洗（选 E）。治疗后阴道分泌物增多，1~2 周脱痂时可有少许出血，局部用止血粉或压迫止血，必要时加用抗生素（不选 D）。治疗时间以月经干净后 3~7 天为宜（不选 B）。急性生殖器炎症者禁忌物理治疗，避免炎症扩散（不选 C）。

19. A 支气管肺炎患儿取半坐卧位或抬高床头，有利于分泌物排出（选 A）。大咯血窒息或支气管扩张症体位引流时取头低足高位（不选 B）。肺段切除术或楔形切除术者，采用健侧卧位，促进患侧肺扩张（不选 D）。

20. D 口底、颌下蜂窝织炎多起源于口腔或面部，炎症肿胀可迅速波及咽喉部，易致喉头水肿、气管受压而阻碍通气。

21. B 癌胚抗原主要用于预测大肠癌的预后和监测复发，缺乏对早期结肠癌、直肠癌的诊断价值。

22. A 类风湿关节炎主要侵犯小关节，以腕、掌指、近端指间关节最常见，其次为足趾、膝、踝、肘、肩等关节。

23. C 管状淋巴管炎分浅、深 2 种，浅层管状淋巴管炎表现为伤口近侧表皮下有一条或多条“红线”（选 C）；深层淋巴管炎皮肤无“红线”，但患肢肿胀，沿淋巴管有压痛（不选 D）。血栓性静脉炎表现为局部红肿，疼痛，可触及痛性索状硬条或串珠样结节（不选 B）。急性淋巴结炎轻者局部淋巴结肿大、疼痛，表面皮肤正常；重者可有多个淋巴结肿大，可融合成肿块（不选 E）。

24. E 慢性肾衰竭患者由于功能肾单位的减少以及肾浓缩与稀释功能障碍，常伴有水、电解质紊乱和酸碱平衡失调。水代谢紊乱可引起血钠过高或过低（不选 A、C），常出现水肿或脱水；晚期因尿量减少、长期应用保钾利尿药、酸中毒等可发生高钾血症（不选 B）；由于肾小球滤过率极度下降，继发性增多的甲状旁腺激素已不能使聚集在体内的磷充分排出，血磷明显升高，为维持血液中钙磷乘积不变，血钙浓度降低（选 E，不选 D）。血钙降低的原因还有肾毒物损伤肠道会影响钙的吸收；血磷升高时使肠道磷酸根分泌增多，与食物中的钙结合形成难溶解的磷酸钙，从而妨碍肠钙的吸收等。

25. A 小儿双上肢（双手、双前臂、双上臂）占体表面积的 18%；小儿双下肢（双臀、双足、双小腿、双大腿）占体表面积的公式为 46% －（12 －年龄）%。患儿右上肢和右下肢的烧伤面积 =18%/2 ＋ 44%/2=31%。烧伤后第 1 个 24 小时补液量 = 体重(kg) × Ⅱ、Ⅲ度烧伤面积（%）×1.5ml（小儿 1.8ml，婴儿 2ml）＋ 2000ml（生理需要量）=40×31×1.8 ＋ 2000=4232ml。

26. E 慢性阻塞性肺疾病患者痰液黏稠难以咳出时，应多饮水，以稀释痰液。

27. B 产后出血指胎儿娩出后 24 小时内，经阴道分娩者失血量超过 500ml。首要治疗原则是针对出血原因，迅速止血。如是因胎盘因素导致的产后出血，此时应首先检查胎盘、胎膜是否完整，确定出血原因，并对症治疗（选 B）。如是因子宫收缩乏力导致的出血，应按摩子宫，应用缩宫素，刺激宫缩，促进子宫复旧及减少产后出血（不选 A、E）。对于产后出血的妇女，应保留会阴垫，可通过称量会阴垫的重量变化评估产后出血量（不选 C）。产后出血患者应遵医嘱使用抗生素预防感染（不选 D）。

28. C 异位妊娠典型症状为停经、腹痛与阴道流血，患者前来就诊的最主要症状是腹痛。输卵管妊娠未破裂时，患侧出现下腹一侧隐痛或胀痛；输卵管妊娠破裂时，突感患侧下腹部撕裂样剧痛，疼痛为持续性或阵发性。

29. E 胎儿窘迫是胎儿在宫内急、慢性缺氧所致，缺氧早期胎动频繁，若缺氧未纠正或加重，则胎动减弱，次数减少甚至消失。发生胎儿窘迫时应根据病因、妊娠周数、胎儿成熟度及窘迫程度等因素决定治疗方案。若胎儿情况较好，嘱产妇左侧卧位（不选B），吸氧（不选A），积极预防并发症。经积极处理窘迫仍无法改善时，应通知医生，根据产程进展，选择合适的方式终止妊娠（选E、不选D）。严密监测胎心、胎动，每15分钟听1次胎心，必要时行胎盘功能检查（不选C）。

30. C 心功能Ⅲ级者体力活动明显受限，稍事活动或轻于日常活动（一般活动），即引起显著气促、乏力或心悸。孕妇心功能Ⅲ级时在妊娠期应提前住院待产，严密监护（不选A），正确评估母体和胎儿情况，积极预防和治疗各种引起心力衰竭的诱因（不选E）。分娩期宜选择剖宫产终止妊娠（不选D），不宜再次妊娠者，可同时行输卵管结扎术（不选B）。产后应用抗生素预防感染至产后1周（选C）。

31. C 妊娠满28周至不足37周之间出现规律宫缩伴宫颈管进行性缩短为先兆早产。若无胎儿窘迫，胎膜未破，此时应通过休息和药物治疗控制宫缩，延长妊娠时间，为促胎肺成熟和宫内转运赢得时间（选C，不选A、B）。若出现规律宫缩（20分钟≥4次且每次持续≥30秒），宫口扩张＞2cm，宫颈管缩短≥75%，则出现了早产临产，此时早产已不可避免，应采取合适方式终止妊娠（不选D）。先兆早产者应多休息，减少肛门检查和阴道检查，禁止灌肠（不选E）。

32. A 慢性心力衰竭患者盐摄入量＜5g/d，合并严重水肿时摄入量＜2g/d。

33. C 挤净痤疮易引起局部感染，尤其是危险三角区，即两侧口角至鼻根连线所形成的三角区域，挤压易引起颅内感染（选C）。发生面部痤疮时，应多吃清淡的食物，避免刺激性食物（不选A）；保持皮肤清洁（不选D）；保证睡眠充足（不选B）；保持大便通畅（不选E）。

34. D 成人正常尿量为1000~2000ml/d，尿量＜400ml/d或17ml/h为少尿（不选C），＜100ml/d为无尿（选D），尿量＞2500ml/d为多尿（不选E）。

35. A 凯尔尼格征的评估方法为患者仰卧，护士先将其髋、膝关节屈成直角，再抬高小腿，伸直受限伴有疼痛，大、小腿间夹角＜135°为阳性，属脑膜刺激征。

36. E 肾结核绝大多数起源于肺结核，少数继发于骨关节结核或消化道结核。

37. A 开放性腹部损伤伴有肠管脱出者，可用消毒碗覆盖保护，勿予强行回纳，以防发生腹腔感染。

38. A 腰大肌试验、闭孔内肌试验、结肠充气试验均为阑尾炎诊断性试验。腰大肌试验是让患者取左侧卧位，右大腿后伸，使腰大肌紧张，引起右下腹疼痛者为阳性，提示阑尾位于腰大肌前方，为盲肠后位或腹膜后位（选A）。闭孔内肌试验是让患者仰卧位，右髋及右膝各屈曲90°，然后被动向内旋转，引起右下腹疼痛者为阳性，提示阑尾靠近闭孔内肌（不选B）。结肠充气试验是指患者仰卧位，用右手压迫左下腹部，再用左手反复挤压近侧结肠，结肠内积气可传至盲肠和阑尾，引起右下腹疼痛者为阳性（不选C）。波氏试验（深静脉通畅试验）、曲氏试验（浅静脉瓣膜功能试验）均为静脉及瓣膜功能试验（不选D、E）。

39. E 肥厚型心肌病者应避免剧烈运动、突然屏气或站立（不选A）、持重物（不选B）、情绪激动（不选C）、饱餐（不选D）、寒冷刺激等，戒烟酒，防止诱发心绞痛。胸痛发作时，应立即停止活动，绝对卧床休息，安慰患者，解除紧张情绪（选E）。

40. B 腹股沟斜疝术后取平卧位，髋关节微屈，腘窝下垫枕，可降低腹股沟切口的张力和腹内压力，有利于切口愈合和减轻切口疼痛。

41. E 活动患侧肩关节一般不影响气胸或肋骨骨折的恢复，且长时间禁止肩关节活动可导致关节僵硬（选E）。应避免气胸的诱因，如避免剧烈咳嗽、用力排便等，应保持大便通畅（不选D）；在气胸痊愈后的1个月内不宜参加剧烈活动（不选A）。指导患者练习深呼吸和有效咳嗽，以促进肺复张（不选C）。注意保护肋骨骨折部位，避免撞击（不选B）。

42. B 在考试命题中，无论出于什么理由，任何疾病饮酒通常都是错误的。酗酒和暴饮暴食是急性胰腺炎的重要诱因，也是导致其反复发作的主要原因，胰腺炎患者应戒酒（选B）。急性胰腺炎主要是由胰液分泌增加导致，控制进餐量可使胰液分泌减少（不选A）。指导患者避免浓茶、咖啡、辛辣食物等刺激性食物（不选C），避免高脂和高蛋白质食物，戒烟（不选D）。胆石病、胆道感染或胆道蛔虫是急性胰腺炎的主要病因，若患者有胆道疾病应尽早治疗原发病（不选E）。

43. B 2个月以上小儿可能已感染结核，故接种卡介苗前应做结核菌素试验（PPD试验），结果为阴性才能接种。

44. E 胃大部切除术后24小时内胃管可引流少量暗红色或咖啡色液体，一般不超过300ml，逐渐减少、变淡，可自行停止。应严密观察患者的生命体征。

45. B 胎心音多在孕妇腹壁的胎背侧听得最清楚。枕先露时在脐下方右（左）侧听得最清楚，臀先露时在脐上方右（左）侧听得最清楚，肩先露时在靠近脐部下方听得最清楚。图中：①脐上方（右）；②脐上方

（左）；③脐部；④脐下方（右）；⑤脐下方（左）。

46. A 三凹征为吸气性呼吸困难的典型表现，即胸骨上窝、锁骨上窝和肋间隙凹陷，常见于喉头水肿、气管异物等(选A)。呼气性呼吸困难表现为呼气费力、呼气时间显著延长，由下呼吸道部分梗阻所致，常见于支气管哮喘、慢性阻塞性肺疾病等（不选B）。混合性呼吸困难表现为吸气和呼气均感费力，呼吸表浅、频率增加，常见于重症肺炎、胸腔积液、大面积肺不张等（不选C）。中毒性呼吸困难表现为深大呼吸（不选D）。心源性呼吸困难表现为劳力性呼吸困难、夜间阵发性呼吸困难、端坐呼吸等（不选E）。

47. E 体温＞39.0℃采用局部冷疗，冰袋冷敷头部；体温＞39.5℃采用全身冷疗，用温水或乙醇拭浴。血液病高热患儿物理降温应采用冰袋冰敷前额及大血管经过的部位，如颈部、腋窝和腹股沟（选E），禁用乙醇或温水拭浴，以防局部血管扩张而进一步加重出血（不选A、D）。冰帽主要用于头部降温，防止脑水肿，减轻脑细胞损害（不选C）。冷盐水灌肠主要用于治疗中暑（不选B）。

48. C 主动脉瓣关闭不全早期可表现为无症状或心悸、心尖区不适，听诊胸骨左缘第3、4肋间（主动脉瓣第二听诊区）闻及舒张期高调叹息样杂音，严重时出现呼吸困难、周围血管征如毛细血管搏动征、股动脉枪击音（选C)。"心尖区闻及舒张早期隆隆样杂音"是主动脉瓣区杂音向下传导的结果，并非二尖瓣狭窄产生的杂音。二尖瓣狭窄可在心尖区闻及舒张中晚期低调的隆隆样杂音，非舒张早期（不选B）。

49. B 高血压急症是指原发性或继发性高血压患者，在某些诱因作用下，血压突然和明显升高（一般超过180/120mmHg），伴有进行性心、脑、肾等器官功能不全的表现。

50. D 心房颤动的心电图表现为窦性P波消失，代之以大小形态及规律不一的f波，一般情况下QRS波群形态正常，RR间期完全不规则，心室率通常在100~160次/分。

51. C 原发免疫性血小板减少症患儿出现嗜睡、头痛、呕吐、视物模糊、瞳孔不等大、昏迷等，提示可能有颅内出血，应重点监测患者的血小板计数。

52. A 首优护理诊断/问题指对生命威胁最大，需要立即解决的问题。对以咳痰为主要表现者，痰液黏稠不易咳出或无力咳痰可造成呼吸道阻塞，导致呼吸困难，此时的首优护理诊断是"清理呼吸道无效 与呼吸道分泌物过多、痰液黏稠不易咳出等有关"。

53. A 慢性阻塞性肺疾病患者提倡长期家庭氧疗，氧疗的有效指标主要包括呼吸困难减轻（不选D)、呼吸频率减慢（不选C)、发绀减轻（不选B)、心率减慢（不选E)、活动耐力增加。

54. C 阿尔茨海默病的核心症状、首发症状、早期最突出的症状是近记忆障碍，常表现为近事遗忘首先出现，短时记忆、记忆保存和学习新知识困难。

55. D 冠状动脉粥样硬化患者发生疼痛时，主要的部位是在胸骨体后及心前区，范围有手掌大小。放射痛多至左肩，沿左臂尺侧达环指和小指，向上可达颈、咽部和下颌部（选D)。急性胰腺炎腹痛多位于中、左上腹，向腰背部呈带状放射（不选A)。消化性溃疡穿孔疼痛初始位于上腹部，很快波及全腹，向肩胛部放射（不选C)。胆绞痛表现为右上腹或上腹阵发性绞痛，向右肩背部放射（不选E)。肥厚型心肌病可有劳力性胸痛（不选B)。

56. B 肠扭转为闭袢型肠梗阻加绞窄性肠梗阻，多见于青壮年，常因饱食后剧烈运动而发病，主要表现为突然发作的持续性剧烈腹部绞痛，腰背牵涉痛，呕吐频繁，腹胀不对称，可触及扩张的肠袢；发生肠绞窄时可有腹膜刺激征表现（选B)。肠套叠三大典型症状是腹痛、果酱样血便、腊肠形光滑有压痛的腹部肿块（不选A)。急性阑尾炎典型症状为转移性右下腹痛(不选C)。急性胆囊炎典型体征是墨菲征(Murphy征）阳性（不选D)。急性胰腺炎主要表现是腹痛，多于暴饮暴食或酗酒后突然发作（不选E)。

57. D 定期复查是慢性肾小球肾炎治愈的重要保证（选D)。适度活动，避免体力活动（不选A)，给予优质低蛋白、低磷、低盐饮食，可延缓肾小球硬化和肾功能减退（不选E)。遵医嘱使用抗生素，避免应用有肾毒性作用的药物如氨基糖苷类（庆大霉素、链霉素）、磺胺类、两性霉素B、二代头孢菌素等（不选B、C)。

58. C 法洛四联症X线检查典型表现为心影呈"靴形"，即心尖圆钝上翘，肺动脉段凹陷，肺纹理减少（选C)。二尖瓣狭窄因左心房、右心室扩张明显，心影呈"梨形心"（不选B)。

59. B 抑郁症的临床症状为情感低落、思维迟缓和意志活动减退等"三低"症状，可出现自杀观念和行为，其核心症状为情绪低落、兴趣减退、乐趣丧失，最突出的症状是持久性情绪低落。

60. B 呼吸困难和窒息是甲状腺术后最危急的并发症，多发生于术后48小时内。其主要表现为烦躁、进行性呼吸困难、发绀，可伴有颈部肿胀、切口渗出鲜血等。应立即进行床边抢救，剪开缝线，敞开切口，迅速除去血肿，结扎出血的血管，必要时行气管切开、给氧。

61. A 为预防宫颈癌的发生，应积极治疗宫颈慢性病变，每1~2年行妇科检查1次，高危人群每半年检查1次，有接触性出血和绝经后出血应及时就诊。

62. C 外痔主要表现为肛门不适，潮湿，有时伴局部瘙痒；若发生血栓形成及皮下血肿，则有剧痛，肛周可见暗紫色椭圆形肿物，触痛明显，排便、咳嗽时疼痛加剧（选C）。内痔和直肠息肉脱出只有在嵌顿时才伴有疼痛（不选A、B）。肛裂的疼痛为典型的周期性疼痛，即出现排便时和排便后2次疼痛高峰（不选D）。肛瘘无肿物形成，疼痛与脓肿形成有关（不选E）。

63. B 预防溶血性链球菌感染最重要的措施为增强机体免疫力，坚持适度锻炼，防止呼吸道感染。

64. E 急性胆囊炎主要表现为上腹部疼痛，常在饱餐、进食油腻食物或夜间发作，疼痛可放射至右肩、肩胛和背部，可伴恶心、呕吐，常有轻至中度发热；查体右上腹可有压痛，炎症波及浆膜时可出现反跳痛和肌紧张，典型体征为墨菲征（Murphy征）阳性。

65. D 反复发作、病程持续时间长的胃溃疡癌变风险高，胃溃疡并发癌变时疼痛可失去节律性，且服用抑酸药不能缓解，伴大便隐血试验阳性。胃镜检查直视下可观察病变部位、性质，结合活组织检查，有助于明确是否发生癌变（选D）。X线钡剂检查主要用于不耐受胃镜检查者，可发现胃内的溃疡及隆起型病灶，但无法鉴别良恶性（不选B）。

66. E 乳房肿块为乳腺癌最常见的症状，早期为无痛、单发的小肿块，质硬，活动度差，以乳房外上象限最常见（选E）。乳房纤维腺瘤为无痛肿块，活动度大（不选A）。乳腺囊性增生病的典型症状是周期性乳房胀痛，月经前疼痛加重，月经来潮后减轻或消失（不选B）。乳管内乳头状瘤瘤体很小，常不可触及，有绒毛，血管壁薄，易出血（不选D）。

67. E 肾癌术后患者健康指导包括定期复查B超、CT检查和血尿常规（不选A）；保证充分休息，适度锻炼身体，加强营养，增强体质（不选B）；使用生物制剂等药物后出现低热、乏力时，应及时就医（不选C）；术后观察引流量、颜色，保持引流管通畅，勿牵拉、打折（不选D）；手术切口区应保持清洁、干燥，不可每天温水擦拭（选E）。

68. E 多数急性心肌梗死患者会在发病1~2天出现心律失常，尤其是24小时内，以室性心律失常最多见。心室颤动常是急性心肌梗死早期，特别是入院前患者死亡最主要的原因。

69. A 浅静脉瓣膜功能试验是让患者平卧，抬高下肢使静脉空虚后，在腹股沟下方缚扎止血带压迫大隐静脉，再嘱患者站立，释放止血带后10秒内如静脉曲张自上而下出现，提示大隐静脉瓣膜功能不全（选A）。同法，在腘窝处缚扎止血带，可检测小隐静脉瓣膜的功能（不选B）。

70. A 原发性肝癌患者常有乙型肝炎病毒感染→慢性肝炎→肝硬化→肝癌的病史；主要表现为肝区疼痛，可出现肝大、消瘦、乏力、食欲减退、腹胀等，晚期还可表现为贫血、黄疸、腹水及恶病质等。

71. C 长期服用阿司匹林和泼尼松可损伤胃黏膜，引起胃肠道出血，大剂量可导致消化性溃疡，出现食欲减退、腹痛等表现。应注意餐后服药（不选A），避免食用过咸、过甜、过硬、生冷、刺激性食物（辣椒）或饮料（浓茶、咖啡）、粗纤维食物（粗粮、芹菜、韭菜、香菜等）和油炸食品（选C，不选E）。加强营养，多饮水，给予高蛋白、高维生素、富含钾和钙的清淡、易消化饮食，多食用新鲜水果、蔬菜（不选B），适当补充肉、蛋、奶等优质蛋白（不选D）。

72. D 慢性肺源性心脏病代偿期可表现为咳嗽、咳痰，以及桶状胸等原发肺疾病的体征。失代偿期以呼吸衰竭和右心衰竭为主要表现，右心衰竭可表现为肝大，颈静脉怒张，肝颈静脉反流征阳性。

73. D 轻度的CO_2增加对大脑皮质下层的刺激增强，可间接引起皮质兴奋，表现为烦躁、夜间失眠而白天嗜睡等。CO_2潴留严重时表现为抑制作用，出现神志淡漠、抽搐、昏迷等肺性脑病的表现。

74. C 习惯性关节脱位多与初次脱位治疗不当有关，创伤性脱位破坏了关节囊、韧带，使关节松弛，再受到轻微外力即可引起脱位。

75. C 骨折的特有体征为畸形、异常活动、骨擦音或骨擦感，具备以上3个体征之一者，即可诊断为骨折。

76. C 胆道蛔虫病的非手术治疗要点是利胆驱虫，常用驱虫药有驱虫净、哌嗪、左旋咪唑等，应在清晨空腹或晚上临睡前服用。

77. C 躯体性疼痛是由躯体神经痛觉纤维传入的疼痛，感受壁层和脏腹膜的刺激，其特点为感觉敏锐、定位准确。

78. B 急性梗阻性化脓性胆管炎起病急骤，病情进展迅速，除查科三联征（腹痛、寒战高热、黄疸）外，还有休克、中枢神经系统受抑制表现，称为雷诺五联征。一旦确诊应边抗休克边紧急手术解除胆道梗阻并引流。

79. E 对疑有腹部损伤的患者，诊断性腹腔穿刺是最有意义的检查。诊断性腹腔穿刺抽到不凝血，提示为实质性器官或血管破裂所致的内出血，因腹膜的去纤维作用导致其不凝固。

80. B 上尿路结石（肾、输尿管）主要表现为与活动有关的血尿和疼痛（选B）。结石伴感染或输尿管膀胱壁段结石时，可有尿频、尿急、尿痛（不选E）。尿沉渣检查白细胞计数增高提示有尿路感染，临床表现与炎症程度有关，可有寒战、高热、食欲减退等全身表现（不选A、C）。腰部肿块可见于肾损伤和肾肿瘤（不选D）。

81. D 头罩法可以保持罩内一定的氧浓度、温度和湿度，透明的头罩便于观察病情，主要用于小儿，长期给氧不易发生氧中毒（选D）。双侧鼻导管和鼻塞法给氧适合长期吸氧的患者（不选A、B）。面罩法适用于张口呼吸及病情较重的患者（不选C）。氧气枕法可用于家庭氧疗、危重患者的抢救或转运途中（不选E）。

82. D 为中暑患者物理降温时用冷水或乙醇拭浴，同时按摩四肢及躯干皮肤，促进血液循环加速散热，肛温降至38℃时应停止降温，避免体温过低。

83. C 产后2小时是发生产后出血的高峰期，应在产房留观2小时预防产后出血。每30分钟测量1次血压、脉搏，并重点观察宫缩、宫底高度、膀胱充盈度、阴道流血量、会阴阴道内有无血肿等情况。

84. A 胃溃疡穿孔典型表现为骤发刀割样剧烈腹痛，持续性或阵发性加重，初始位于上腹部，很快波及全腹，可伴肩胛部牵涉痛。

85. E 导致心脏骤停的病理生理机制最常见的为快速型室性心律失常（心室颤动和室性心动过速），其次为缓慢型心律失常或心室停顿，较少见的为无脉性电活动（心脏电-机械分离）。

86. A 心源性晕厥最常见的病因是严重心律失常，如病态窦房结综合征、房室传导阻滞、室性心动过速等（选A）。器质性心脏病如严重主动脉瓣狭窄（不选B）、肥厚型梗阻性心肌病（不选C）、急性心肌梗死等也可导致心源性晕厥。

87. D 新生儿低血糖是指全血血糖＜2.2mmol/L（40mg/dl），不考虑胎龄、出生后日龄和出生体重。

88. C 屈膝抱足位为血栓闭塞性脉管炎坏疽期的典型体位，患肢持续疼痛，夜间尤甚，彻夜难眠。为缓解疼痛，患者常屈膝抱足或将患肢垂于床沿下，以增加血供。

89. C 血胸胸膜腔穿刺引流的位置位于腋中线与腋后线间第6或第7肋间隙。气胸胸膜腔穿刺引流一般在前胸壁锁骨中线第2肋间隙。

90. C 4~6个月婴儿应开始添加泥状食物，如米汤、米糊、含铁配方米粉、蛋黄（补铁）、鱼泥、豆腐、动物血、菜泥、水果泥等。

91. B 影响伤口愈合的因素分为局部因素和全身因素。局部因素以伤口感染最常见；全身因素包括高龄、营养不良、大量使用细胞增生抑制药、免疫功能低下、慢性疾病等。

92. A 肿瘤压迫颈交感神经可引起霍纳（Horner）综合征，表现为患侧上睑下垂（不选C）、瞳孔缩小（不选D）、眼球内陷（不选E）、患侧额部少汗（不选B）等。肿瘤直接压迫或转移至纵隔淋巴结后压迫喉返神经可引起声音嘶哑（选A）。

93. C 再生障碍性贫血典型的血象呈正细胞正色素性贫血，全血细胞减少，但三系细胞减少的程度不同。

94. C 肛门坐浴可清洁肛门，改善局部血液循环，促进炎症吸收，并缓解括约肌痉挛、减轻疼痛。关于坐浴温度，基础护理学与外科护理学的数据不一致。七轮外科护理学P427肛门坐浴水温以43~46℃为宜，2~3次/天，持续20~30分钟/次。七轮基础护理学P254肛门坐浴水温40~45℃，时间以15~20分钟为宜。本题考点为外科护理学数据，在考试中考生应注意根据具体情况灵活选择。

95. C 重症病毒性心肌炎患者可发生心力衰竭（不选D），并发严重心律失常、心源性休克（不选A、B），病死率高。部分患者呈慢性进程，演变为扩张型心肌病。新生儿患病时病情进展快，可有呼吸困难和发绀（不选E），常有神经、肝和肺的并发症。

96. C 对准备出院的糖尿病患者，护士应首先教会患者注射胰岛素的方法，告知胰岛素和各种降糖药的药理作用、不良反应及注意事项。指导患者掌握饮食治疗和体育锻炼的具体要求和方法。向患者及家属介绍糖尿病的临床表现、并发症及各种防治措施。患者外出时随身携带识别卡，以便发生紧急情况时及时处理。

97. A 糖尿病患者皮下注射胰岛素应经常更换注射部位，以免形成局部硬结和脂肪萎缩，影响药物吸收

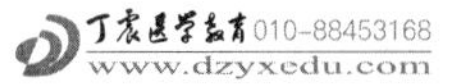

及疗效（选A，不选C、E）。

98. C 肝性脑病急性起病数天内应禁食蛋白质，减少蛋白质分解而产生的氨(选C)。昏迷时应取仰卧位，头略偏向一侧，以防舌后坠阻塞气道，保持呼吸道通畅，给氧，必要时行气管切开（不选A）。昏迷患者鼻饲25%葡萄糖液供给热量，以减少体内蛋白质代谢产氨（不选B）。肝硬化腹水患者应限制钠、水的摄入（不选D）。避免应用镇静催眠药、麻醉药和有肝毒性的药物等,以免加重神经抑制和肝损害（不选E）。

99. C 肝性脑病急性起病数天内禁食蛋白质，减少蛋白质分解而产生的氨；待患者清醒、病情好转后可逐渐增加蛋白质的摄入量，并应选择植物蛋白如豆制品，含支链氨基酸较多，有利于保护结肠的正常菌群及酸化肠道,减少氨的生成与吸收（选C,不选D、E）。

100. B 颅内高压行脱水治疗时，常用高渗性脱水药20%的甘露醇250ml，15~30分钟静脉滴注完毕。

101. C 脑室引流时，应每天更换引流袋或引流瓶（选C）。引流管开口高于侧脑室平面10~15cm，以维持正常的颅内压（不选A）。正常脑脊液每天分泌400~500ml，每天引流量宜不超过500ml（不选B）。若引流管阻塞，可将血块等阻塞物用注射器抽吸，禁止用生理盐水冲洗（不选D）。脑室引流时间一般不超过1周，否则易发生颅内感染（不选E）。

102. B 葡萄胎最常见的症状是停经8~12周出现不规则阴道流血，子宫异常增大、质软；B超检查见宫腔内“落雪征”。葡萄胎一旦确诊，应及早清除宫腔内容物。hCG定量测定是随访的主要内容，葡萄胎清宫后每周随访1次，直到连续3次阴性；随后每个月1次持续至少6个月；此后可每2个月1次共6个月，自第1次阴性后共计1年。

103. B 妊娠滋养细胞肿瘤发生肺转移时X线检查可见团块状阴影，hCG异常增高，如侵蚀性葡萄胎和绒毛膜癌。侵蚀性葡萄胎全部继发于葡萄胎妊娠。绒毛膜癌可继发于葡萄胎妊娠，也可继发于非葡萄胎妊娠。葡萄胎排空后半年内恶变者多为侵蚀性葡萄胎，1年以上恶变者多为绒毛膜癌。

104. C 支气管哮喘长期反复发作或感染可并发慢性阻塞性肺疾病（COPD），典型表现为慢性咳嗽、咳痰，桶状胸，肺部叩诊过清音，听诊双肺呼吸音减弱，可闻及干、湿啰音。COPD并发慢性呼吸衰竭和慢性肺源性心脏病患者，长期家庭氧疗可提高患者生活质量和生存率。

105. C 支气管哮喘稳定期的维持治疗是疾病长期管理的重点内容，应提高患者治疗的依从性和自我管理能力。

106. E 护士应指导支气管哮喘患者运用峰流速仪来监测呼气峰流量（PEF），做好哮喘日记。其监测的内容主要包括吸氧时间及次数（不选A）、症状发作程度和频率（不选B、D）、所应用的药物（不选C）。

107. C 护士应指导支气管哮喘患者避免诱发支气管哮喘急性发作的各种因素：避免摄入易引起过敏和哮喘的食物（不选A）；避免接触刺激性气体（不选B）；预防呼吸道感染（不选D）；避免强烈的精神刺激和剧烈运动（不选E）。

108. C 心功能Ⅱ级表现为体力活动轻度受限，休息时无症状，日常活动（一般活动）如平地步行200~400m或以常速上3层以上楼梯的高度时，出现气促、乏力和心悸（选C）。心功能Ⅰ级体力活动不受限，一般活动不引起明显的气促、乏力或心悸（不选A）。心功能Ⅲ级表现为体力活动明显受限，稍事活动或轻于日常活动（一般活动）如平地步行100~200m或以常速上3层以下楼梯的高度时，即引起显著气促、乏力或心悸（不选D）。心功能Ⅳ级体力活动重度受限，休息时也有气促、乏力或心悸，任何体力活动均会引起不适（不选E）。

109. C 针对心功能Ⅱ级患者，应指导适当限制体力活动，可从事轻体力活动和家务劳动，增加午睡时间，劳逸结合。

110. D 在我国，风湿性心脏瓣膜病最常见的是二尖瓣狭窄。心房颤动是二尖瓣狭窄最常见的心律失常，也是相对早期的常见并发症，因心房失去收缩力、血流淤滞，易形成血栓。二尖瓣狭窄患者血栓栓塞以脑栓塞最多见。

111. B 风湿性心脏瓣膜病由A组β溶血性链球菌感染所致，其致病机制与继发于链球菌感染后异常免疫反应有关。预防风湿性心脏瓣膜病最关键的措施是积极防治链球菌感染。

112. C HBsAg阳性提示HBV感染（不选A）。乙肝病毒携带者感染了乙肝病毒但一般没有乙肝的症状和体征，而乙肝患者感染了乙肝病毒且正在发病。区分两者的关键是肝功能检查，谷丙转氨酶（GPT）在肝功能检测中最为常用，是判断肝细胞损害的重要指标（选C）。

113. C HBeAg阳性提示HBV复制活跃，传染性强（选C）。HBsAg阳性见于HBV感染（不选A）。抗HBs为保护性抗体，阳性提示接种过乙肝疫苗或感染乙型肝炎病毒后产生免疫力（不选 B）。抗 HBe 阳性提示 2 种可能：一种是病毒复制减少或静止，传染性降低；另一种是仍复制活跃，甚至病情加重（不选 D）。抗 HBc 阳性，提示感染过 HBV，可能为既往感染，亦可能为急性乙肝或慢性乙型肝炎急性发作（不选 E）。

114. D 接种乙型肝炎减毒活疫苗是我国预防和控制乙型肝炎流行的关键措施。对近期与乙型肝炎患者有密切接触的易感者注射人血清免疫球蛋白，可在短时间内形成免疫力，持续时间 2~3 个月。

115. D 过敏性紫癜于发病前 1~3 周有上呼吸道感染等前驱症状，根据受累部位及临床表现可分为单纯型、腹型、关节型、肾型、混合型 5 类（选 D）。腹型主要表现为腹痛、呕吐、腹泻及血便，还可出现皮肤紫癜等表现；肾型主要表现为血尿（红细胞＞ 3 个 /HPF）、蛋白尿、管型尿等表现。急性肾小球肾炎好发于 5~14 岁儿童和青少年，为急性起病，多有前驱感染，出现血尿、蛋白尿、水肿和高血压，并可伴有一过性肾功能不全等症状（不选 C）。

116. E 护士应指导患者寻找致敏原，并避免接触可致发病的食物，如鱼、虾、蟹、蛋、鸡、牛奶等（选 E，不选 C）。教会患者自我监测出血情况，出现病情复发或加重的征象，应及时就诊（不选 D）。急性期患者增加卧床休息时间，避免劳累（不选 B）。

117. D 毒蛇咬伤后一般局部留有齿痕（不选 A）、伴疼痛和肿胀（不选 B）；肿胀蔓延迅速（不选 E），淋巴结肿大（不选 C），皮肤出现血疱、水疱、瘀斑等，溃破之后有血性液体渗出（选 D）。

118. E 被毒蛇咬伤后应尽快使毒液流出，并清除残留的毒牙（不选 B）。局部冷敷，可减轻疼痛，减缓局部代谢，减少毒素吸收。被蛇咬伤后忌奔跑（选 E），伤肢制动、放置低位（不选 D），立即用布带或止血带等在伤肢的近心端伤口上方绑扎，向肢体远端挤压，以阻断淋巴、静脉回流（不选 A、C）。

119. B 难免流产是在先兆流产基础上流产已不可避免，表现为阴道流血量增多，阵发性下腹痛加剧，妇科检查宫口已扩张，晚期有时可见胚胎组织或羊膜囊堵塞于宫口内，子宫大小与停经周数基本相符或略小（选 B）。不全流产是难免流产继续发展而来，此时部分妊娠物已排出，部分残留于宫腔内，表现为阴道持续性流血，腹痛减轻，妇科检查宫口已扩张，子宫小于停经周数（不选 C）。完全流产是指妊娠物已全部排出，随后流血逐渐停止，腹痛逐渐消失，检查见宫口关闭，子宫接近正常大小（不选 D）。稽留流产是指胚胎或胎儿死亡后未及时排出，随着停经时间延长，子宫不再增大或反而缩小，子宫小于停经时间，易发生凝血功能障碍（不选 E）。

120. E 难免流产一经确诊，应尽早使胚胎及胎盘组织完全排出。及时行清宫术或刮宫术清除宫腔内残留妊娠物。